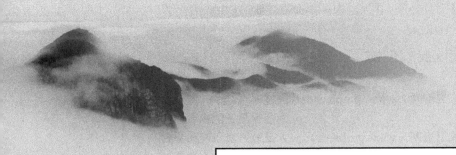

中医治则学

总主编　郭文华

主　编　周超凡　于智敏

副主编　卢红蓉　杜　松

编　委　周长发　薛红卫　王　静　赵　静

U0235679

人民卫生出版社

图书在版编目（CIP）数据

中医治则学 / 周超凡，于智敏主编． —北京：
人民卫生出版社，2018
ISBN 978-7-117-26339-9

Ⅰ．①中… Ⅱ．①周… ②于… Ⅲ．①中医治疗学
Ⅳ．①R242

中国版本图书馆 CIP 数据核字（2018）第 071867 号

| 人卫智网 | www.ipmph.com | 医学教育、学术、考试、健康，购书智慧智能综合服务平台 |
| 人卫官网 | www.pmph.com | 人卫官方资讯发布平台 |

中医治则学

主　　编：周超凡　于智敏
出版发行：人民卫生出版社（中继线 010-59780011）
地　　址：北京市朝阳区潘家园南里 19 号
邮　　编：100021
E - mail：pmph @ pmph.com
购书热线：010-59787592　010-59787584　010-65264830
印　　刷：北京铭成印刷有限公司
经　　销：新华书店
开　　本：710×1000　1/16　印张：17
字　　数：324 千字
版　　次：2018 年 5 月第 1 版　2021 年 5 月第 1 版第 2 次印刷
标准书号：ISBN 978-7-117-26339-9/R·26340
定　　价：48.00 元
打击盗版举报电话：010-59787491　E-mail：WQ @ pmph.com
（凡属印装质量问题请与本社市场营销中心联系退换）

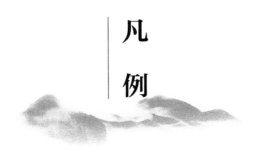

凡例

一、本书分上、中、下三篇。上篇为中医治疗思想,中篇为中医治疗原则,下篇为中医治疗方法。

二、上篇主要对治疗思想、治疗原则、治疗方法的相关内容做了介绍,同时探讨了三者之间的相互关系以及研究治疗思想的意义。重点解析了治疗思想的概念,归纳总结其学术特色,尝试构建了治疗思想的学术体系,并对治疗思想的来源进行了探寻。

三、中篇对治则的出处与源流进行了考察,重新定义了治则,明确了治则的内容和范畴,并对治则的层次进行划分。本篇将治则分为基本治则、辨证治则和辨病治则三大类:基本治则重视对具体内容的理论解析与应用枢要示例;辨证治则重点对各种辨证方法涉及的治则及其相互关系进行阐发;辨病治则则展示临床各科疾病的治疗原则要点。

四、下篇具体介绍和中医紧密相关的各种具体治疗方法。考虑到临床各科在具体治则的选择上各有侧重,本着求同存异,保持共性,突出个性的原则逐一列出,以满足不同临床学科读者的专业需要。

五、限于篇幅,文中出现的经文、方剂、药物不再单列引文出处,书后也不再另列索引。

六、书后附参考文献,引文力求少而精。

七、全书由周超凡整体策划并主审,于智敏主持并执行。其中,于智敏编写上篇治疗思想全部、中篇治疗原则之绪论、下篇治疗方法之绪论;卢红蓉编写中篇第一章、第三章(第一至三节),下篇第四、五、六章,第七章(第一至八节)、第八章(第一至三节);杜松编写中篇第二章、第三章(第四至七节),下篇第一、二、三章、第七章(第九至十七节)、第八章(第四至八节)。全书由郭文华先生倡议并组织完成。

董序

《中医治则学》终于出版了，这实在是值得庆贺的。

中医治则学源远流长，自《黄帝内经》始，历代医家对其形成和发展作出了卓越的贡献，并使其自成体系。但是，由于种种原因，对中医治则学尚缺乏系统全面的整理，一直未形成系统完整的理论体系。周超凡研究员一直致力于中医治则学研究，十余年如一日，勤奋钻研不怠，其为人，其治学，其勤奋，其刻苦，我亦为之钦佩。他主编的《历代中医治则精华》，既博采了历代医家纵论治则的珠玉，又采撷了古典医籍治则理论的精华，于中医治则治法理论多有发挥，开创了中医治则文献研究整理的先河。《中医治则学》作为其姊妹篇，则从中医治则的理论体系上着手，使之构建完善，阐明了中医治则学上的一些理论问题，丰富完善了中医基础理论，同时理论联系实际，具有较强的临床实用性，诚可谓"发皇古义，融会新知"，以"继承而不泥古，创新而不离宗"誉之，亦不为过也。

我作为《中医治则学》的一名读者，从中受益良多，亦为这样一部理论与实践相结合的好书的出版感到欣慰。谁谓后继乏人？谁谓后继乏术？在本书即将付梓之时，余乐而为之序。

董建华
1997 年 6 月

路序

中医治则,是中医学保持和恢复健康,防治疾病之总则。它包括:强调治未病,既病防变,治病求本,扶正祛邪,三因制宜,因势利导,标本缓急,正治反治,导引按跷,调摄身心,杂合以治,各得其宜等内容,具有普遍指导意义和运用规律。是中医学防治疾病之最高境界,是提高临床疗效之关键,故又称为治之大则。而每个学科,亦有其各自之治则,如伤寒之扶阳抑阴,温病之顾护阴津,内科治外感如将,治内伤如相,妇科之调经种子,外科之消散托毒,益气敛疮等,各有其侧重存焉。至于狭义之治则,则是在总的治则指导下,对各种病证之具体运用,具有针对性强,切中病机之特点。为此,认真地继承、整理前人治则理论,为发展完善中医治则学,服务四化建设,就有着重要之现实意义。

窃思治则,肇源于《内》《难》《伤寒》。唐宋以降,历代医家不断创新和发展,使其日加充实和完善,对丰富治则之内容,作出了重要贡献。如王冰"益火之源,以消阴翳,壮水之主,以制阳光";东垣之甘温除大热,升阳降火;河间之表里双解,清热解毒;丹溪之抑相火,护阴精;子和之攻破,以情胜情治神志病。张介宾"善补阳者,必于阴中求阳,则阳得阴助而生化无穷;善补阴者,必于阳中求阴,则阴得阳升而泉源不竭"。绮石以"清金保肺、培土调中"治虚劳,并将六节、七防、四护、二守、三禁,作为预防虚劳之重要措施,可说是防治结合之具体体现,实补前人之未逮。叶桂之甘凉濡润养胃阴,卫、气、营、血之辨治;吴瑭治"上焦如羽,非轻不举,治中焦如衡,非平不安;治下焦如权,非重不沉"、宣清导浊治湿证等,均是取之不尽,用之不竭之宝贵财富,有待我们发掘整理。惜至今仍大多散在于古今浩瀚医籍之中,未能形成专著,翻检既不易,应用更难,不能不引为憾事。

周超凡研究员,20世纪60年代初毕业于上海中医学院(现为上海中医药大学),即调来中国中医研究院(现为中国中医科学院)。余当时在原卫生部中医司任职,而得以相识。70年代,余归队至广安门医院,经常与周君一起参加学术会议,切磋学问,共同提高,团结合作,甚为融洽。久而知其出身中医世家,沉潜好学,博极医源,师古不泥,融会新知,善临证,勤著述,取得过不少成绩。周君转至中医基础理论研究所期间,鉴于中医治则是基础理论之重要组成部分,但缺乏系统整理,致使治则与治法,存在着概念欠清,界定不明之情况,影响其应用和发展,大有晦而不彰之虞!遂积极筹划,于1986年创建治则研究室,以研究本课题为己任,先后召开多次全国治则学术会议,主办《中医治则治法研究》内部刊物,既壮大了治则研究队伍,又提高了专业素质,使治则研究出现了欣欣向荣局面,同时组织大批人力,到全国各大图书馆、书肆和私人藏书处,广搜博采千种以上医籍,经过遴选提炼,去芜存精,主编成《历代中医治则精华》一书,承周君将一册持赠,读后受益良多。

周超凡研究员取得上述成果,并未止步,而是继续研索,向着更高层次攀登。在《历代中医治则精华》基础上,撷英咀华,精益求精,举凡治则与治则学之含义、内容与范畴、层次划分、理论基础、治疗思想与治则、治则与辨证论治之区分和联系等,均作了深入细致的阐述;将基本治则归纳为九节;辨证治则按八纲、气血、脏腑、经络、其他分类;辨病治则包括内、外、妇、儿、五官科等常见病、多发病。既有理论,又重实际,既重古,又重今。内容丰富,条理清楚,文笔流畅,说理透彻,重点突出,切合实用。冶历代治则于一炉,集万家精髓于一编,赋予新的科学内涵,使其系统化、条理化、规范化。经周君长期不懈努力,终于使《中医治则学》脱颖而出,成为一门独立之新学科。这对促进中医学术之发展,提高临床疗效,将起到巨大作用。

今年3月,在全国政协八届五次会议上,周超凡研究员告曰:《中医治则学》业已杀青,即将付梓,约余作序。余既讶其完成速度之快,又自感对治则素少研索,恐难胜任。然周君为中医学术建设,辛勤耕耘,锲而不舍,十余年如一日之奋发敬业精神,岂因余而湮没?遂简书数行,以志始末。若中医同道,中西医结合工作者,能对本书进行浏览,朝夕揣摩,论治之际,自能思路广阔,灵活运用,收到桴鼓相应之效。诚医家之圭臬,济世之宝筏也。

路志正

1997年6月6日于北京怡养斋

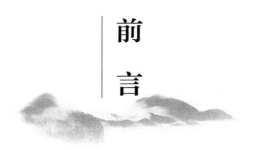

前言

　　中医治则是在中医基础理论指导下制定的，对保持健康、祛除疾病、恢复健康都具有普遍指导意义的防病治病规律，是预防、养生、治疗都必须遵循的准则。它上承诊断、下启治法，联系临床，是理论与临床密切联系的桥梁。

　　中医治则导源于《黄帝内经》《难经》诸书，历代医家对其不断补充、不断完善，为中医治则理论的形成作出了卓越的贡献。但是，也应该看到，与中医基础理论的其他内容相比，中医治则理论研究相对滞后，具体表现为学科体系发展不完善，专业研究人员匮乏，专门研究机构不足，中医治则的理论与实践价值并未得到充分的彰显。

　　中国中医科学院中医基础理论研究所自1985年秋建立治则治法研究室，旨在通过对治则理论的整理与系统研究，达到继承整理，挖掘提高，丰富完善中医理论体系的目的。特别应该提及的是本书主编、中医治则学科带头人、研究室首任主任周超凡研究员。

　　周教授有感于中医治则研究零星探索者多，联合攻关协作者少，科研成果总体数量偏少，影响不大的现实，以一己之力联合国内各地的有识之士，开始联合攻关。在三十多年前开展工作，难度可想而知。书要一本一本地翻，卡片要一张一张地抄，资料靠复写，联络靠书信。正是凭借这种愚公移山的精神，中医治则学"宝库"的大门逐渐被打开，人们得以窥其堂奥。

　　周超凡研究员主编的《中医治则治法研究》杂志（内部刊物）于1988年创刊，主要刊登中医治则治法领域的研究成果，介绍国内本领域的研究动态；周超凡研究员连续组织主办了七届"全国中医治则学研讨会"，提交论文、参加会议的相关人员总计达数千人之多。上述工作为现代中医治则学科的发展和建立起到重要作用。

　　1997年，周超凡研究员主编的《中医治则学》（北京：中医古籍出版社，1997年9月第一版）作为第一部中医治则专著公开出版发行。本书力求从中医治则的理论问题研究、治则学基本内容研究、辨证治则研究、临床治则及应用研究等方面入手，对中医治则理论进行阐发，以期促其成为独立的学科。

　　当时该书的出版，在中医学术界产生了一定的影响。中医学泰斗、北京中医药大学董建华教授欣然为本书作序；中国中医科学院终身研究员、国医大师路志正教授当年在《中国中医药报》上撰文《中医治则理论框架的构建——喜读〈中医治则学〉》，对本书给予很高的评价；著名专家、中国中医科学院资深研究员谢海洲教授发表《读〈中医治则学〉》谈自己的读后感。多家媒体也对此进行了报道；1998 年，周超凡主编的《中医治则学》《历代中医治则精华》荣获中国中医研究院（现为中国中医科学院）中医药科技进步奖三等奖。

如今 20 年过去了，抚今追昔，往事历历在目，一切恍如昨日。

唤起这段尘封回忆的是宜善医疗产业管理集团股份有限公司的董事长郭文华先生。郭先生虽然是理工科出身，但对中国传统文化非常热爱，尤其痴迷于中医药学。多次攀谈后，深感其对中医药学多有新见解。当他读到 1998 年版的《中医治则学》时，深感中医治疗学的精髓在于治疗思想，没有正确的治疗思想，就不可能产生正确的治疗行动。遂与周超凡老师联系并予以支持，玉成此事。

编者认为，通过 20 年的积累，中医治则治法取得了一定的成绩，尽管是一些零星的探索，但聚沙成塔，集腋成裘。这是众多医疗科研工作者的不断努力，使中医治则基本理论问题得以阐明，中医治则理论体系日趋完善。本书力求从中医治疗思想、治疗原则、治疗方法三个层面展现本学科的学术体系，三者合则为一，分而为三，其间的相互关系水乳交融，密不可分。因此，解析治疗思想，归纳学术特色，构建治疗思想学术体系，并探寻治疗思想的来源，对构建中医治则学科至关重要。和上部著作相比，本部分内容全部是新的。

本书对治则的出处与源流进行了考察，我们重新定义了治则，明确了治则的内容和范畴，并对治则的层次进行划分。基于此，作者将治则分为基本治则、辨证治则和辨病治则三大类。在对基本治则的阐释上，重视对具体内容的理论解析与应用枢要示例；而对辨证治则的论述，则重点从各种辨证方法角度及其相互关系进行阐发；辨病治则部分则重点展示临床各科疾病的治疗要点。关于治法，本书重点介绍和中医临床诊疗紧密相关的各种具体治疗方法。考虑到临床各科在具体治则的选择上各有侧重，本着求同存异，保持共性，突出个性的原则逐一列出，不避讳必要的重复而尽量做到不重复，突出专科特点，以应不同临床学科读者的专业需要。

本书的各部分内容，既自成体系，又独立成篇，中医学的理、法、方、药作为明线贯穿其中，中医的原创性思维隐现其中，两者交相呼应。

本书在写作过程中，自始至终得到中国中医研究院（现为中国中医科学院）中医基础理论研究所、宜善医疗产业管理集团股份有限公司领导的鼓励与支持；人民卫生出版社积极配合，使本书顺利脱稿付印，在此一并致以诚挚的谢意！

编者
2017 年 9 月

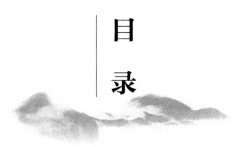

目 录

‖上　篇‖ 治疗思想

‖中　篇‖　治疗原则

‖下　篇‖　治疗方法

上篇

治疗思想

　　没有正确的思想，就没有正确的行动；人们从实践中得到正确思想，正确的思想又不断地推动实践。中医治疗思想与临床实践的关系大体如此。

——周超凡

绪　　论

中医治疗理论体系内涵广博,内容众多,涉及中医学理法方药的各个层面,还和诸子百家的诸多思想密切相关。

根据《国家中医药管理局中医药科研学科代码表》可知,中医学是一级学科,中医基础理论是二级学科,治则治法研究是三级学科。从名称上来看,是把治则治法并列对待的,但治疗思想的相关内容并未包含其中。

学科作为一个相对独立的知识体系,其形成是经过人类的活动产生经验,由经验的积累和消化形成认识,从认识通过思考、归纳、理解、抽象而上升为知识,最终使知识在经过运用并得到验证后进一步发展到科学层面上形成的。中医治则学作为一个相对独立的知识体系,同样应该建立属于自己的学科。

中医治则学作为一门专业学科,主要由三部分组成:治疗思想、治疗原则、治疗方法。三者相互交叉渗透,相辅相成,共同构成学科的主要内容。中医治疗思想与中医治则治法及疗效不是平行关系,而是上一级与下一级的关系,即中医治疗思想决定中医治则治法与疗效,中医治疗思想是中医治则治法与疗效的基础。

第一节　治疗思想

治疗思想是指中医对疾病的治疗具有普遍指导意义的临床治疗思维,贯穿于每一个治疗过程中。例如,我们通常所说的天人合一、形神一体、中庸平和等,就属于治疗思想的范畴。

中医治疗思想是中医学认识疾病、治疗疾病的总的思想和纲领,为中医临床实践提供启发与思路。中医治疗思想受古代唯物论和辩证法思想的影响,在吸收借鉴先秦诸子百家思想的基础上,最终形成并确立了以整体观念为主导思想,以辨证论治为治疗特点的医学理论体系,奠定了中医治疗学的基础。

中医治疗思想有广义、狭义之分。广义的治疗思想包括系统论思想、多因素思想、平衡思想、辩证法思想、动态发展变化思想等。狭义的治疗思想包括治未病,防重于治;整体观念,辨证论治;治病求本等。狭义的治疗思想又和治疗原则有交叉。

第二节　治疗原则

治疗原则简称"治则",是治疗疾病的法则,它是在整体观念和辨证论治指导下制定的,对保持健康和祛除疾病、恢复健康具有普遍指导意义的防病治病规律和法则。

治则是在治疗思想的指引下产生的,对临床立法、处方、用药、善后、调摄具有普遍指导意义,它是辨证与立法之间的纽带,通过治则把辨证论治有机结合起来。例如,中医经常提到的以平为期、扶正祛邪、三因制宜、标本缓急、正治反治、同病异治、异病同治等,属于中医治则范畴。

中医治则分三个层次:第一层次包括调整阴阳,以平为期,治病求本,治未病;第二层次包括扶正祛邪,三因制宜,异同之治,标本之治,正反之治;第三层次包括寒者热之,热者寒之等数十种。第三层次的治疗原则和治法有交叉。

第三节　治疗方法

治疗方法简称"治法"。治法是在中医治则指导下,结合辨证论治制定的治疗疾病的具体方法。治法从属于治则,是治则的具体体现。

治法可分为治疗大法和具体治法两种。治疗大法和治则有交叉,有时甚至是治则的另一种名称。依据辨证确立治则,进而提出治疗方法,再通过治法的环节选择治疗手段或方药,故又称治则为治疗大法。如张景岳所说:"治病之大法,无逾攻补,用攻用补,无逾虚实。"此出所说的"大法"即属治则。之所以用"大法"表述,目的在于强调其重要性。

有些治疗大法可以上升为治则,有些治则也可以下降为治法。例如,通常所说的"八法(汗、吐、下、和、温、清、补、消)"既属于治法,又可上升一个层次属于治则;而清热解毒、益气补血、温中散寒、活血化瘀、通经活络等则属于具体治法。

第四节　相互关系

中医治疗思想、治疗原则与治疗方法是中医治疗领域内不同的内容。从内容、含义、层次到适用范围都存在一定的差异。但它们之间又紧密联系,相互渗透。这三者又和辨证论治互相补充,相辅相成,从不同角度规范着中医的诊疗行为,使治疗针对性更强,疗效更高。

一、治疗思想与治则的关系

中医治疗思想在治疗领域有统帅地位,它是研究治疗疾病的临床思维,不是治疗疾病的具体原则和施治方法,但又是确立中医临床治疗原则、治疗方法和手段的行动指南,它决定着整个中医治疗体系的基本理念和总体特征,在中医确立临床实践的方式、方法、方向中起主导作用,是中医学术的精华和关键所在。

1.治疗思想对治疗原则的确定起决定性作用,它先于治则而产生,是一种思想思维行动。和任何思想一样,先有思想,其后才会产生原则与方法,最后才能付诸行动。正确的思想指导正确的实践行动。治则是在治疗思想的指导下产生制定的。

2.治疗思想抽象程度高,灵活性强但针对性偏低,基本不涉及临床诊疗中的具体细节,只负责把握大方向,避免南辕北辙。如天人合一思想、动态平衡思想等,这些虽然不直接指导医生处方用药,却决定了临床诊疗的大方向。治则抽象程度相对较低一些,但针对性更强,具有相对的稳定性,面对的问题也比较具体,它是治疗思想的具体化,是治疗思想向具体治法的过渡,使其落地生根。

3.治疗思想是与时俱进,不断发展的,由此带来治疗原则的进步与完善。如系统论、控制论、复杂性科学的思想方法,也对中医治疗思想产生深远影响,促进中医思维的深化,这对治疗原则的制定也有积极的推动作用。

二、治则与辨证论治的关系

治疗原则和辨证论治是相互补充,相辅相成的。从两者的侧重点来看各有侧重;但从本质来看,则是殊途同归,缺一不可。两者的有机结合,能够使处方用药的针对性更强,准确度更高,临床契合度更好。

1.治则不受辨证论治的指导 许多治则有自己独特的规律,本身就能把握治疗的大方向,如治病求本、以平为期、治未病等;但是,辨证论治能使这些治则更准确,更有针对性。如针对某一个具体病例而言,治病求本之"本"为何? 以平为期之"平"是气血阴阳的哪种? 治未病的切入点是什么? 这些都需要通过辨证论治提供依据。

2.治则和辨证论治互补 辨证论治是中医认识疾病和治疗疾病的基本原则,包括辨证和论治两个过程。"辨证"就是把四诊(望诊、闻诊、问诊、切诊)收集的资料、症状和体征,通过分析、综合,辨清疾病的病因、性质、部位,以及邪正之间的关系,概括、判断为某种性质的证。论治即根据辨证的结果,确定相应的治疗方法。辨证是决定治疗的前提和依据,论治是治疗疾病的手段和方法。通过辨证论治的效果可以检验辨证论治的正确与否。辨证论治的过程,就是认识疾病和解决疾病的过程。辨证和论治,是诊治疾病过程中相互联系不可分割的两个方面,是理论和实践相结合的体现,是理法方药在临床上的具体运用,是指导中医临床的基本原则。

辨证论治侧重于对四诊收集到的资料的研究,而对于性别、年龄、兴趣嗜好、生活习惯、发病时令、地域差异等因素关注较少,而三因制宜治则对此类信息的关注较多,在治疗中也注意把握,能更好地实现临床治疗;未病先防,既病防变,预后防复发治则可以使辨证论治既立足于当下,更着眼于未来,关注的问题比较长远而全面。这些都和辨证论治一起共同指导着临床论治,突出体现了辨证论治规律之外的一些固有的防治规律。

3. 治则可以开拓新的诊疗途径 中医辨证论治产生的治则治法和固有的治疗原则相互补充验证,使之针对性更强。对于一些现代新发病、现代难治病,辨证论治的一些既往经验有时不能直接借用,需要开拓新的诊疗途径,寻找新的治疗方法。此时在治则的指导下开展研究就显得尤其重要。如艾滋病感染期,有时临床症状表现并不明显甚至无证可辨,这就给处方用药带来难度。从中医扶正祛邪治则入手,就容易达成中西医的共识,根据性别、年龄、兴趣嗜好、生活习惯、发病时令、地域差异等因素采取综合性干预调控。

4. 治则与治法是辨证论治的重要环节 辨证论治是治则的集中体现,两者虽然有层次、目标、体用、思维方式的差异,但根本目标则一致。中医临床离不开辨证论治,同样离不开治则治法的规范与约束。否则,将辨证漫无边际,用药灵活有余,规范不足,名为个体化诊疗,实则变化无常,有些问题难以把握。

三、治则与治法的关系

治则与治法的关系如同战略和战术的关系。就联系而言,最直接的表现就是治则与治法之间存在着层次交差,你中有我,我中有你,相互渗透。从区别来看,表现在两者的抽象程度和针对性的不同。

1. 治则抽象程度比治法高,对于防病治病具有较普遍的指导意义,能指导治法的选择与应用。而治法对病证的针对性强,是治则在临床实践中的具体运用。

2. 治则与治法之间没有本质的区别,可以统称为"治疗法则",两者在内涵上是一致的,关系是从属的。从概念的内涵与外延来看,治则的内涵小,外延大;治法内涵大,外延小,是大治则与小治则的关系,也就是说,治法是小治则。

3. 治则决定治法,治法从属于治则。中医主张"方从法立,以法统方"。治则决定治法的选择与应用,治则注重整体,决定治疗方向;治法注重具体问题,针对某一具体因素施治。治法虽然很多,但可以用"八法"概括,成为中医的治疗方法体系,而"八法"又上承治则,下启某一更具体的治法,使治则与治法之间保持交叉联系。

4. 治则是用以指导治疗方法的总则,而治法是在治则指导下制定的治疗疾病的具体方法,它从属于一定的治疗原则。例如,各种疾病从邪正关系来说,不外乎邪正之间斗争、消长、盛衰的变化。因此,在治疗上,扶正祛邪就成为治疗的基本原则。在这一总的原则指导下,根据具体情况所采取的益气、养血、滋阴、补阳等方法,就是扶正的具体方法,而发汗、吐下等方法,则是祛邪的具体方法。

5. 从发展变化来看,治则相对固定,治法发展迅速且比较活跃。如治则的内容比较固定,中医临床各科在治则层面的内容基本相同;而治法则处于不断发展之中,有些新的治法不断发现并补充其中,如截断扭转法等。

四、治则治法与方证的关系

治法是中医根据病证设立的治疗方法,是在临床治疗经验基础上的理论化产物,其形成和发展与方药和病机理论的发展有密切关系。病因病机是对疾病本质的抽象认识,因其涵盖了病因、病性、病位、邪正关系、体质及机体反应性等,因而是对疾病本质的概括。治则治法具有法则、一般治法、具体治法及制方配伍法等不同层次意义上的内涵。在中医辨证论治体系中,治法作为病证和方药的中介,使中医辨证论治的药物治疗学内容构成联系的整体。治法一方面蕴含病证、病因、病机和组方配伍规律的内容,包涵着"方证"相关的内在逻辑性,同时治法对证、方、药具有提纲挈领和逻辑分类的重要作用[1]。方遵法立,法从证出。方剂作为中医辨证论治最终的实施工具,作为病证的具体影射物,作为联系医和药的载体,蕴涵着中医生命调控的丰富信息。因此在一定程度又能验证与其一致的治法和病证判断的正确与否。

治疗思想、治疗原则、治疗方法、方证对应四者既各自独立,又相互关联。三者从不同的层面,以不同的视角对中医临床诊疗过程进行阐述,使得中医临床思维更加缜密。中医治法是在中医治则指导下产生的具体方法,而中医治则是在中医治疗思想基础上产生的,所以中医治法也是在中医治疗思想基础上产生的。同时它们又是一个连续的思维过程,一以贯之,不能割裂而独立存在。尽管在有些具体问题的处理中会省略掉其中的某个环节。例如,在某些疾病的诊疗过程中,有经验的医生会根据个人的经验判断直接开具处方,并没有标注具体的治则治法。但从药、方、法、理的角度去追溯,一定会得到一整套完整的思维过程。

总之,中医的治疗思想对中医治则、治法起着指导作用,而中医治疗思想又必须通过中医治则、治法而体现。中医治疗思想与中医治则、治法有着十分明确的区别,但它们之间又是紧密相连、密不可分的。

第五节 研究治疗思想的意义

对于任何学科而言,思想是统帅,是灵魂。中医学作为一门兼具科学和人文双重属性的学科,其精髓就在于治疗思想。没有正确的指导思想,就没有正确的实践行动。没有中医治疗思想,就没有中医的治疗行动,治则治法也就无从谈起。

中医学是理论医学而非单纯的经验医学,治疗思想是核心,整体观是体现形式,辨证论治是指导原则,理法方治是基本路径。它规定中医治疗疾病必须有一

---

1 谢鸣.治法的概念、内涵及意义.中国医药学报,2002,17(3):137-139.

种人与自然、人体内部是一个统一整体的观念。而人体疾病的产生,就是人与自然、人体内部之间的统一遭到破坏;中医治疗,就是要通过各种手段使人与自然、人体内部的和谐统一重新达到平衡,这就是中医治疗思想。

治疗思想是在古代唯物论和辩证法思想的影响下,逐渐发展成为以整体观为核心,以辩证法为特色,以辨证论治为思维方法的中医治疗理论体系。治疗思想是确立治则、治法和治疗手段的行动指南,它决定着整个中医治疗体系的基本理念和总体特征。

治疗思想决定治疗效果。中医认为,任何疾病都是可以治愈的,目前之所以还有一些疑难病症,只不过是还没有找到适宜的正确方法。《灵枢·九针十二原》说:"疾虽久,犹可毕也。言不治者,未得其术也。"几千年来,这种积极的唯物主义治疗思想,始终指导着中医成功地治疗各种疾病,许多古代被认为是"不治之症"的疾病在今天被攻克,新的技术方法不断出现,都是在正确的治疗思想指导下取得的。没有不可以认识和征服的疾病,之所以还有许多貌似"不治之症",这是因为医者尚"未得其术"。

只要我们坚持中医积极正确的唯物主义治疗思想,重视中医治疗思想的研究,不仅可以使中医治则、治法的研究提高到一个新的水平,或许当前一些疑难杂症和"不治之症",我们早晚会"求得其术"而竞相攻克。所以,当前重点提出发扬光大中医治疗思想是十分必要的,十分及时的,也是十分有意义的。

历史上"圣散子事件"警示我们,中医治疗思想之于临床治疗,意义重大。

北宋当年瘟疫流行时,大文学家苏东坡曾拟订"圣散子"一方施治取得很好的效果。过了一段时间,其他地方也逢大疫,苏东坡照样用圣散子治疗疫民,结果却治死了许多。由于苏东坡不是医生,他思想中没有整体观念,也就不可能产生一个"因地制宜"治则。所以在具体治病过程中,违背了中医治病"整体观"的治疗思想,也根本不可能有"因地制宜"治则的确立。我们可以从《苏沈良方》中看出苏东坡头脑中并无正确的治疗思想。《苏沈良方》说:"予尝论治病有五难:辨疾、治疾、饮药、处方、别药,此五也。……此五者大概而言,其微至于言不能宣,其详至于书不能载,岂庸庸之人而可以言医哉?"从中可以看出,苏东坡在治病之难中唯独未想到"治疗思想"之难。其实真要治好病,治疗思想的确立要比所谓"五难"难多了。"五难"若错,危害尚不致命;而"治疗思想"一错,重则一命休矣,中则遗患无穷,轻则病不能愈[1]。

---

1 周超凡,周长发.中医治疗思想决定中医治则治法与疗效.中国中医药信息杂志,2006,13(2):6-8.

第一章　治疗思想的概念

中医治疗思想是一种时代思想,具有历史性与现实性,是一种经过实践检验并得到大多数人认可的共性认识。

——周超凡

第一节　关 于 思 想

"思想"是汉语的固有词汇,原意是思忖、考虑。中医经典著作《黄帝内经》中就有"思想"一词。《素问·上古天真论》中"外不劳形于事,内无思想之患"中就用到"思想"。这段话的意思是说,形体不受事情牵扯,精神没有忧愁烦心的事情牵挂。但此"思想"与本文的"思想"意思稍有不同。

现在我们常说的"思想",一般也称"观念",其活动的结果属于认识的范畴。思想是思维活动的结果,属于理性认识。人的社会存在,决定人的思想。中医学重视"学术思想",从关系来看,治疗思想从属于学术思想,并且是其重要的组成部分。钱穆先生认为:"学术思想,便是那一代的人,在那一社会环境中,对社会人生问题的一种新的解说。"这种观点在一定程度上也反映了中医学术思想的本质属性。

第二节　关于治疗思想

中医治疗思想是一种时代思想,具有历史性与现实性,是一种经过实践检验并得到大多数人认可的共性认识。它的产生或许源于一个人或者一个学派的临床实践与思想认识,但它所体现的、所表达的、所传递的一定是一个或几个时代多数人的共同认识,并经过多数人的临床实践验证而最终被确认。

中医治疗思想目前尚无统一的定义。笔者对中医治疗思想的定义是中医治疗思想是指中医对疾病的治疗具有普遍指导意义的临床治疗思维,贯穿于每一个治疗过程中[1]。

从以上定义可以看出,普遍指导意义、临床治疗思维、贯穿于治疗过程这三个关键词语概括了中医治疗思想的三大特征。我们根据它的意义,把治疗思想

---

1 薛红卫.周超凡论医集.北京:人民军医出版社,2013.

的特性概括为普遍性、尊生性和全程性三点。

1. 普遍性　中医的治疗思想是我国历代医家在长期的医疗实践中,对人体的生理活动、心理变化、外感病邪、内伤七情引起的病理变化进行反复认识,不断检验,总结整理,由感性认识上升为理性认识,从而形成一整套治疗各种疾病的思想,这种治疗思想不受学科的限制,没有具体方法手段的要求,对内、外、妇、儿各个临床学科,中药、针灸、按摩、刮痧、药膳各种具体调治方法一概适用,因而说它具有普遍性。

2. 尊生性　医学的根本目的是延长人类健康快乐的美好生活,中医的治疗思想一定要体现这种临床思维,实现医学目的。如在动态思想、融合发展思想指导下的扶正祛邪治则,就应该做到扶正不恋邪、祛邪不伤正,治病救人,留人治病,不能以单一的方法手段达到单一的目的。"与万物浮沉于生长之门","和平共处,带瘤生存"就是这种临床思维的体现。

3. 全程性　中医临床讲究圆机活法,唯变所适;反对胶柱鼓瑟,墨守成规。因此,"病万变药亦万变"具有比较鲜明的中医诊疗特色,也是其灵活变通的体现,也是在治法层面的一种阐述。治法、治则、治疗思想三者之间,治法最具灵活性,有阶段稳定性;治则具有规范性,能保持比较长期的稳定性;治疗思想则具有全程性,贯穿于生命过程始终。例如,中庸和合的动态平衡思想在生命过程都要遵守;调整阴阳,以平为期治则贯穿于疾病发生、发展、变化、预后的始终,五脏六腑、四肢百骸、气血阴阳、形神关系都要保持平衡,无论采用什么手段方法,原则不变;具体的调整阴阳平衡的方法,益气补血,滋阴壮阳,清热解毒,健脾益气等则有阶段性,不可太过,也不能不及,要保持好量—效关系即"度"。

对人体健康与疾病的近期、中期、长期目标的不同把握,决定了中医治疗思想的核心地位。

第三节　治疗思想解读

中医治疗思想,是我国历代医家在长期的医疗实践中对人体的生理活动、心理变化、外感病邪、内伤七情引起的病理变化进行反复认识,不断检验,总结整理,由感性认识上升为理性认识,从而形成的一整套治疗各种疾病的思想(临床思维),因而具有高度的原则性。

1. 治疗思想能反映治疗疾病的一般规律,能有效地指导临床实践。治疗思想是在治疗原则产生之前的临床思维,在中医治疗学中具有统帅地位和主导作用。治疗思想和其他思想规律一样,先有思想,才派生出原则。

2. 治疗思想是学术思想的重要组成部分,它来自对临床经验的收集整理,但最终经过了理性的提炼与升华;它源于一病、一证、一法、一方、一药的诊治经验与心得体会,但又在此基础上进行高度的抽象概括和理性提升。成为学术思想的关键在于既要重视临床经验的收集整理,更要重视对临床经验的理性提升,从中总结、提炼出具有普遍指导意义的概念、原理、规律、法则,进而成为指导我们临床诊疗工作的方针与准则。

3. "没有正确的治疗思想,就没有正确的治疗行动。"正确的治疗思想指导正确的医疗实践。中医治疗思想是指导治则治法制定的指南针。脱离正确思想的指导,我们所制定的各项方针政策可能都是不切实际的甚至错误的。对于中医诊疗来说有时危害巨大。

4. 重视治疗思想是高层次学者的典型学术特征。高层次学者锲而不舍,坚持读经典,做临床,在取得若干鲜活的诊疗经验的基础上,一定会从"术"的层面上升到"道"的层面。治疗思想是凝聚其学术成就的闪光点,也是其总结提炼的思想精华,创新思维和创新成果也一定蕴含其中。

5. 治疗思想的形成与出现,一定是兼收并蓄吸收借鉴了多学科的思想而形成,最终又经过验证、传播而完成其使命。例如,目前学术界一致认为,在中庸思想、相反相成思想指导下,才有调整阴阳、以平为期;在形神统一思想、整体和谐思想指导下,才有治病求本;在天人合一思想指导下,才有三因制宜、随证治之;在辨证思想指导下,才有同病异治、异病同治、正治反治;在防微杜渐,发于机先,防患于未然思想指导下,才有治未病、既病防变治则。

6. 治疗思想与临床实践紧密相关。治疗思想是一种时代思想,是一种得到大多数人认可的共性认识。它的产生或许源于一个人或者一个学派的临床实践与思想认识,但它所体现的、所表达的、所传递的一定是多数人的共同认识,并经过多数人的临床实践验证而最终被确认。如何认定"治疗思想"?检验的标准只有一个:"临床实践是检验的唯一标准"。应该指出,有些新思维、新观点、新方法中就蕴含着创新"思想",但要想成为"治疗思想"甚至"学术思想",还有很长的路要走。

治疗思想的出现,是吸收了众多学科的思想成果而形成,最终又必须经过验证,潜移默化到医生的心中才算完成其使命。治疗思想与治疗原则在医疗实践中是紧密联系、不可分割的,是相互渗透、相互促进的。都在以不同的形式指导中医临床实践,尽管在层次上有高低之分,指导的范围有大小之别,关系上有指导与被指导的区别,但绝无高低贵贱之分,这是必须明确的。

第四节 治疗思想应用举隅

中医临床治疗手段多端,方法多样。加之又有同病异治,异病同治等诸多治则,这为临床治疗提供了丰富多样的选择空间。各种治疗方法的选择,都应该是在治疗思想正确的前提下选用的，如此才能"一致百虑，殊途同归"。否则，南辕北辙，误诊误治的情况就会发生。以下这则医案为我们提起了注意，敲响了警钟。治疗思想太重要了！

案例分析：

某报刊曾刊载 1 例因错误应用中医治疗思想而导致误治、最后致死的典型病案，现摘录如下：

患急性淋巴细胞性白血病的一女青年，持续高热 3 天，体温 40～41℃，经西医抢救，高热不退，而请中医会诊。

A 中医认为，体温 40～41℃，高热为主，面潮红，大汗出，脉浮数大，口渴，酷似人参白虎汤证；四肢拘急、抽动，属阳热过盛、引动肝风之候，唇淡、舌淡，血红蛋白 6.5g，为血亏。证属阳明热极引动肝风，气虚血亏，本虚标实，病情重笃。急则治标，治宜寒药急清之，佐以益气补血息风。方拟：人参白虎汤合当归补血汤加羚羊角、金银花，其中生石膏用 100g。

B 中医认为，面虽红但如妆，脉虽浮大应指似有力，但按之空空然，口虽渴但不欲饮，汗出不止，扪之湿凉，为漏汗，时利下清水，躁动，四肢手足厥冷，虽体温 40～41℃，但无实热之象。辨证为孤阳上越，阴竭阳脱危证。治宜热药急温之，先回阳救逆，阳回再以救阴，药用通脉四逆汤加猪胆汁增损。

从会诊意见中可以看出，A 中医的治疗思想与 B 中医的治疗思想是截然相反的。后来主诊医师采用了 A 中医的治疗方案。因为他们认为 B 中医的治疗方案太冒险：患者持续高热危及生命，若再用热药，岂非"火上加油"！下午 3 时会诊，5 时即急浓煎 A 中医之方，予患者频频少量灌服。药后证情急转直下，四肢厥冷过膝，面色㿠白如蜡纸，两目直视失神，于夜半病殂[1]。

从这一病案中我们可以看出，A 中医治疗思想是错误的。他违背了形神统一思想，因而不能正确应用中医治病求本的治则。而 B 中医的治疗思想是正确的，他看到患者形神不统一的情况，而在形神统一的思想指导下，确立了治病求本的治则。B 中医明确指出，此患者"热"为形，"阴竭阳脱"为神，治病求本，先回阳救逆，阳回后再以救阴，这是正确的治疗思路。

这则病例显示，中医治疗思想不是可有可无的。中医治疗思想的正确与否，直接影响到治疗效果，甚至决定生死。这个病例的教训，提醒我们必须要认识到中医治疗思想的重要性。尽管治疗思想没有涉及疾病的具体治疗方法和措施，但是通过运用临床思维对患者病情、体质等情况做出整体判断，梳理诊疗思路，然后确定治疗的大原则，把握治疗调控的大方向，最后制定详细缜密的操作步骤与实施方法，因而能取得很好的治疗效果。

---

1 何足道. 中医存亡论. 北京：华夏出版社，1997：29.

第二章　治疗思想的特色

疾虽久,犹可毕也。言不可治者,未得其术也。

——《灵枢·九针十二原》

第一节　任何疾病都可治愈

理论上说,任何疾病都可治愈。尽管目前还有许多严重危害人类健康的疾病尚未攻破,但是请相信:早晚有一天会找到根治方法的。对此,中医认为:"言不可治者,未得其术也。"

人体的疾病,就像身上扎了刺、物体被污染、绳索打了结,江河发生了淤堵。扎刺的时间再长也能拔掉,污染的时间再久也可以洗净,绳子打结再牢仍可以解开,沟渠淤塞再久仍可以疏通。如果认为病程长就不能治愈,这种说法是不正确的。治疗疾病,就像拔刺、雪污、解结、疏淤,病程虽久,仍然可以治愈。说久病不可治,是因为还没有找到并掌握治疗的技术。

这种治疗思想源于《灵枢·九针十二原》。原文是:"今夫五脏之有疾也,譬犹刺也,犹污也,犹结也,犹闭也。刺虽久犹可拔也,污虽久犹可雪也,结虽久犹可解也,闭虽久犹可决也。或言久疾之不可取者,非其说也。夫善用针者,取其疾也,犹拔刺也,犹雪污也,犹解结也,犹决闭也。疾虽久,犹可毕也。言不可治者,未得其术也。"

全篇用大量的篇幅详细介绍了古代九种针具的形状、用途以及针刺的各种操作手法和补泻作用,论述了十二原穴及其主治脏腑病变的原理。文章最后提出:疾病是可治的,"言不可治者,未得其术也"则为本文的画龙点睛之笔。此语不仅是本篇的核心,也是本书的核心,更是中医治疗思想的核心。

纵观当今世界,越来越多的"不治之症"呈现在医学界。如癌症、艾滋病、糖尿病、类风湿关节炎等,形势十分严峻。《黄帝内经》早已指出:没有不可以认识和征服的疾病,只有没有掌握治疗方法的医生。许多貌似"不治之症",这是医者"未得其术"的问题。如何提高疗效呢? 要"求得其术",要在治疗思想指导下去寻找。

第二节　治疗思想决定治疗效果

1963 年 5 月,毛泽东发表《人的正确思想是从哪里来的》。文章指出:"人的正确思想是从哪里来的？是从天上掉下来的吗？不是。是自己头脑里固有的吗？不是。人的正确思想，只能从社会实践中来。"

中医治疗思想，也只能从临床、教学和科学实验这三项实践中来。人的社会存在决定人的思想；中医临床实践，取决于治疗思想。正确的治疗思想一旦产生并确立，就会制定出完备的治疗原则，确立针对性强的治疗方法，最终变成治疗疾病的物质力量与精神力量。

临床科研工作者在医疗实践中从事各项工作，积累了丰富的经验。其中有成功的经验，也有失败的教训。无数成功的经验和失败的教训通过人的眼、耳、鼻、身反映到自己的头脑中来，形成感性认识。这种感性认识的材料积累多了，就会产生一个飞跃，变成理性认识，这就是思想。中医治疗思想就是通过总结成功失败两方面教训这样一个认识过程逐渐形成的。治疗思想是否正确地反映了疾病的本质，是否能够正确指导临床实践，还必须通过临床实践的检验。通过临床实践检验这些理论、办法等是否能得到预期的成功。所以说，中医治疗思想决定中医治则、治法与疗效。

治疗思想与治则、治法三位一体，密不可分，缺一不可，可谓一荣俱荣，一损俱损。但是应该看到，当前较重视中医治则、治法与疗效的研究，而有忽略中医治疗思想研究的倾向，值得我们注意！重视了中医治疗思想的研究，不仅可以使中医治则、治法的研究提高到一个新的水平，或许当前一些疑难杂症和所谓"不治之症"也会"得其术"而竟得以攻克。所以，当前重点提出发扬光大中医治疗思想是十分必要，也是十分及时的。

"思想路线的正确与否是决定一切的"对中医治疗思想同样适用。治疗思想决定治疗效果，可以使我们临床诊疗少走弯路，可指导医学实践在正确的方向上研究探索攻关，避免南辕北辙。"只要找到路，就不怕路远"；"疾虽久，犹可毕也。言不可治者，未得其术也"表达的也是同样的道理。

第三节　治疗思想指导临床应用

《素问·四气调神大论》中曾提到："是故圣人不治已病治未病，不治已乱治未乱，此之谓也。夫病已成而后药之，乱已成而后治之，譬犹渴而穿井，斗而铸锥，不亦晚乎？"但并未讲"病已成"就为不治之症，就无法医治。这里所说的"不亦晚乎"，是针对"未病"与"已病"讲的。

淋巴上皮细胞癌是现代难治病，上海中医药大学凌耀星教授的一则医案，为中医治疗思想的临床应用提供了佐证。

案例分析：
上海中医药大学凌耀星教授治疗颈部淋巴上皮细胞癌病案为例：患者，男，

66 岁。1984 年 6 月发现右侧耳下腮腺部有一肿块,不红不痛。某医院诊为囊肿,采用保守治疗,后见肿块不断增大,经检查诊断可能为混合瘤,于 1985 年 12 月 28 日做手术切除。出院诊断为右颈上部淋巴上皮细胞癌,于 1986 年 1 月 30 日— 3 月 24 日进行放射治疗。因怀疑有鼻咽部转移可能,故扩大放射部位,加大放射量,总剂量为 7000 拉德。放射治疗期间开始服中药治疗,服药 3 年余,诸多症状消失,身体健康,存活至今已 10 年余。

凌教授根据患者主症以及精神萎顿、舌光剥色红、脉弦数,辨证为放疗灼阴所伤,气阴两亏,治以益气滋阴为主。基本方为:①健脾益气:黄芪 15～30g、党参 12～15g、土炒白术 12g;②养阴生津:北沙参 12g、麦门冬 15g、天门冬 12g、天花粉 15g、玄参 12～15g、生地黄 15g、玉竹 12g、石斛 9g;③益肾:熟地黄 15g、淫羊藿 12g。以上列基本方为主组方,服用 3 年。

本案例最大的特点是基本方中无抗癌中草药。凌教授认为:"本病虽为癌症,乃由混合瘤转变而成,毒性较低,既经切除,又经放疗,故单从益气养阴扶正着手进行修补调整,提高机体的免疫机制,以加强自身的抗癌防护,足矣。"[1]

从本病例的治疗过程可以看出,凌教授始终在整体思想指导下进行治疗,不是见癌即用抗癌药,而是通过各种措施来提高患者整体抗病能力,因而,即使从头到尾的治疗过程中没有用过一味抗癌药,也能使患者癌症得到治愈。

---

1 凌耀星. 中医治癌秘语. 上海:文汇出版社,1996:155.

第三章　治疗思想体系

治疗思想是医疗实践的指南,治疗原则是解决临床问题的方案,治疗方法是具体实施手段。治疗思想是由许多传统文化观念组成的。

——周超凡

中医治疗思想来源广博,内容丰富。先秦诸子百家的学术思想都对中医治疗思想的形成产生深远影响,中医学也博采百家之长为我所用。

概言之,构成中医治疗思想的理论体系有八大支柱:

第一节　天人合一统大局

"人以天地之气生,四时之法成。"

——《素问·宝命全形论》

"人以天地之气生,四时之法成。"意思是说:人要靠天地提供的天地之气和水谷之精气等物质条件才能获得生存;还要适应四时阴阳生长收藏的变化规律才能发育成长。这是中医天人合一整体观的突出体现。

中国传统哲学宇宙论强调宇宙万物为一个统一的有机整体,宇宙万物皆有同一本原,因此必然注重天人合一,即人与自然、社会的整体和谐。天人合一的整体观是中医学最基本的指导思想,也是中医学的特色体现。中医学把阴阳五行学说、脏象经络学说作为指导临床诊疗,养生保健,防病治病的重要理论基础,主要基于"天人合一整体观"。

"天人合一"是古人深入细致观测、考察天文、气象、地理环境等得出的一个观点。中医学吸收借鉴了这一朴素的唯物主义思想,把人体和自然界紧密结合起来,提出了"人以天地之气生,四时之法成"这一命题。因为自然界的异常变化有可能导致疾病的发生。所以,《素问·调经论》指出:"夫邪之生也,或生于阴,或生于阳。其生于阳者,得之风雨寒暑;其生于阴者,得之饮食居处,阴阳喜怒。"中医天人合一的整体观包括如下四个方面的内容:

1. 五运六气学说。该学说认为,周期性的气候变化对生物及人类疾病的变化会产生较大的影响。因此,医生必须注意把握每年的"气运"变化,采取相应的预防及治疗措施,并做好"司岁备物"等准备工作。

● 小知识——司岁备物

"司岁备物"出自《素问·至真要大论》。意思是指中药材享天地专精之气，不同年份主司气运不同，会导致不同药物的功效发生变化。所以要根据每年的五运六气特点采收、储备相应药物，保证用药疗效，以备不时之需。

2.季节气候对人体生理、病理的影响。一年四季有着各自的气候特点，寒暑易节，春生夏长，秋收冬藏。如果自然界的季节气候发生异常，正常的"六气"就会变为"六淫"。"六淫"就会侵袭人体而出现季节性多发病。如《素问·金匮真言论》指出："故春善病鼽衄，仲夏善病胸胁，长夏善病洞泄寒中，秋善病风疟，冬善病痹厥。"有时还会出现"伏邪"潜伏体内，后时而发。如《素问·阴阳应象大论》："冬伤于寒，春必病温；春伤于风，夏生飧泄；夏伤于暑，秋必痎疟；秋伤于湿，冬生咳嗽。"因此要注意做好防治每个季节常见病、多发病的工作。

● 小知识——六淫

所谓六淫是风、寒、暑、湿、燥、火六种外感病邪的统称。阴阳相移，寒暑更作，气候变化都有一定的规律和限度。如果气候变化异常，六气发生太过或不及，或非其时而有其气，以及气候变化过于急骤，超过了一定的限度，机体不能与之相适应，就会导致疾病的发生。于是，六气由对人体无害而转化为对人体有害，成为致病的因素。

3.地域环境对人体生理病理的影响。地域不同，人体患病也有所侧重，因此要采用不同的治疗方法。这在《素问·异法方宜论》有着完整的体现，也是中医"因地制宜"的理论依据。

● 小知识——异法方宜

"异法方宜"出自《素问·异法方宜论》。本篇首先分析五方地势、地形、地质、气候、物产等各自的特点，引出五方居民逐渐形成的不同的生活习惯和生活状况，在各自不同的地理环境和生活习惯的长期作用下，其体质也形成差异，所患的常见病、多发病亦不同，因而五方所发展起来的治疗方法也各具特色，体现了因地制宜的治疗原则。其意义在于示人治疗疾病不能固守一法，对不同的个体、时间、地域等情况应采取不同的治疗方法，方为适宜，即中医"三因制宜"。这种因人、因时、因地制宜的治疗原则，具体问题具体分析，是治病的原则性与灵活性相结合。

4.人体阴阳气血的运行规律和自然界相应。人体气血随着日月运行而出现消长变化，这是在采取治疗措施时必须特别注意的，可以用"法天则地"来表述。

(1)医生应以合天地阴阳为指导思想，在医者意识中建立天地人一体的诊疗思维模式。《素问·生气通天论》指出："故阳气者,一日而主外,平旦人气生,日中而阳气隆,日西而阳气已虚,气门乃闭。"人体阳气随着日月运行而有盛衰变化,在养生保健上应注意"是故暮而收拒,无扰筋骨,无见雾露"。如果违反这种规律,"反此三时,形乃困薄"就是最终的后果。吴昆的注释简洁明了:"反此而欲如平旦、日中、日西三时劳扰阳气,则阳气失养,形乃劳困衰薄矣。"困薄的意思是劳困衰弱,也可以理解为一种病态。

(2) 人身可参天地,人体脏腑亦与天地相通。《素问·金匮真言论》在将人体内外、腹背、脏腑分为阴阳后,明确指出:"此皆阴阳表里,内外雌雄,相输应也。故以应天之阴阳也。"《素问·五脏别论》也说:"脑、髓、骨、脉、胆、女子胞,此六者,地气之所生也。皆藏于阴而象于地……夫胃、大肠、小肠、三焦、膀胱,此五者天气之所生也,其气象天。"这种"参天地而应阴阳"的内容在中医中俯拾皆是。

《灵枢·经水》篇:"经脉十二者,外合于十二经水,而内属于五脏六腑。""故天为阳,地为阴,腰以上为天,腰以下为地。故海以北者为阴,湖以北者为阴中之阴;漳以南者为阳,河以北至漳者为阳中之阴;漂以南至江者,为阳中之太阳。此一隅之阴阳,所以人与天地相参也。"

● **小知识——十二经水**

"十二经水"出自《灵枢·经水》篇。是指清水、渭水、海水、湖水、汝水、渑水、淮水、漂水、江水、河水、济水、漳水十二条古代水系。中医以之比喻人体的十二条经脉。

(3) 在生命节律方面,认识到人体内存在随天运周期而规律变化的时间节律,如营卫气血的循环周流、月相对人体气血的影响、四时更迭时脏腑的显著改变等。天人合一思想对中医辨证施治影响很大。"应参天地阴阳而治",强调对环境各方面因素的考虑和重视,就成了中医治则学的重要内容。《素问·异法方宜论》详细论述了地理环境对疾病和治疗的影响,要求"杂合以治",是其思想的体现之一部分。

● **小知识——"杂合以治"**

"杂合以治"出自《素问·异法方宜论》。杂合就是综合、集合、聚集之意。原文是指医生应该掌握针刺、药物、导引、砭石等多种治疗方法,根据天时地域之宜,五方之人的不同体质及具体病情进行综合治疗,才能获得满意的治疗效果。而要达到这个目的,就必须做到"得病之情,知治之大体"。其深层次含义在于,医生要尽快地治愈病人,不仅要精通多种医疗技术,而且要遵循因地、因人制宜的原则,灵活施治。

(4) 人体疾病的发生发展、预后转归也和天地日月的运行关系密切,会出现

"旦慧、昼安、夕加、夜甚"的规律性变化。《灵枢·顺气一日分为四时》指出："夫百病者，多以旦慧昼安，夕加夜甚"，原因在于"四时之气使然"。因为"以一日分为四时，朝则为春，日中为夏，日入为秋，夜半为冬。朝则人气始生，病气衰，故旦慧；日中人气长，长则胜邪，故安；夕则人气始衰，邪气始生，故加；夜半人气入脏，邪气独居于身，故甚也"。这种思想对许多疾病的预防、治疗与调护都具有重要指导意义。

● 小知识——顺气一日分为四时

"顺气一日分为四时"出自《灵枢·顺气一日分为四时》。顺，按照、依照；气，此指阳气。一日分为四时，是说人体阳气的消长盛衰，依照自然界一日中的阴阳消长，把一天划分为四时。按四季划分，即早晨像春天，中午像夏天，傍晚像秋天，夜半像冬天。用四时气候的变化对人体的影响来说明疾病在一天中正邪抗争的情况，有旦慧、昼安、夕加、夜甚的不同表现，强调在治疗上必须适应时令，不可违逆。

总之，在此思想的指导下，中医在疾病的治疗过程中，从治法的选择到治疗药物的具体运用，皆注重参天合地、察四时、审阴阳，这是中医诊疗特色与优势的体现。《素问·宝命全形论》："天覆地载，万物悉备，莫贵于人。人以天地之气生，四时之法成。"道出其中的内涵。人是万物中最宝贵的，其生命活动是受天地变化的影响，人凭借天地自然之气而生长，按照一年四季的规律法则生长生活。天地自然与万物为一体，人也必须效法遵循天地阴阳四时变化的基本规律，中医的治疗也必须遵循这种规律，这就是"人与天地相适应"。

第二节　中庸和合谓圣度

"因而和之，是谓圣度。"

——《素问·生气通天论》

中庸和合是中国文化的精髓，也是中国传统文化最完美、最完善的体现形式。"中庸"强调对待事物关系要把握好"度"。"和"指和谐、和平、祥和；"合"是结合、合作、融合。"和合"是实现"和谐"的途径。"中庸""贵和""持中"是实现"和合"秉承的原则。"圣度"是最崇高的法则与标准。

《素问·生气通天论》在阐述天人关系和阴阳关系的基础上，提出"因而和之，是谓圣度"，将"和之"视为养生疗病的最高法则。

一、中庸之道致中和

"和"是中国古代思想史上的一个重要范畴，旨在阐发自然及社会万事万物和谐默契、相异相成的本质关系[1]。

诸子百家都非常重视"中庸和合"。儒家提出"天时不如地利,地利不如人和",突出了"以人为本"的"人和";而《中庸》"致中和"概念的提出,使其地位和作用上升到"中也者,天下之大本也;和也者,天下之达道也。致中和,天地位焉,万物育焉"的高度。道家重视并强调的"万物负阴而抱阳、冲气以为和",体现了"道法自然"的"天和";春秋时齐国晏婴的"同和"(《左传·昭公二十年》)之辨,对"和而不同"重要性、必要性的解析,从本质上来说都提倡的是不同事物或对立物之间的和谐统一,是古代尚"和"思想的集中体现。

二、"和"是生命的本质和健康的标准

《黄帝内经》将"和"思想引入医学领域,用以阐明人的生命规律和疾病的防治规律。认为构成人体的各部分之间以及天人之间"和"则健康,"不和""失和"则疾病。

《灵枢·本脏》把"人之常平"的状态总结为"血和""卫气和""志意和""寒温和"等。气血和,则经脉通利,脏腑安和,肢节得养;志意和,则情志调畅,精神安宁,心境平和;寒温和,则人对气候变化及饮食温凉能够适应,进而避免邪气的侵犯。"和"即健康,"不和"则为疾病。可见,"和"与"不和""失和"是《黄帝内经》判断生命活动常与变的关键。

生命是体内外诸要素和合的统一体,生命过程的本质状态就是"和"。《素问·生气通天论》认为:"生之本,本于阴阳。""阴平阳秘,精神乃治。"说明阴阳和合是生命的本质。

无论人体还是自然界,均遵循着阴阳有时、四时有序、五行有常、生克有道的规律。《素问·五常政大论》说:"化不可代,时不可违……无代化,无违时,必养必和。"指出天地造化是不可替代和违逆的,提示人们养生疗病必须顺应天地及生命规律,以维持和恢复人体"和"的状态为基本理念。

尚"和"思想更是渗入了理、法、方、药等各个环节和层次。中庸和合的行为准则是"法于阴阳,和于术数";阴平阳秘的健康关键是"阴阳之要,阳密乃固","阴之所生,和本曰和"(《素问·阴阳别论》)。

三、疾病之由来在于"失和"

疾病之由来在于"失和"。"气相得则和,不相得则病""血气不和,百病乃变化而生"。人体自身的阴阳失和,脏腑失和,气血不和,形气不和,心身不和等,都是致病之由;人与自然的气候、环境的天地之和,气候、环境与人类的天人相应

1　王小平.中医学合和思想研究述要.山东中医药大学学报,2001,25(6):418-420.

之和,人际关系之间的人和,人身的阴阳之和、气血之和、脏腑之和、情志之和、营卫之和、表里之和、劳逸之和、饮食之和等,都是健康的要素。为后世医学广泛应用"和合"思想奠定了坚实的基础。

● 小知识——"辨证"与"辩证"

辨证论治是中医学的特色之一。许多人容易把"辨"写成"辩",两者一字之差,含义迥异。

辨,剖分、区分,引申指辨认、辨别。《说文解字》:"辨,判也。"《小尔雅》:"辨,别也。""辨证"为中医术语,如"辨证论治"。是中医认证、识证的过程。证是对机体在疾病发展过程中某一阶段病理反映的概括,包括病变的部位、原因、性质以及邪正关系,反映这一阶段病理变化的本质。因而,证比症状更全面、更深刻、更正确地揭示疾病的本质。所谓辨证,就是根据四诊所收集的资料,通过分析、综合,辨清疾病的病因、性质、部位,以及邪正之间的关系,概括、判断为某种性质的证。

"辩",从言,本义是辩论,申辩;《墨经·经上》:"辩,争彼也。辩胜,当也。""彼"是辩论的对象,指所争论的命题或论点。"辩"是对彼进行争论,或谓之是,或谓之非。辩证为哲学术语,如"辩证唯物主义"。辩证形容看问题的眼光全面,指人们通过概念、判断、推理等思维形式对客观事物辩证发展过程的正确反映,即对客观辩证法的反映。

四、中庸和合,以平为期

在中医治疗思想中,"谨察阴阳所在而调之,以平为期"是此思想的集中体现。"以平为期"是中医第一层次的治则,也是治疗的最终目的;"和法"作为中医"八法"之一,其思想也渗透、影响其他各种治法。就人体而言,阴阳必须协调,人体才健康无病;阴阳一旦失调,人体就会发病。防治疾病的最好法度就在于协调阴阳,治疗疾病的基本原则就是恢复阴阳平衡。《素问·生气通天论》提出的"因而和之,是谓圣度"是对中庸和合治疗思想的高度评价与概括。

中医治疗疾病,首先讲究"疏其血气,令其调达,而致和平";时刻注意"必先岁气,无伐天和";诊断要"四诊合参",不能偏颇;治疗要"杂合以治,各得其所宜",一切以患者的生命健康为中心;理法方药一以贯之,处方用药讲究君臣佐使,和合有度;针灸导引按摩,也要"迎之随之,以意和之"。所有这些,都是"因而和之,是谓圣度"中庸和合思想的具体运用。

"和"有狭义、广义之别。其间的关系,诚如程钟龄所说:"和之义则一,而和之法变化无穷焉"。可见,各层面的"和"都是通过各种手段,以恢复人体阴平阳秘、达到"中和"状态为最终目的。"中"是本根状态;"和"是因时而发、符合节度,是固有规律及最终归宿;由"中"可以致"和","和"是"中"的效用及结果[1]。这就是"因而和之,是谓圣度"的中庸和合思想。

第三节　未病先防定原则

"是故圣人不治已病治未病,不治已乱治未乱。"

——《素问·四气调神大论》

中医"治未病"理论蕴含着"防重于治"的健康医学思想,包括未病先防、既病防变和愈后防复发三大主题,构成中医治未病的主导思想。

任何疾病都有其发生、发展、传变、转归等基本规律,中医治未病思想,就是要认识这个过程,把握这个规律,达到祛病延年的目的。

"治未病"思想是一种全新的健康观,而顺时节、调情志、节饮食、慎起居则构成了"治未病"的整个治疗思想体系,关注"未病",即"阴平阳秘"的"未病"状态而提前干预,未病先防,同时重视既病防变,重点不在治而在防。中医"治未病"是一种全新的防治结合的健康治疗思想,是理论与实践的有机统一。

一、"疾""病"与"疾病"

"治未病"是中医术语,中西医对"疾病"的认识也不尽相同。因此有必要对此进行了解,否则望文生义,随文演绎的事情就有可能发生,容易造成歧义。

1. 什么是疾病?《辞海》:"疾病指人体在一定条件下,由致病因素所引起的有一定表现形式的病理过程。"显然这是指现代"疾病"。徐大椿认为:"凡人有所苦谓之病,所以致此病者谓之因。"这是广义的"病"。此外,中医还有"生病起于过用""因邪致病"等认识,具有独特的中医特色。

2. "疾"与"病"。《说文解字》:"疾,病也";"病,疾加也"。"疾"是指小病;而"病"特指那些危重的疾病;《常用字字源字典》:"病,本指病加重,现在就指生病。"《汉字源流字典》:"疾,表示外伤轻病;病,表示人得重病躺在床上。"这是现代研究"治未病"时应该掌握的。

3.《周易参同契发挥》:"一阴一阳之谓道,偏阴偏阳之谓疾。"人体阴阳的相互协调平衡是健康的关键,失去平衡就会发生疾病。"疾"和"病"本质相同,但在程度上有差别。

二、治"疾"、防"病"、治"未病"

1.《黄帝内经》所谓"治未病"应有两层含义:一是治"疾"防"病",即小病早

1　王小平. 论《内经》"和"为"圣度"的养生思想. 山东中医杂志,2014,33(3):164.

治,大病先防。如《素问·四气调神大论》:"是故圣人不治已病治未病,不治已乱治未乱,此之谓也。"二是防微杜渐,以防传变。如《素问·刺热》篇:"病虽未发,见赤色者刺之,名曰治未病。"

2. 众所周知的"扁鹊见蔡桓公"的故事,实际上也是一个"治未病"的过程,只不过是扁鹊没有机会施治罢了。故事反映了蔡桓公病情从"疾"向"病"的发展过程。扁鹊先期欲施之法,即"治已疾而未病"。厥后,桓公"病"已成而扁鹊遁逃。此即《素问·四气调神大论》所谓"病已成而后药之,乱已成而后治之,譬犹渴而穿井,斗而铸锥,不亦晚乎"之所指,导致的后果就是"人皆轻小害、易微事以多悔"(《淮南子》)。《抱朴子》中"消未起之患,治未病之疾"是对治未病的高度概括。

3. 清代陆懋修见地尤精,一语道破《黄帝内经》"治未病"玄机。一是及早把握治疗时机,否则病情重笃,治而无功;二是药以治病,因毒为能,未染疾不可滥用药。他在《不谢方》中指出:"疾病二字,世每连称,然今人之所谓病,于古但称为疾,必其疾之加甚,始谓之病。病可通言疾,疾不可遽言病也。子之所慎者疾,疾者未至于病。病之为言困也,谓疾至此困甚也。故《内经》曰:'圣人不治已病治未病'。《经》盖谓人于已疾之后,未病之先,即当早为之药,乃后人以疾为病,认作服药于未疾时,反谓药以治病,未病何以药为? 不知《经》言未病,正言已疾,疾而不治,日以加甚,病甚而药,药已无及,未至于病,即宜药之,此则《内经》未病之旨,岂谓投药于无疾之人哉?"

4. 《黄帝内经》以降,历代医家如张仲景"见肝之病,知肝传脾,当先实脾",以及叶天士"务在先安未受邪之地"等发挥,都是对《黄帝内经》"治未病"理论的丰富完善与发展。

三、治未病侧重点不同,但殊途同归

《黄帝内经》这种重视人体内在因素与疾病的关系,强调内外因的辩证关系的观点,对治未病思想的发展产生了深远的影响。后世医家在着眼疾病的发生和治疗上,必先调理人体脏腑气血的偏盛偏衰,即培补正气。

1. 张元素、李东垣等非常重视脾胃在治未病中的重要作用,脾胃为后天之本,人体气血生化的重要来源,所以,治病之未发、或已发未甚,始终勿忘脾胃。

2. 朱丹溪认为,人体阴气难成易亏,人的视、听、言、行等生命活动都需要阴气供给,提出"阳有余阴不足论",既说明人体的基本生理和病理意义,更认识到早衰的重要作用。因此把滋阴降火作为主要治疗方法,并把养阴益阳作为贯穿人生从少壮到衰老全过程的主要养生原则。

3. 明代李中梓提出"肾为先天之本,脾为后天之本"的著名论断,并强调在临证中治肾、脾的重要性。因此主张脾肾并重,若使两脏安和,则一身皆治。

4.赵献可、张景岳为代表的温补派,则提出人体先天水火不足论,阐述阳气和真阴对人体生命活动的重要意义。特别是张景岳所论述的天年、先天后天以及治形诸论,比较深刻地阐述了人体的生命过程。由于人体阴阳先天不足,故在治疗各种疾病中,以照顾真阴真阳为要务。

以上诸位医家之论,尽管侧重点、着眼点与切入点不同,但都是对《黄帝内经》理论的集成与发展,同时结合个人的经验,使其思想内容丰富完善乃至深化。

四、治未病理论与实践

1. 未病先防,培补正气,以固其本　在养生时重视从神、气两方面着手,两者并重。即《黄帝内经》所谓"恬淡虚无,真气从之,精神内守,病安从来"。在调护上重视扶助正气。因为脏气的偏胜偏衰,是引起内伤疾病的主要原因。尽管各派所处的时代不同,各提出不同的治疗方法,但根本都是扶正。

据《后汉书·华佗传》记载,华佗用漆叶青黏散"去三虫,利五脏,轻身,使人头不白";李东垣认为"脾胃为后天之本""脾胃之气既伤,而元气不能充,诸病所由生也",以补脾益气为治疗大法。以"劳者温之""损者温之"为旨,以甘温之剂补其中焦,并由脾胃而益肺气,以升阳药升清气、升阳气,使阳气旺,则一身之气皆能生长,使元气来复,则内伤诸病可随之而愈。朱丹溪从阴阳相对关系上论相火妄动、耗伤阴精;张景岳从阴阳互根规律上论述阳气亏乏,真阴不足,二者互为因果,治病主张"不论有虚证无虚证,但无实证可据而为病者,便当兼补以调营卫精血卫气,亦不必论其有火证无火证,但无热证可据而为病者,便当兼温以培命门脾胃之气"。

2. 已病早治防传变　早治之意有二:一是发现疾病、尽早就医,这是患者的事;一是早期发现,这是医患双方的事。《景岳全书·论治篇》:"见痰休治痰,见血休治血,无汗不发汗,有热莫攻热,喘息休耗气,遗精不涩泄。"这是早识、明辨、治病求本,"上工救其萌芽"之意。防传、防变是指内伤病当明辨脏腑间的生理病理关系。只有掌握脏与脏、腑与腑、脏与腑及脏腑间的生克制化关系,方能明白内伤疾病的传化、转变规律,而达到"见肝之病,知肝传脾,当先实脾"的高明境界。外感病当认证识因,掌握疾病的发展方向,截断扭转。

《伤寒论》阐明了寒邪致病的发展规律,在不同的环节采取不同的治疗方法,同时时刻莫忘顾护阳气这一宗旨,则不会导致坏证、变证、亡阳之证。在治疗温病中,对于温邪易化燥伤阴,时刻勿忘护津液,不管疾病处在卫、气、营、血哪一阶段,只要"留得一分津液,便有一分生机",而使其或在卫分汗之可也,或透热转气、或清热凉血等治法有回旋余地,不至于发展成不治之证。

3. 推陈出新,不断发展　中医最早应用预防接种术是在16~17世纪,以人痘接种法预防天花,这要比英国人发明的牛痘法早200多年,这也是世界预防医学的一大创举。现在广泛开展的中医补脾、补肾、补气药物对人体免疫功能影响的研究等，为中医治未病思想和方法的研究开拓出光辉灿烂的前景。

目前，中医治未病的理论与实践得到前所未有的重视与发展，已经成为国家层面的卫生战略。为了贯彻这一发展战略，各级医疗卫生科研、临床与行政管理部门积极配合响应。有关治未病的科研课题被立项资助，治未病中心、治未病科、治未病门诊纷纷设立，中医治未病的理论与实践呈方兴未艾之势，前景广阔。

五、审察病机"治未病""以诊无过，以治不失"

1. "治未病"的关键是探求病本，据"本"施治，这个"本"就是病机。阴阳为八纲辨证的总纲，盖因"万事万变既皆本于阴阳，而病机药性脉息论治则最切于此"，故主张"谨察阴阳所在而调之"。"此求其病机之说，与夫求于本，其理一也。"中医临床诊疗是围绕病机展开的，辨证、处方、用药贵在切中病机，因之可知病机是"治未病"乃至一切临床诊疗之核心。

2. 疾病证候纷繁复杂，有时寒热虚实夹杂，真假难辨，辨证当析于疑似之间；而所谓的"未病"更是处于"未形、未萌"状态，辨析难度大，尤当审察病机于毫厘之间，做到知"机之本"，悉"机之要"。如临床见"火气内衰，阳气外驰"，此为至虚有盛候，当"急用炮熟附子助火之原，使神机上行而不下殒，环行而不外脱，治之于微，奏功颇易"，此辨病机之功。若"世医不明医理，不识病机，必至脉脱厥冷，神去魄存"。

3. 医有上、中、下之分，而"良工"之专擅为求病机。疾病是不断发生、发展、变化的动态过程，"未病"更是如此。只有明晰疾病的变化趋势，才能有效指导临床诊疗及预后判断。"机者，发动之由"，病势顺逆的表象体现着内在病机的变化。把握病机便把握住了病势变化的顺与逆。临证需把握病机，所谓"机不可失"，不可"坐失良机"。这也是人们重视"治未病"的缘由。

4. 中医"治未病"的理论与实践历史悠久，积淀深厚，历代医家对此进行不断的补充完善，使得内涵日益丰富。随着全民养生热潮的兴起，有关"治未病"的研究更是方兴未艾。对于临床科研工作者而言，如何正确地识"疾"认"病"，治"疾"防"病"，关键是知"机"治"疾"，理论与实践结合。如此方能完整准确地理解把握中医"治未病"的思想精髓，发挥中医药优势服务民众。

第四节　以平为期明目标

"阴平阳秘，精神乃治。"

———《素问·生气通天论》

人是平衡协调的有机体。疾病的产生，就是阴阳气血气机升降平衡的失调失衡。中医治疗思想的重要理念就是"谨察阴阳所在而调之,以平为期"。

正常机体在一定限度内通过自我调节,维持人体阴阳气血、升降出入的相对平衡。阴阳失调、脏腑经络气血功能紊乱失衡是疾病产生的根源,而维护"阴阳平和",保持"以平为期"的平衡状态是健康的标志。这种以平为期的平衡观贯穿于中医理法方药以及日常生活的方方面面。饮食营养的全面合理、五味俱全,处方用药的君臣佐使,其他如饮食有节,起居有常,不妄作劳等,都是以平为期平衡观的具体体现。

一、阴阳平衡是人体健康的标志

《素问·生气通天论》说:"阴平阳秘,精神乃治。"张景岳也说:"阴阳之道,本贵和平。"都阐述了阴阳平衡是一个人正常的生理状态,要保持身体健康,必须保持人体的阴阳平衡。中医这种阴阳平衡的观点,包括人和自然环境的平衡,即所谓"内外环境"之间的平衡,以及人体内脏、气血、经络、脏腑之间的平衡,即所谓"内环境平衡"。西医学认为人体内水、电解质、酸碱度、渗透压等都要保持稳定状态,细胞内液与细胞外液也要保持平衡,人体与外界环境也要通过其摄入、排泄、气体交换,来保持平衡状态,只有这样才能保持人体健康。在这一点上,中医西医的理论是息息相通的。

二、阴阳失衡是人体疾病的原因

阴阳失调是中医病理学的根本机制,是一切病理变化的基本表现。阴阳失调可用以概括疾病病理变化机制的总过程。

1.六淫致病是在外邪作用下引起邪正相争而造成脏腑、气血、经络的功能失调,归根结底也就是人体内的阴阳失调而引起的病理变化。六淫致病,虽然表现为邪正斗争极为复杂的过程。有正胜邪退,邪盛正衰,邪正相争各个阶段,但其基本病理变化是阴阳失调的表现。如风邪客表所引起的发热、头痛、脉浮等一系列变化是阳偏盛。

2.七情致病主要是影响内脏气机,使气机升降失常,气血运行逆乱。《素问·举痛论》:"怒则气上,恐则气下,悲则气消,思则气结,喜则气缓,惊则气乱。"《素问·阴阳应象大论》也提到:"暴怒伤阴,暴喜伤阳。"

3.各种原因引起的气滞、血瘀、痰阻、水停,饮食劳倦引起的脏腑功能紊乱,气血功能失调,房劳内伤引起的肾阴虚、肾阳虚等,也可以用阴阳失调来概括,同样可以用调理脏腑阴阳来解决。张景岳说:"医道虽繁,而可以一言以蔽之,曰阴阳而已",真是语中肯綮。

三、"谨察阴阳所在而调之"是中医的重要治则

阴阳失调是疾病发生的根本机制,是病理变化的基本过程,而疾病产生的症

状是阴阳失调的外在表现。因此,调整阴阳,使其从失衡状态恢复平衡就是中医治病的根本原则。《素问·至真要大论》:"谨察阴阳所在而调之,以平为期。""以平为期"是调整阴阳以恢复平衡的根本目的。

1.调整阴阳是治疗的总原则。因为它既是治疗目标,又为治疗的手段。不仅在治疗的总体方面,在具体的治疗方面都是如此。因为正、邪、证、方、药都是以阴阳作为纲领的,治疗原则自然无出其上,它是以一条思维模式贯穿于中医治疗的思维之中的。

2.以平为期是对调整阴阳目标值的界定。平治于权衡,消除各种因素的影响,旨在恢复生命的恒常运动。扶正祛邪、标本缓急、正治反治、同治异治、泻实补虚等,都是调整阴阳模式的具体化的不同形式,即通过调整统一体内矛盾双方的运动变化来实现预期目标。

3.调整阴阳,以平为期是中医治疗的总原则,这一点已经得到确认。我国目前医疗卫生工作提出防重于治的卫生工作方针以及中医学"上工治未病"。"未病"是指相对于疾病与健康而言的临界状态,是脏腑阴阳失衡之端倪,根本还是调整阴阳,保持阴阳平衡。

四、以平为期是治疗的最终目的

补偏救弊、调整阴阳平衡是中医治疗的基本手段和要达到的最终目的。所有的治则治法都是为恢复阴阳平衡服务的。

1.平是人体稳态平衡规律的一种科学描述。人体是一个和谐自稳态系统。机体内部通过阴阳的运动进行扶正祛邪、使阴平阳秘,达到新的稳态平衡,此即为健康的状态;达到稳态以后,又进行新的阴阳运动,不断扶正祛邪,调整阴阳。人体自身的生命运动,自始至终贯穿着"以平为期"的自组织、自调整、自适应的运动。

2.无论是养生防老抗病,还是补偏救弊祛邪,都以阴阳的和调稳定平衡,即"以平为期"为最终目的和结果的。

3.调整阴阳,以平为期是中医治则的最高境界,是中医治疗的根本目的。

第五节　治病求本挖病根

"知标本者,万举万当;不知标本,是谓妄行。"

——《素问·标本病传论》

《素问·阴阳应象大论》指出:"阴阳者,天地之道也,万物之纲纪,变化之父母,生杀之本始,神明之府也。治病必求其本。"意即寻求疾病的根本原因,找到病根所在,并针对根本原因进行治疗的辨证论治原则。

一、何为"标本"

什么是本?《中华大字典》:"木下曰本";《医宗必读》:"本,根也"。标,形声字,从木,票声。本义为树梢;引申为表面的,非根本的。《说文解字》:"标,木杪末也。"《管子·霸言》:"大本而小标。"治病求本所言之本,原文并未说明"本"是什么,历代医家对此多有发挥,见仁见智。

1."阴阳"为"本"。吴昆:"天地万物,变化生杀而神明者,皆本于阴阳,则阴阳为病之本可知。故治病必求其本,或本于阴,或本于阳,必求其本而施治也。"

2."致病之源"为"本"。《类经》说:"本,致病之源也。人之疾病,皆不外阴阳二气,必有所本,或本于阴,或本于阳,病变虽多,其本则一";王冰也认为本即阴阳,并强调"故治病之道,必先求之"。

3."本"与"标"常常同时出现,称为"标本"。"标本"是中医治疗疾病时用以分析各种病证的矛盾,分清主次,解决主要矛盾的治疗理论。"标"即现象,"本"即本质,两者是互相对立的两个方面,其含义是多方面的。从正邪来说,正气为本,邪气为标;以疾病而言,病因为本,症状是标;从病位而分,内脏为本,体表为标;从发病先后来分,原发病(先病)为本,继发病(后病)为标;从医患关系来说,患者是本,医生是标。《素问·汤液醪醴论》指出:"病为本,工为标。标本不得,邪气不服。"可见,"本"含有主要方面和主要矛盾的意义;"标"含有次要方面和次要矛盾的意义。

4.具体疾病中的"标本"是指什么呢? "邪"是标,"正"是本。疾病是邪正交争,造成体内阴阳平衡失调,或脏腑气血功能紊乱,或经络营卫运行失和,以致整体功能失常,或局部结构损伤,或整体与局部病理变化的综合反应。邪正相争是疾病过程自始至终存在的根本矛盾。疾病是邪正相争的反映:"病本"是邪正相争的抽象。因此,"治病求本"自当本于邪正双方;若仅从"邪"或"正"的一方面论病本,则有失偏颇。

二、怎样求本

病既本于邪正,则病位的表里深浅,病情的轻重缓急,病性的寒热虚实,病理的转归预后等,无不与邪正息息相关。故治病求本,就是探求疾病过程中邪正相争的部位、性状、主从关系等内容,从而把握治疗过程中扶正祛邪的先后、主次、轻重、缓急的法度。

1.审邪正相争部位 大凡病邪中人,总有表里深浅之异。《素问·缪刺论》说:"夫邪之客于形也,必先于皮毛;留而不去,入舍于孙脉;留而不去,入舍于络脉;留而不去,入舍于经脉,内连五脏,散于胃肠。"外邪与皮毛、经络、脏腑等正气相争,从而形成病在表或在里,病在经络或病在脏腑,病在卫气或在营血等病理层次。而仲景论寒邪直入三阴,为里虚寒证;叶天士谓暑邪径迫阳明,为里实热证。《灵枢·五色》称:"大气入于脏腑者,不病而卒死矣。"张景岳注:"大气,大邪之气也。"是说"毒盛势锐"之邪,冲破人体卫外屏障,直中入里,与正气相争,从而形成病在阳经或病在阴经,病在腑或病在脏,病在气或病在血等病理层次,表明邪正相争的状态、性质、强弱、数量、作用时间等,决定病变部位的表里深浅。

至于如何辨别邪正相争的部位,《素问·皮部论》:"邪之始入于皮也,淅然起毫毛,开腠理;其入于络也,则络脉盛,色变;其入于经也,则盛虚乃陷下。"《伤寒论》:"病有发热恶寒者,发于阳也;无热恶寒者,发于阴也。"这些论述都是讲邪正相争于何处部位,就有相应的"脉证"出现,这些"脉证"就是辨别邪正深浅的依据。

2. 察邪正反应状况 一般说来,疾病初期正盛邪微,或疾病末期正盛邪却则病轻;病变过程中若正盛邪强,或正虚邪实,则邪盛正衰则病重;若邪正势均力敌相持不下,或正虚邪微,或邪去正伤则病变缓慢;若邪盛势锐直遏正气,或正盛邪实,或邪盛正衰则病变急骤,甚则暴死猝死。

仲景论中风,既有"邪气反缓,正气即急,正气引邪,喎僻不遂,邪在于络,肌肤不仁;邪在于经,即重不胜"等轻、重、缓、急之证,同时又有"邪入于腑,即不识人;邪入于脏,舌即难言"等急、重之候。可见,邪正相争的盛衰进退,直接影响着病情的轻重缓急。

3. 辨正邪盛衰性质 人体正气与致病邪气相争,其力量的消长盛衰,集中反映于"邪盛正衰"或"正长邪退"。正气增长而旺盛,则必然促使邪气消退;反之,邪气增长而旺盛,则必然会损伤正气。而邪正的消长盛衰,量变质变,又必然会导致病证寒、热、虚、实等病理本质的差异。此即《素问·至真要大论》谆谆告诫的"有者求之(实者责之于邪),无者求之(虚者责之于正),盛者责之(有余实证,责在邪盛),虚者责之(不足虚证,责在正伤)"的原始初衷。

4. 析邪正矛盾主次 任何疾病的潜伏或发生,相持或发展,好转或恶化,康复或危亡,都是邪正矛盾运动的结果。邪正矛盾运动,或按递增性因果转化规律进行,或从递减性因果转化规律演变。若一种或几种病邪作用于机体,引起一个或几个病理反应,而某些病理反应又成为新的病邪,加重原有的病理过程,并引起新的病理过程,如此因果连环,形成若干病理环节,使病情恶化,甚至死亡,即邪正矛盾的递增性因果转化。

如邪实困脾、寒湿因脾,伤及中阳,阳气失于温运,或气滞而为胀为痛,或水聚而为泻为肿,气水愈滞,寒湿愈盛,阳气愈伤,胀、肿、满、泻愈甚,从而形成恶性循环,使病情愈来愈重。反之,若中阳得以恢复,则气行湿行水亦行,胀、肿、痛、泻即可渐止。这是邪正矛盾的递减性变化,可使正复邪退,终至康复。在整个疾病过程中,邪正矛盾既可恶性循环,亦可良性循环,还可良性与恶性交替循环。

求本必须分析疾病中邪正矛盾的因果转化联系,分析推断病理循环的良恶性质,找出导致疾病发生发展的主导环节,为防止、截断病理的恶性循环,扶助促进病理的良性循环,加速疾病的好转痊愈提供理论依据。

三、"治病求本"与"以人为本"

"治病求本"是中医学的重要治则。中医临床在坚持"治病求本"的同时,还必须贯穿"以人为本"思想,这是中医治疗思想的根本出发点。"以人为本"是科学发展观的核心,也是中医治疗思想的核心。医学模式的转变,从关注人体的疾病向关心生病的人的转化,是人本思想突出的体现。"以人为本"的治疗思想应该在临床的方方面面、时时刻刻得到坚持。

"以人为本",根据病情选择"治病救人"或"留人治病",既关注人患的病,更重视患病的人,这是中医治疗思想的特质。如果脱离了"以人为本",中医学就会变成彻头彻尾的"疾病医学"。"以人为本"是以人为"根本"服务目标的一种先进理念。无论是治疗疾病,还是养生保健,实际上处处都贯穿着这种思想理念。可以认为,"以人为本"是中医治疗思想的灵魂。

第六节　形神一体调身心

"形与神俱,度百岁乃去。"

——《素问·上古天真论》

形神一体观是中医学的重要学术思想之一。人是形神统一的生命体,形神一体,不可分割。神是生命活动的主导,形是化生神的重要物质基础,两者之间通过"气"的纽带相联系。形与神一荣俱荣,一损俱损。形神和谐统一,人能安和无病。形治则神安,神治则形全。发病时则形神俱伤,临床防治,须形神同治。

一、形神互生,不可分离

生命以神、气、形为三元。《淮南子·原道训》曰:"夫形者,生之舍也;气者,生之充也;神者,生之制也。一失位,则三者伤矣。"神为形之主,统领形体一切生命活动。《素问·上古天真论》:"恬淡虚无,真气从之,精神内守,病安从来。"神恬淡不受扰,则人元气不伤,神形之间以气维系,不使神劳则人身体无病。形支持神,神约制形,正常的人体两者协调。临床治疗要形神共治。

二、形神互损,一病俱病

人体脏腑、气血功能的正常发挥以及相互之间的协调平衡,均离不开神的统率和主宰。《素问·灵兰秘典论》:"主明则下安,主不明则十二官危。"心神不安,则五脏神不宁,从而影响脏腑、官窍、百骸,导致疾病的发生,此为由神伤致形伤。"神失守位"继而遭受外邪侵犯,始则动神,继则乱气,终则扰形。因神扰气,以致伤精损形,或不经气血,神感相应,五脏动摇,人体就病变丛生。现代实验研究证明,精神心理意识不仅可以导致疾病,也是导致衰老虚弱的终极原因。

三、形神同治,形与神俱

"治"有两个含义:一是指治疗;二是指安定平和,意思是通过治疗实现形神的和谐。《灵枢·九针十二原》:"粗守形,上守神。"守神即以调神为要;守形"守皮脉肉筋骨之刺"。欲为上工,不仅要"守形",更要"守神",把握整体,关注神机,超越守形之粗,达到形神同治。

1. **形治神安**　形病者当以治形为主,虚则补之,实则泻之;"形不足者温之以气,精不足者补之以味"是其法也。《素问·生气通天论》:"清静则肉腠闭拒,虽有大风苛毒,弗之能害。"张仲景:"不遗形体有衰,病则无由入其腠理。"高士宗:"五脏充足,六腑调和,经脉强盛,虽有所伤,亦不为病。"这些论述,都从保养形体,充和气血津液的角度阐释了"正气内存,邪不可干"(《素问·刺法论》)。

2. **神治形全**　"神"不仅是正气的重要组成部分,也是正气的主导。正气的强弱由"神"决定,调神是增强正气的有效途径之一。《素问遗篇·刺法论》:"气出于脑,即不邪干。"以神治神,使神恢复如常,机体表现正常的生理状态。《素问·上古天真论》:"恬淡虚无,真气从之,精神内守,病安从来。"

3. **形神并治,形与神俱**　《圣济总录·治神》:"凡以形体之乖和,神先受之,则凡治病之术,不先致其所欲,正其所念,去其所恶,损其所恐,未有能愈者也。"中医临床诊疗,必须坚持形神一体观,从"形""神"关系出发。对形神一体的关注,实际上是对生命状态变化的关注,真实又客观地反映疾病与健康的本质。

人的形体和精神思维活动在生理上相互依存,在病理上互为影响。健康是形体健康和精神思维活动健康的和谐统一,任何一方的功能障碍都不是真正意义上的健康。"形神并治,形与神俱"的治疗思想,强调人的形体和精神思维活动是一个统一的整体。"形与神俱,度百岁乃去""形俱神生""形神合一"是中医学整体观的另外一种体现。

第七节　扶正祛邪循路径

"邪气盛则实,精气夺则虚。"

——《素问·通评虚实论》

"实则泻之,虚则补之。"

——《素问·三部九候论》

扶正祛邪意思是扶助正气,祛除邪气,包括扶正和祛邪两种治疗方法。扶正就是培补正气以愈病,具体方法就是使用扶助正气的药物或其他疗法,以增强体质,提高机体的抗病力,从而驱逐邪气,以达到战胜疾病,恢复健康的目的。祛邪就是消除病邪以愈病,具体方法就是利用祛除邪气的药物,或其他疗法,以祛除病邪,达到邪去正复,恢复健康的目的。

一、疾病是邪正相争的反映

疾病是邪正相争的反映,邪正力量的消长盛衰,决定着疾病的进退。邪盛正衰则病进而恶化,正长邪消则病退而向愈。邪正的盛衰变化,对于疾病的发生、发展及其变化和转归,都有重要的影响。疾病的发生与发展是正气与邪气斗争的过程。正气充沛,则人体有抗病能力,疾病就会减少或不发生;若正气不足,疾病就会发生和发展。

因此,中医治疗的关键就是要改变正邪双方力量的对比,扶助正气,祛除邪气,使疾病向痊愈的方向转化。

二、扶正祛邪是中医治病的根本法则与路径

邪正盛衰决定着疾病的发生发展与预后转归,扶正以抗邪,祛邪以安正就成为中医治病的根本法则与路径。

扶正祛邪的深层含义是"治病求本"。中医的各种治疗方法与手段归根结底都可以用扶正与祛邪来概括。求本,这是中医学的诊断观,主要是辨别疾病过程中谁是矛盾运动的主要方面,谁是病理传导的主导环节,谁为前因,谁为后果;治本,是中医学的治疗观,主要是针对邪正双方的主次先后关系,施以扶正祛邪。

1.扶正是针对正气虚弱的病证,"虚者补之""衰则彰之"而用补益人体的药物及方法,如补气、养血、滋阴、壮阳、培土、气功、锻炼、营养等,扶助正气,增强体质,提高机体卫外抗邪能力和自稳调节功能,恢复或重建脏腑、经络、阴阳、气血的虚衰状态和平衡协调关系,改善或加强机体的抗病功能,代谢功能和修复功能,从而消除疾病发生、发展的内在基础。

2.祛邪则是针对邪气有余的病证,"其有邪者,散而泻之"而采用攻逐病邪的药物及方法,如汗、吐、下、利、行气、凉血、驱虫、化痰、祛湿、活血化瘀等,消除或抑制致病因素,排出或净化病理产物,减轻或根除病邪对机体的损害,从而解除疾病发生发展的内外条件。张子和说:"夫病之一物,非人身素有之也,或自外而入,或由内中生,皆邪气也,邪气加诸身,速攻之可也,速去之可也。"这也是张子和重视祛邪而自成一家的主要依据。

3.扶正祛邪、相反相成。扶正能增强正气,有利于机体抗御和消除病邪;祛邪能祛除病邪,有利于正气的保存和恢复。因此,临床不论使用何种药物及方

法,都必须以扶正而不留邪,祛邪而不伤正为准则,才能使疾病向着好转、痊愈的方向发展,从而提高治愈率,降低病死率。

三、扶正祛邪的应用原则

1. 扶正与祛邪的先后主次 《黄帝内经》强调"必伏其主,而先其所因",辨证处理邪正矛盾。一般地说,疾病发生以后,应当先去其邪,后扶其正。如"伤寒"初、中期,邪气盛而阳道实,正气旺,邪正相争于"三阳",表现为阳热实证,治疗重点在于祛邪,或汗或清,或下或和,因势利导,随证制宜,邪去则正自安;病至中、后期,精气夺而阳虚,正气不能抗邪,"三阴"脏腑阳气虚衰,表现为阴寒虚证,治疗的重点则在于扶正,以四逆、理中辈扶阳抑阴,正复而邪自退。

故凡邪气盛实为矛盾主要方面之证,总的祛邪为先;凡正气虚衰为矛盾主要方面之证,则以扶正为急。若辨证时主次不清则治疗中必然先后颠倒,本末逆施,而致助邪伤正。

2. 扶正祛邪的标本缓急 古今医家多主张"急则治其标,缓则治其本"。"急"即邪气亢盛,病势危急;"缓"指正虚邪弱,病情轻缓。凡邪盛势急,若不急祛其邪,势可危及生命的病还,就当采取紧急措施,急治其标;凡正虚邪微,病势发展缓慢而病情轻者,则可采用培补之法,缓图其本。如素患阴虚咳嗽之人,复为温燥伤肺,而咯鲜血量多,由旧病阴虚咳嗽为本为后,新邪燥邪伤肺为标为先,急当清燥救肺以止其血,这是急则治其标;若新病燥邪稍除,咯血停止,而阴虚咳嗽未愈,则当养阴清肺以止其咳,此即缓则治其本。

3. 扶正祛邪配合应用 扶正与祛邪,既有矛盾性,又有同一性。法虽相反,用却相承。祛邪是为扶正而施,扶正则为祛邪而立,二者可单独使用,也可配合应用。

(1)先扶正后祛邪:此法用于正虚为主,邪实为次,而虚又不任攻伐者。如"伤寒,医下之,下利清谷不止,身疼痛者,急当救里;后身疼痛,清便自调者,急当救表。救里宜四逆汤,救表宜桂枝汤"。误下伤阳,致里虚寒而下利清谷不止,虽外邪未解,而里虚严重,故先用四逆汤温中回阳急救里虚,后用桂枝汤调和营卫而解表邪。

(2)先祛邪后扶正:当邪气盛为主要矛盾,正气虽虚而尚可任攻时,则应先祛邪后扶正。加脾虚所致痰饮咳嗽,痰饮不除、则咳喘难止。故宜先祛痰化饮,以止咳喘,然后健脾益气以扶其正。

(3)扶正祛邪兼顾:这是临床常用的方法,适用于正虚邪实,单独扶正易留邪,单独祛邪易伤正的病证。如用小柴胡汤以治气血不足,卫阳不固;腠理不密,邪气因入导致的"往来寒热,休作有时,嘿嘿不欲饮食"等邪实正虚之证,其以参、枣、姜、夏和中补虚以壮里气,以柴胡解少阳在经之表寒,以黄芩清少阳在腑之里热,共奏和阳且补虚之效。此外,尚有补而兼消者,如枳术丸之类;散而兼补者,如参苏饮之类;温清消补兼施者,如半夏泻心汤之类,皆邪正兼顾,攻补并行之法。此法用之临床,并行不悖,有相得益彰之效。以"邪以正当本,欲攻其邪,必顾其正"故也。

第八节 顺势而为参机变

"顺者,非独阴阳脉气之逆顺也,百姓人民皆欲顺其志也。"

——《灵枢·师传》

动态顺势治疗是中国传统哲学整体恒动观念在中医学中的具体应用和体现。中国哲学有一个共同的基本观点,即承认变是绝对的,不变是相对的。但"变"不是紊乱的,是有规律有条理的,即"常"。《周易》主张"唯变所适",中医临床主张"知常达变"。根本在于面对新问题,采用新方法,适应新形势。

一、"不可为典要,唯变所适"

"唯变所适"出自《易传》。原文说:"易之为道也屡迁,变动不居,周流六虚,上下无常,刚柔相易,不可为典要,唯变所适。"千万不可教条性地生搬硬套,精要在于把握其阴阳变化之理,灵活运用。只有随机应变,才能适应各种不同环境,只有变革才能进步发展,只有适宜变革才能更好地生存。"唯变所适"是对胶柱鼓瑟,墨守成规,以不变应万变的修正。

1."唯变所适"是动态顺势治疗思想的具体体现。《素问·阴阳应象大论》说:"邪风之至,疾如风雨,故善治者治皮毛,其次治肌肤,其次治筋脉,其次治六腑,其次治五脏。治五脏者半死半生也。"张仲景《伤寒论》中的六经传变等,表述的都是疾病传变之常,也是治疗应该遵循的基本顺序。叶天士《温热论》指出:"温邪上受,首先犯肺,逆传心包。肺主气属卫,心主血属营,辨营卫气血虽与伤寒同,若论治法则与伤寒大异也。"就是在继承《黄帝内经》《伤寒论》等经典的基础上的"变"。叶天士的"知常达变"发展了《黄帝内经》理论,创立了卫气营血辨证方法,对外感温热病的治疗意义重大。

2."唯变所适"与继承创新。对于温病的治疗,叶天士认为:"大凡看法,卫之后方言气,营之后方言血。在卫汗之可也,到气方可清气,入营犹可透热转气,如犀角、玄参、羚羊角等物,入血就恐耗血动血,直须凉血散血,如生地、丹皮、阿胶、赤芍等物。否则前后不循缓急之法,虑其动手便错,反致慌张矣。"这是温病治疗之常法。近代姜春华教授提出的"截断扭转法"又是在此基础上的"知常达变"与继承创新。

姜春华教授指出,叶天士根据温病的全过程分为卫、气、营、血四个阶段,正确反映了温病发展的规律。但是医生的作用,不仅在于认识疾病发展的规律,更重要的是能够截断或扭转疾病的发展,使之在本阶段而消灭之。否则,听其自然发展以至于死亡,那么这种医生还要他何用? 因此主张不仅要认识温病卫气营血的传变规律,更重要的是掌握这一规律,采取有力措施,及时治好疾病,防止其向重症传变。"截断扭转"的核心是重用清热解毒,早用苦寒泄下,及时凉血破瘀,对于急性传染病和急性感染性疾病的治疗非常有效。由于这些疾病病情发展快,死亡率高,疾病变化有特殊规律,用截断方药能消灭病源,从而拦截阻断疾病向恶化方向发展。这无疑是一个创新的学术思想。

二、知常达变才能触类旁通

"触类旁通"出自《周易·系辞上》。原意为:"引而伸之,触类而长之,天下之能事毕矣也。"后以"触类旁通"谓掌握了某一些事物的规律,就能推知同类事物。"知常达变"意思与此相同。

1.中医最重要最基本的素质是知常达变,举一反三,触类旁通。理法方药是绳墨,是规矩,是准绳,是从事临床各科的基础。在临证中要面对千变万化,千奇百怪的病情,这就需要医生重视辨证论治,随机应变;遣方用药主张师古法而知常达变、触类旁通,反对生搬硬套,泥古不化。人们常说的:"读方三年谓天下无不治之病;治病三年谓天下无可用之方",就是对那些不能知常达变、触类旁通,只知按图索骥、对号入座、拘方治病庸医的讽刺。"检谱对弈弈必败,拘方治病病必坏"讲的也是这个道理。

2.知常达变,触类旁通的关键是要"知常"。《素问·阴阳应象大论》:"故因其轻而扬之,因其重而减之,因其衰而彰之。其高者,因而越之;其下者,引而竭之;中满者,泻之于内。其有邪者,渍形以为汗;其在皮者,汗而发之";《素问·至真要大论》:"夫百病之生也,皆生于风寒暑湿燥火,以之化之变也。经言盛者泻之,虚则补之",此即为常法;但后面又提到:"余锡以方士,而方士用之尚未能十全。"可见常法有时不能解决所有的问题,就需要考虑应用变法。"热者寒之""治寒以热药"为治疗热证的常法,"甘温除热"就是治疗热证的变法。

3."常"和"变"是相对的,不是一成不变的。此处为"常"彼处可能为"变"。不循常法,企图以奇招妙法出奇制胜或者不知变通,以不变应万变者,都是应该避免的。

三、未有逆而能治之也,夫唯顺而已

"常"和"变"的根本是"唯顺而已"。"顺"的含义有三:顺从病情;顺从患者之心;顺应时代。《灵枢·师传》云:"未有逆而能治之也,夫唯顺而已矣。"其中体现的就是中医的动态治疗、顺势治疗、心理治疗、行为治疗等内容。

1. 人是一个不断变化的整体。无论日常的工作生活,还是养生保健治疗,都应该在动态的变化中寻找把握其中的规律。"顺四时,适寒暑;和喜怒,安居处""食饮有节,起居有常,不妄作劳"是一种对规律的适应。

2. 在疾病的治疗上,《素问·缪刺论》详细论述疾病传变规律:"夫邪之客于形也,必先舍于皮毛,留而不去,入舍于孙脉,留而不去,入舍于络脉,留而不去,入舍于经脉,内连五脏,散于肠胃,阴阳俱感,五脏乃伤,此邪之从皮毛而入,极于五脏之次也",则是强调在疾病治疗上对规律的把握。只有把握了疾病变化规律,才能在此基础上实现早期治疗,防止传变,尽快康复。

3. 养生要顺应自然之势。《素问·上古天真论》"顺四时,适寒暑;和喜怒,安居处";《素问·四气调神大论》"春夏养阳,秋冬养阴"都是"唯顺而已"。

4. 从五脏而言,要做到顺应脏腑之需。《素问·五脏别论》:"五脏者,藏精气而不泄也,故满而不能实;六腑者,传化物而不藏,故实而不能满";《素问·脏气法时论》"肝欲散,急食辛以散之""脾欲缓,急食甘以缓之"都是"唯顺而已"的具体体现。

5. 从疾病进退来看,要顺应人体正邪消长之势,做到"形不足者,温之以气;精不足者,补之以味""其高者,因而越之;其下者,引而竭之"(《素问·阴阳应象大论》)。

6. 在选择治疗时机和方法上,要顺应疾病发展转归趋势,做到"病之始起也,可刺而已,其盛,可待衰而已"(《素问·阴阳应象大论》)。

四、顺势而为的意义

1. 顺势治疗是《黄帝内经》的重要学术思想,和古代兵法有异曲同工之处。《史记·孙子吴起列传》有"因其势而利导之"的战法;《素问·六元正纪大论》"木郁达之,火郁发之,土郁夺之,金郁泄之,水郁折之"是顺势法的具体运用。

2. 顺势而为之中还包括社会学、心理学等思想。《灵枢·师传》提出:"顺者,非独阴阳脉气之逆顺也,百姓人民皆欲顺其志也。"顺应民心民意,实际上是一种管理思维;"人之情,莫不恶死而乐生,告之以其败,语之以其善,导之以其便,开之以其所苦,虽有无道之人,恶有不听者乎?"这是一种医学心理学;"黄帝曰:顺之奈何? 岐伯曰:入国问俗,入家问讳,上堂问礼,临病人问所便。"蕴含着事理学思想。

3. 顺势而为也要顺应时代主流,更不能曲顺人情。古代中医有许多治疗方法,应用的药物也非常广泛。但现代有些已经弃之不用。作为医生而言,应该与时俱进,所采取的治疗手段应该和现代社会的主流意识相适应,不能为求奇求新求异哗众取宠。如对国家规定禁用的濒危动植物药,和文明社会相违背、让人不易接受的粪便类药,一些含有封建迷信色彩的疗法等,都不宜使用。

4.重视"唯顺而已,顺其自然,道法自然"。强调顺势而为、顺势治疗思想,充分考虑人与自然,人体与疾病,人体脏腑功能,医患关系,疾病的邪正进退,预后转归等动态发展变化,综合全面地考虑,是中医学的重要治疗思想。当然,正和反,顺和逆都是相对的,而不是绝对的,这是我们要明确的。

综上可知,天人合一统大局,中庸和合为圣度,未病先防定原则,以平为期明目标,治病求本挖病根,形神一体调身心,扶正祛邪循路径,动态顺势参机变这八者共同构成中医治疗思想体系的八大支柱,也是指导治疗原则制定、治疗方法选择应该遵循的路径。

第四章　治疗思想的来源

中医治疗思想的来源是多元的,吸收借鉴了多学科知识成果。用《黄帝内经》的语言可以总结归纳为几句话:"上知天文,下知地理,中通人事;近取诸身,远取诸物,旁参百家。"

第一节　上知天文,天人同体

先秦诸子百家的论著中,非常重视天地自然与人的整体联系。例如,在《淮南子》中的《天文训》《地形训》《主术训》等篇章中,明确构建了天文、地理与人事密切结合的天人感应系统。

中医学在发生发展过程中,先秦诸子百家的"法天则地""体察物性""知常达变"对治疗思想的形成起到了巨大的作用。《素问·宝命全形论》指出:"人以天地之气生,四时之法成。"表明人体既要靠天地之气提供的物质条件而获得生存,还要适应四时阴阳的变化规律,才能发育成长。

人生活在大自然中,各种自然因素都会对人产生这样或那样的影响,其中天气变化与人的身体健康关系最为密切,天气变化就容易引发许多疾病,如感冒、关节炎、心脑血管疾病等。所以,"顺四时,适寒暑"是中医重要的预防保健思想。《灵枢·顺气一日分为四时》指出,许多疾病存在着"夫百病者,多以旦慧、昼安、夕加、夜甚"的规律,意思是说疾病都是早晨症状变轻,白天疾病平稳。傍晚疾病症状开始加重,夜里发病最为严重。说明自然环境对人体病理的影响。这些对我们临床治疗思想的形成具有重要意义。

《素问·举痛论》指出:"善言天者,必有验于人;善言古者,必有合于今;善言人者,必有厌于己。如此,则道不惑而至数极,所谓明也。"善于谈论天道的,必能应验于人事;善于谈论历史的,必能应合于今事;善于谈论人事的,必能结合自己的情况,唯有这样才算是明达事理的人。

中医学强调天人一体,故常以自然界的变化来解释人体生命活动,自然界的阴阳更迭、消长胜复,可在人体的生理病理变化中得到印证。古今事理相通,借古可以鉴今,察人可以知己。上知天文,下知地理对中医天人合一、整体观念、三因制宜等治疗思想的形成,具有深远的影响。

第二节 下知地理,异法方宜

地理环境因素和人体的健康密切相关,所以要因地制宜。《吕氏春秋·尽数》:"轻水所多秃与瘿人,重水所多尰与躄人,甘水所多好与美人,辛水所多疽与痤人,苦水所多尪与伛人。"水质过轻,会使人秃头、咽喉患病;水质过重,使人脚肿麻痹;水质甘甜,使人美好和有福相;水质辛辣,多使人长恶疮和生皮肤病,水质苦涩,会令人驼背和患鸡胸。

《素问·异法方宜论》首先分析五方地势、地形、地质、气候、物产等各自的特点,引出五方居民逐渐形成的不同的生活习惯和生活状况,在各自不同的地理环境和生活习惯的长期作用下,其体质也形成差异,所患的常见病、多发病亦不同,因而五方所发展起来的治疗方法也各具特色,体现了因地制宜的治疗原则。

《素问·异法方宜论》总结为:东方为鱼盐之地,海滨傍水,其民食鱼而嗜咸。鱼者使人热中,盐者胜血,故其民皆黑色疏理。其病皆为痈疡。西方为金玉之域,沙石之处,其民陵居而多风,水土刚强,其民不衣而褐荐,其民华食而脂肥,故邪不能伤其形体,其病生于内。北方为天地所闭藏之域。其地高陵居,风寒冰冽,其民乐野处而乳食,脏寒生满病。南方为天地所长养,阳之所盛处也。其地下,水土弱,雾露之所聚也。其民嗜酸而食胕,故其民皆致理而赤色,其病挛痹。中央其地平以湿,天地所以生万物也众。其民食杂而不劳,故其病多痿厥寒热。这些是因地制宜治疗思想的最好例证。

第三节 中通人事,事理圆融

何谓"人事"? 就是指人世间的事,包括人情世故诸多内容。《灵枢·师传》:"入国问俗,入家问讳,上堂问礼,临病人问所便。"告诫到别的国家去应先问清当地的礼俗,到别人家去应先问清人家的忌讳,登庙堂应先问清见君主的礼节,给人看病应先问清病人的形志苦乐、适与不适。这样才能选用适当的方法治疗病人。

《素问·疏五过论》《素问·征四失论》《素问·示从容论》中,都用大量篇幅论述"受术不通,人事不明",以至于"精神不专,志意不明,内外相失,故时疑殆"的后果。主张要"通合道理""援物比类,化之冥冥"。

1. 避免"五过"。"五过"所述内容,涉及诸多人情事理。凡未诊病者,必问尝贵后贱,尝富后贫。因为人生境遇的改变对疾病影响深远;凡欲诊病者,必问饮食居处,暴乐暴苦,始乐后苦。因为生活环境和情绪变化皆伤精气;诊病必问贵贱,封君败伤,及欲侯王。了解患者社会地位的贵贱,是否有失意失势之事,是否有欲做侯王等不切实际的妄想。这三类患者,情志抑郁,不改变其精神面貌而一味顺从,必然乱而失常。诊脉问证应结合男女在生理及脉证上的特点,如因亲爱之人分离而怀念不绝,致情志郁结难解,及忧恐喜怒等,都可使五脏空虚,血气离守;富贵之人一旦失势,必大伤其心神。

这些都是由于医生的学术不精,人情事理不明所造成的。所以,治病除了必备相应的专业知识外,还必须周密详审人情事理,从病人的贵贱贫富,年龄长幼,性情勇怯等。"从容人事",明白医理,洞晓事理,方能探讨疾病的本源。

2. 远离"四失"。"四失"所论也与人情世故密切相关。如,治病不能适宜于病人的贫富贵贱生活特点、居处环境的好坏、形体的寒温,不能适合饮食之所宜,不区别个性的勇怯;不问病人开始发病的情况是否曾有过忧患等精神上的刺激,饮食是否失节,生活起居是否失常;诊治疾病,不知参考人事。更不知诊病之道应以能做到比类从容为最宝贵的道理,偶然治愈疾病,心存侥幸,自鸣得意。这都是不明医道精微,不知人情之难的缘由。

3. 既要精通专业知识,还要了解自然社会之道,更要精通人情世故事理。中国传统文化重视对事理学的探究。司马迁"究天人之际,通古今之变",强调的就是对天和人的关系以及历史古今发展变化轨迹的把握。如此才能如《庄子·山木》所云:"物物而不物于物,则胡可得而累邪?"善于用物而不受制于物,只有这样才能不受物的牵累,才能达到《庄子·天地》所谓:"通于一而万事毕",一事通,百事通;一理通,百理融的高深境界。

《素问·疏五过论》指出:"圣人之治未病也,必知天地阴阳,四时经济,五脏六腑,雌雄表里,刺灸砭石,毒药所主,从容人事,以明经道,贵贱贫富,各异品理,问年少长,勇怯之理,审于分部,知病本始,八正九候,诊必副矣。"道尽医道之复杂。李中梓尝读《素问·方盛衰论》曰:"不失人情"并作《不失人情论》以记之,慨叹中医大道之深,又深感中医事理之难明。

4. "中通人事""以顺其情为要"。治人与自治,治彼与治此,治小与治大,治国与治家,都以顺其情为要。顺其情,不只是阴阳、经脉、营卫之气的顺逆,人民百姓也都希望能顺从他们的意愿。《灵枢·师传》篇谆谆告诫:"夫唯顺而已矣。顺者非独阴阳脉,论气之逆顺也,百姓人民皆欲顺其志也。""中通人事"对治疗思想有很大的影响。治疗时主张气血以流通为顺,情志以畅达为要,缓心和志,移精变气,不失人情等,都是"中通人事"的具体应用。

中医学现代研究经过多年探索,在"医理"层面上取得了许多成绩,这是值得肯定的。但是,对"人事"与"事理"的研究尚有待加强。医理探求与事理圆融是弘扬中医的先导,它体现的是人文导向科学的进步,因而对中医学术传承至关重要。

第四节 近取诸身，由此及彼

《周易·系辞下》提出了"近取诸身，远取诸物"的研究方法。它的含义是指从自己的身体和周围环境发生的异常变化来取象，由这一现象联系到那一现象，进行或大或小的形势判断和结果预测。这些对中医治疗思想的形成有很大的影响。《汉书·艺文志》把它上升到"论病以及国，原诊以知政"的高度。

1.	"近取诸身"，了解自己，认识自己，由己及人，以人观己。用中医术语表述为"医不病，常以不病调病人"。古时没有所谓的客观指标，也无法制定诊疗标准进行比对，但在诊疗时也要选择参照物。这个"参照物"就是健康人，就是医生自己。这是"近取诸身"的具体运用。《素问·平人气象论》指出："平人者不病也，常以不病调病人。医不病，故为病人平息以调之为法。"原意是说诊断时，调医者之呼吸，诊病人之脉候，以正常人的呼吸去衡量病人的情况。即诊断是把健康人作为标准，来衡量病人的脉气与脉象，以正常为镜子照出反常来。

中医针灸术语"同身寸"也是"近取诸身"的产物。"同身寸"是针灸取穴比量的一种方法，出自《备急千金要方》，是指以患者本人体表的某些部位折定分寸，作为量取穴位的长度单位。"同身寸"的"寸"并没有具体数值，"同身寸"中的"一寸"在不同人的身体上表现为不同的长短；较高的人要比较矮的人的"一寸"要长，这是由身体比例来决定的。所以它只适用于个人身上，不能用自己的"同身寸"在别人身上来找穴位。这也是"近取诸身"以为度量之法的具体运用。

2.	"由此及彼"是一种分析思维推理方法，对治疗思想的形成影响巨大。它所强调的分析事物不能孤立地看一种现象，而应把复杂事物联系起来进行全面考察，层层深入的研究方法，在中医学治疗思想中体现得淋漓尽致。如，向阳就火以避寒，阴居以避暑，和寒者热之、热者寒之治则密切相关；人们常说"万物生长靠太阳"，明·张介宾在《类经附翼·求正录》提出："天之大宝只此一丸红日；人之大宝只此一息真阳。"这对中医重视阳气、顾护阳气的扶阳治疗思想影响很大。"流水不腐，户枢不蠹"和中医"气血以流通为贵"思想一脉相承，行气活血，通经活络等治法与此同。

3.	察己观人，以己推人，将心比心。这些都体现了己所不欲，勿施于人；"统千古为一理，贯万古为一心"等，都是其在不同领域的表现。明代医学家李中梓以《素问·方盛衰论》"不失人情"四字为纲并加以发挥，以临床见闻和自己的切身体会，写出《不失人情论》。"不失人情"的"人情"，原指"人的病情"，李中梓则有意发挥为"人之常情"，然后又将其别为病人之情、旁人之情和医人之情予以分论，既指出了必须顺应或迁就的人之常情，更多地则列述了不可迁就的人之常情。但也深刻感受到了人之常情的复杂，所以特别强调要"思之慎之，勿为陋习所中"。这是另一种形式的"近取诸身"，由此及彼，推己及人。

第五节　远取诸物，取象比类

"远取诸物"和"近取诸身"常常联用，都是强调以人体周围环境发生的异常变化来取象，用以进行或大或小的形势判断和结果预测。深意为参天地之玄机，师万物之所长，以万物为师。

1."取象比类"是指研究事物在相互联系作用时，从作为研究对象的一组事物中提取出自身状态、运动变化的性质"象"，然后"比类"，将事物按照自身性质分别归属到原来取出的性质所在的项目来研究其相互作用。

在对人体脏腑功能的论述上，《素问·灵兰秘典论》指出："心者，君主之官也，神明出焉；肺者，相傅之官，治节出焉；肝者，将军之官，谋虑出焉；胆者，中正之官，决断出焉；膻中者，臣使之官，喜乐出焉；脾胃者，仓廪之官，五味出焉；大肠者，传道之官，变化出焉；小肠者，受盛之官，化物出焉；肾者，作强之官，伎巧出焉；三焦者，决渎之官，水道出焉；膀胱者，州都之官，津液藏焉，气化则能出矣。"这段论述是"远取诸物，取象比类"的代表，它以古时国家的官职比喻人体五脏六腑的功能，形象生动而贴切。

2.在治则治法上，有增水行舟法、提壶揭盖法、滋水涵木法、培土生金法、泻南补北法、引火归原法、导龙入海法等；组方遣药的君、臣、佐、使理论；《景岳全书·新方八阵》《景岳全书·古方八阵》，皆为张景岳借用药如用兵之义，以方药列为"八阵"等，都具有典型的"远取诸物，取象比类"特色。

3.在药物功效的认识上，《侣山堂类辨》云："赤圆者象心，白瓣者象肺，紫尺者益脾，香圆者入胃，径直青赤者走肝，双仁圆小者补肾"；《本草问答》则认为"用芽者，可发泄""用刺者，攻破降利""花多散头目之疾""叶多散周身皮肉之风寒""枝多四散而达四肢"。《本草问答》认为人参，生于阴处而成于阳，故可益气生津；穿山甲性能穿山而可攻坚积；水蛭锐而善入，又能吮血，故可攻血积；虻飞而食血，故主行上下之血。故用药当辨其生成习性而用之。

以上这些对了解人体脏腑功能，根据人体病变特点，体察物性，制定正确的治疗思想，选择准确的临床用药具有重要指导意义。

第六节　旁参百家，兼收并蓄

中医治疗思想的形成来源广博。《素问·异法方宜论》："砭石者，亦从东方来；毒药者，亦从西方来；灸焫者，亦从北方来；九针者，亦从南方来；导引按跷者，亦从中央出也。"是其集中体现。此外，中医强调要"勤求古训，博采众方""览观杂学""博学无所弗睋"都从一个侧面反映了治疗思想来源的多元性。

一、吸收借鉴法家思想

法家是战国时期的重要学派之一，是中国历史上提倡以法制为核心思想的重要学派，以富国强兵为己任。《汉书·艺文志》列为"九流"之一。法家是战国时期平民的政治代言人，强调"不别亲疏，不殊贵贱，一断于法"。法家思想作为一种主要派系，他们提出了至今仍然影响深远的以法治国的主张和观念，治疗思想、治疗原则、治疗方法就是法家思想在中医学中的投影。"依法治国"与"以法组方"有异曲同工之妙。

1. 法家判罪讲究"明正典刑"；中医处方讲究"方从法立"。判决犯人要依照法律条文治罪。中医处方讲究"方从法立"。方剂是理、法、方、药中的一个环节，必须在辨证立法的基础上才能正确运用。"有法则有方，有方则有法"成为中医诊疗的重要环节。

2. "帝道""王道""霸道"各得其所。战国时期法家代表商鞅曾向秦孝公提出了"帝道""王道""霸道"三套改革方案。这三种方案具体内容今天已不为人所用，但其中的"王道""霸道"确为中医所借用。

王道治法是指在治疗疾病时，以人体的正气为先，重视人体正气在疾病抗争中的地位，调整顾护人体正气，补其不足，以达到扶正祛邪的目的。王道治法的核心在于"和"，损其有余，补其不足，刚柔并济，恢复人体阴阳的动态平衡。"王道"二字中亦蕴含着中医的两大核心思想，一是辨证论治，二是整体观念 [1]。

《石室秘录·王治法》："王治者，不可以霸道治之，而用王道治法为必全，而尊尚之也。如人病已将愈，不过饮食难消，胸膈不快，或吐酸，或溏泄，或夜卧不宁，或日间潮热，俱宜王道治之，而不可以偏师取胜……所谓王道荡荡，看之平常，用之奇妙，日计不足，岁计有余，何必用参至两计，加桂、附以出奇哉，此王道之法也 [2]。"陈士铎明确地提出了王治法的适应证和效用。

《明医指掌》称："若汗、下过多，损其脾胃，则痰易生而转多，诚非王道之治也。"《幼科切要》："肥儿王道药，价可拟千金。"《沈氏尊生书》："必效、立应二散，非王道药之剂，服后宜酌量调治。"可见古人将平和之治与平和调理之法称为"王道之法""王道之药"。

3. 霸道治法是相对于王道治法而言的，是指在治疗疾病时，以祛邪为首要目的，损其有余，去除某一方面的亢盛状态，以达到邪去正复的目的。

《石室秘录·霸治法》："霸治者，不可用王道，不得已而霸者也。如人病至危，

---

1 朱秋媛,何裕民,倪红梅,等.试论儒家、道家"王道"思想对中医学的影响.贵阳中医学院学报,2012,34(6):41-45.

2 陈士铎.石室秘录.北京:中国中医药出版社,2008:116,117.

安可仍用六君子辈,迂缓从事,以图速功哉,势必如宋襄之速亡而已。故一遇大渴、大吐、大泻、大满、发背、痈肿之类,死亡顷刻。若不用大剂去毒去邪之药,单刀直进,摧荡逐除,而欲尚补正则邪自散之论,未有不一败涂地而不可救者也,故必须大剂与之为得[1]。"陈士铎说明了霸道治法的适应证,突出了霸道治法的奇妙之处。

有人从治疗外感病、内伤病的角度论述"王道""霸道"。治外感方如大将,消灭入侵之敌;治内伤方如丞相,治理国家。鉴于两类方药的性能不同,常称前者为"霸道"之方,后者为"王道"之方。叶天士治疗虚损久疾,强调"王道无近功,多服自有益"。这些都是法家思想在中医学中的体现。

4.治法与法治同源同宗。治法是根据临床证候,辨证求因,在确定病因的基础上,进行审因论治而制定出来的,当治法确定之后,它就成为指导临床运用成方或创制新方剂的主要依据。方剂只有在立法之后,才能具体运用。治法与方剂两者,既不能有法无方,也不能有方无法。在整个辨证论治过程中,方是从属于法的,治法则是通过方剂的功效而体现出来的。所以,前人把它们的关系概括为"方从法立,以法统方"。法制主张以法治国,依法治国;治法讲究"方从法立,以法统方",可谓同源同宗。

二、吸收借鉴兵家思想

军事战略战术泛指指导或决定全局的策略和作战具体部署的谋略。中国古代称战略为谋、韬略、方略、兵略等。战略是目的、核心和理论;战术是方法、手段和技术。战略指导战术,战术体现战略,战略决定成败。治则是中医治疗疾病时必须遵循的基本法则,对立法、处方、用药具有普遍的指导意义。治法指具体的治疗方法,是治则的具体化,从属于治则。

1.用药如用兵。古代医家因其朴素的唯物论与辩证主义思维,通过类比将兵家思想融入到临床诊疗思路及理论研究中。徐春甫《古今医统》中提出:"治病犹对垒,攻守奇正,量敌而应者,将之良;针灸用药因病而施治者,医之良也。"可见医家兵家相通,用药遣将相合。

《素问·四气调神大论》中提到"是故圣人不治已病治未病,不治已乱治未乱""正气存内,邪不可干""夫病已成而后药之,乱已成而后治之,譬犹渴而穿井,斗而铸锥,不亦晚乎"。其体现的未病先防、治未病的思想与《孙子兵法·军形篇》中"昔之善战者,先为不可胜,以待敌之可胜;不可胜在己,可胜在敌。故善战者,能为不可胜,不能使敌之必可胜"如出一辙。

清代名家徐灵胎《医学源流论·用药如用兵论》中提出,"故病之为患也,小

---

1 陈士铎.石室秘录.北京:中国中医药出版社,2008.

则耗精,大能伤命,隐然一敌国也。"认为"防病如防敌""治病如治寇""用药如用兵"。指出:"是故传经之邪,而先夺其未至,则所以断敌之要道也;横暴之疾,而急保其未病,则所以守我之严疆也;挟宿食而病者,先除其食,则敌之资粮已焚;合旧疾而发者,必防其并,则敌之内应既绝。"

2.兵家战略战术恰如医家治则治法。兵家临阵,部署战斗,必先缜密侦查,调将遣卒,陈兵布阵,方能因敌变化而取胜;医者临证,医家临诊,辨证施治,必先详于四诊,去伪存真,遣方选药,方能因病度势而治疗。

作战与治病都必须在全面分析敌我双方在政治、天时、地利、将帅、法规 5 个方面的情况后推断胜负,这种思维方式对中医学分析判断疾病的发生、诊断、演变、转归等方面思维方式的形成有重要的影响。

作战与治病都须保全自己,消灭敌人,避免两败俱伤。"正气存内,邪不可干;邪之所凑,其气必虚。"中医自保而全胜的思想,就是应先做好预防工作,采取各种有效措施,增进人体健康,预防疾病的发生。在疾病的治疗过程中,也要立足于培扶人体正气,以利祛邪和康复。一味攻之,反伤其正,病必不愈。

3.作战与治病须善攻善守。疾病的表现错综复杂,在诊治过程中,要全面仔细辨明病情,根据标本缓急,采取适当的治疗措施。药物防治疾病,是以药性之偏来纠正病性之偏,调整脏腑功能,纠正阴阳的偏胜偏衰,使之恢复平衡。

4.作战与治病须知彼知己。《孙子·谋攻篇》:"知彼知己,百战不殆。"中医的整体观念、天人相应、邪正学说等均是"知己"的具体体现。《素问·调经论》:"夫邪之生也,或生于阴,或生于阳。其生于阳者,得之风雨寒暑;其生于阴者,得之饮食居处,阴阳喜怒。"对病邪内因、外因详加分析,探寻其致病特点和规律,都是"知彼"的具体体现。

5.大道至简,大道相通。治病如治寇,用药如用兵。用药治病是在人的机体中发挥作用,是内在的;用兵作战是在战场上发挥作用,是外在的。兵家通晓兵法,胸中自有雄师百万,运筹帷幄之中,决胜千里之外。医家通晓医理,心中自有方药万千,诊察拟方之中,调摄愈病于内。两者有异曲同工之妙。

三、吸收借鉴农家思想

农家又称"农家流",是先秦时期反映农业生产和农民思想的学术流派,奉神农为祖师,祖述神农,主张劝耕桑,以足衣食。农业生产必须依赖阳光、雨水等天气和气象条件,还要有供作物生长的土地,而如何使这些自然生态条件最适合农作物的生长和收获,这就需要人发挥体力和智慧,根据自然条件对农作物进行恰当的管理。

1."天—地—人"对于农业生产缺一不可。《淮南子》说:"食者民之本也,民者国之本也,国者君之本也。是故人君者,上因天时,下尽地财,中用人力,是因群生逐长,五谷繁殖。""天—地—人"三维结构是中医"三因制宜"治疗思想形成的基础。

"天时"是农业生产重要的生态条件,它为农作物的成长提供了光照、温度、热度和水分等条件。农业生产本身是有一定的季节节律,春播、夏耕、秋收、冬藏是四个基本的环节,而这一切都是由天体运行所显现出的时间节律决定的,所以人们只有把握"天时",才可能把握住"农时",天时和农时密不可分。

孟子在《寡人之于国也》中说道:"不违农时,谷不可胜食也";中医临床治疗要把握治疗时机,表述不同,意思一致;南朝宋至梁时期,中国杰出农学家贾思勰所著《齐民要术》,书中记载了许多关于植物生长发育和有关农业技术的观察资料,对中医治疗思想的形成有一定的影响。

2. 中医的"春夏养阳,秋冬养阴"思想,"顺四时,适寒暑"的方法,"勿伤其正,勿伐天和"的尊生重生理念,都和农家思想息息相关。

3. 中医对人体的爱护,对正气的培护,如同农家对幼苗的呵护,顺其自然,保持充足的阳光雨露;绝不揠苗助长,更不能违反天和。

四、吸收借鉴道家思想

自古医道不分,医道一家,故有"医道同源""医道通仙道"之论。《黄帝内经》为中医经典之首,黄帝被尊为中医之鼻祖,中医又称为岐黄之术,而道家之学说又称为"黄老学说""仙道",道家亦认黄帝为其始祖。道家思想与中医在内容上亦有相通之处。

1. 道的至高境界是"与道合真";医道之精粹是"法天地阴阳之理,行针砭药石之术",从而"合同于道"。医道两家有着共同的思想渊源,其中易学思想、阴阳五行说、老子哲学思想都是传统医学和道教各自理论体系建立的源头活水。以老庄为核心的道家思想是道教的重要思想渊源和理论基础,而道家思想对以《黄帝内经》为代表的传统医学理论体系的建立同样有着重要的影响和贡献。如老子"道法自然""清静寡欲"的思想深刻影响着《黄帝内经》的理论体系。"正气存内,邪不可干""精神内守,病安从来""清静则肉腠闭拒,虽有大风苛毒,弗之能害",以及《素问·上古天真论》中对真人、至人、贤人、圣人的描述,都有浓厚的道学色彩。

老子认为事物运动变化发展的规律为向其相反的方向转化,即"反者道之动"。因此,圣人总是"为之于未有,治之于未乱"(《老子·六十四章》),趁着事物还处于萌芽状态时就着手治理,防患于未然,消除于无形,以防事物经过一定的发展、形成气候后,难以把握和控制,据此提出未病先防,既病防变的"治未病"思想。

2. 道家和中医都很重视"神"的作用,重视精神修养,指出需要做到"唯神是守"，保持心态的恬淡虚无。老子认为欲望是疾病发生的主要诱因，是损害生命的根源。《老子·十二章》："五色令人目盲，五音令人耳聋，五味令人口爽，驰骋畋猎令人心发狂，难得之货令人行妨。"主张只有做到"少私寡欲""复归于无极"，虚极静笃，如婴儿之无欲，方能得性命之常，对中医预防疾病的思想产生了很大的影响。

3. 道教和中医学在创立发展过程中具有某种"同源性"的关系，两者都吸纳了先秦诸子的哲学思想，特别是易学思想和先秦道教思想；古代巫术、秦汉神仙方士的实践活动，都曾为中国传统医学和道教的萌生、发展提供了肥沃的土壤，这就为两者日后发生广泛而深刻的联系打下了坚实的基础。

先秦道家文化中包含着的科学精神和朴素辩证法思想，不仅对古代医学有深刻影响，更在生命观、认识论和方法论上做出了指导，成为中医学理论发展的文化支撑点。同时，医道理论的结合大大丰富了中医理论，使得中医学成为独具特色的中华文化瑰宝。尤其是《黄帝内经》继承和发展了道家朴素的唯物辩证思维成分，为中医学的长远发展打下了坚实的理论基础。

五、吸收借鉴儒家思想

"援儒入医""秀才学医，笼里抓鸡"。"秀才"是古代的社会知识精英的代表，学历高，智商高，有较强的领悟能力与学习能力。古时候秀才科举致仕，必须通五经，晓六艺，精考据，明训诂，经史子集广泛涉猎，不第转而学医，很有感觉，也容易上手。所以，秀才学医，笼里抓鸡是水到渠成的事。毕竟具有传统文化知识背景的人学习中医相对容易。

1. "不理解中国传统文化的人，是很难理解中医的"。儒家的代表人物是孔子和孟子，其思想重"礼"，重视社会秩序和功能分工。这种思想对中医认知生命和疾病产生影响。中医对脏腑功能的认识，也借助对社会秩序的认识来描述脏腑功能。如《素问·灵兰秘典论》通过政府职能分工形象的描述了脏腑功能，并且对脏腑功能和相互之间的关系有深刻的认识。如"心为君主之官"，君主在古代地位至高无上的，可知心在五脏中的地位是至高无上的；"肺者，相傅之官"，肺为丞相，地位不容忽视。儒家这种重视秩序和分工的思想，这对中医制方原则产生深远影响，形成了君、臣、佐、使的制方原则。

2. 儒家以"中庸"作为立身处世原则。"中庸"思想对中医认知生命和疾病的现象产生很大的影响。中医认为，疾病的产生是"不平""不和""不衡"造成的，治疗当以"平""和""衡"为原则。《黄帝内经》《伤寒论》对"和"有诸多论述。《素问·三部九候论》："疏其血气，令其调达，而致和平。"

3. "仁"是儒家的重要学术主张，也是医生宗旨。孔子把"仁"作为最高的道德原则、道德标准和道德境界。人们常用"医者仁心""仁爱大医""宅心仁厚"

等称号赠送医德高尚、德艺双馨之人，其中蕴含着以"仁"为核心的伦理思想结构。医者的"仁"比儒家的"仁"更加客观，更符合当今医学伦理学的研究范畴。主要涉及的是医生个人的职业道德、对待患者及家属的态度、对自己专业技能的追求等。孙思邈《大医精诚》的核心思想，尽在一个"仁"字。

4. 儒家思想也主张"王道"。孔孟的"王道"是文武周公之道。《孟子·公孙丑上》提出："以德行仁者王，王不待大。汤以七十里，文王以百里。以力服人者，非心服也，力不赡也；以德服人者，中心悦而诚服也，如七十子之服孔子也。"是选择"力"还是"德"，会引出两种截然不同的方向"霸道"与"王道"。孟子还把"王道"和"霸道"绝对对立起来，把霸道宣布为犯罪。《孟子·告子下》："五霸者，三王之罪人也。"

5. 儒家思想对中医认识生命和疾病的规律有很大的影响。儒家重视人事，积极入世，所以学习中医不应忽视儒家经典。正如孙思邈在《备急千金要方·大医习业》中所说"不读五经，不知仁义之道"，这也是医家的"中通人事"。

六、吸收借鉴佛家思想

佛教对医学的发展作出过很大的贡献，特别是在解除患者身心痛苦方面。由于佛医拥有圆满智慧的医学理论，能治众生身心疾病，故称"佛为大医王"。

1. "佛为大医王"。佛教传入中国大约在两汉之际（约在公元纪元前后）。由于佛教重视人类心灵和道德的进步和觉悟，一经传入即影响深远。佛教的目的在于发现生命和宇宙的真相，最终超越生死和苦，断尽一切烦恼，得到究竟解脱。这些都是人生在世时刻面临，不能回避的问题，对人的身心影响极大，有时医药难为，通过修行佛法，对解除患者心理负担，保持内心的清静，求得圆满与解脱具有重要作用，同时能增加患者战胜疾病的信心，辅助药物等疗法发挥治疗作用，所以称"佛为大医王"。

2. 佛以调心，医以治身，身心并重，调养结合。竺律炎所著《佛说佛医经》认为："人身中本有四病：一者地，二者水，三者火，四者风。风增气起，火增热起，水增寒起，土增力盛，本从是四病，起四百四病。土属身，水属口，火属眼，风属耳，火少寒多目冥。""何以故春寒多？以万物皆生，为寒出故寒多；何以故夏风多？以万物荣华，阴阳合聚，故风多；何以故秋热多？以万物成熟，故热多；何以故冬有风有寒？以万物终亡热去，故有风寒。""春三月有寒，不得食麦豆，宜食粳米醍醐诸热物；夏三月有风，不得食芋豆麦，宜食粳米乳酪；秋三月有热，不得食粳米醍醐。"这些和中医的观点有相同或相近之处。

疾病有广义狭义之分。徐大椿认为："凡人有所苦谓之病，所以致此病者谓之因。"这是所说的"病"是广义的"病"，与佛医所说的"病"相近。普通医生只能治疗生理上的疾病，心理医生也可以治疗一些心理疾病，但还不能彻底解决问题。而"大医王"是针对一切众生内心的烦恼、不良情绪乃至情绪的波动,在佛学看来这都是疾病。佛有大智慧,除了能治疗有情众生身体上的疾病,还能治疗他们心理上的烦恼病。

3. 佛有药师佛。药师就是大医王。药师本用以比喻能治众生贪、瞋、痴的医师。在中国佛教一般用以祈求消灾延寿,药师不仅具备了治生理和心理疾病的大智慧,还具备相应的办法来引导和化解疾病。"药师"知道众生生理和心理的疾病在哪里,症状是什么,更知道治疗众生生理和心理疾病的方法和药物。

当今"有药无师"的情况很普遍。药很多,但真正能够把药用好的药师、医师并不多。"大医王"不仅有"药",而且有"师"。真正的药师,可以把任何东西变成药。佛教讲,空气是药、米饭是药,就连山河大地、草木花卉也是药,就看你能不能善用。如果你善于使用,毒药也能变成良药。

4. 佛医重在解除内心的烦恼和染污,让身心能够净化。身心得到净化,才能彻底无病。心理上的疾病更为严重,往往不是药物能够解决的。"心病还要心药医。"在宗教、医学或哲学领域,能根本解决问题的只有佛教。

此外,墨家、阴阳家、名家、杂家、小说家、纵横家等诸子百家,都有各自独立的思想体系,都有代表人物和代表著作,他们在历史发展的长河中,异彩纷呈,百家争鸣,使中华民族的学术百花齐放,名家辈出,促进了学术繁荣,也推动了社会的进步与发展,对中医学的影响也是显而易见的,这些都能在中医学中找到影子。

中

篇

治疗原则

绪　论

第一节　"则"的含义

则是会意字。金文从鼎，从刀。古代时多把法律条文铸刻在青铜鼎上，凸显其神圣、庄重、威严，以便让人遵守，不得违越。则的本义就是准则，法则。中华民族最重视法则、准则的制定。这在经、史、子、集中有很多的记载与论述。

1. "则"即法则。明确提出"则"有法则之意的是许慎的《说文解字》。其云："则，等画物也。从刀，从贝。贝，古之物货也。"清代段玉裁《说文解字注》明确指出"则"就是"法则"。其云："等画物者，定其差等而各为介画也，今俗云科则是也。介画之，故从刀。引申之为法则。"张舜徽《说文解字约注》"则"条："古以金刀龟贝为币，轻重多少，各有等差。则字从贝从刀，而法则之义出焉[1]。"古时商品交易，以物易物，交易贸易，首先制定准则，保证公平性。

2. "则"是刻或铸在鼎器上的规章。《诗经·大雅·庶民》："天生庶民，有物有则。"中国第一部词典是《尔雅》。《尔雅·释诂》中对"则"的注曰："则，法也；则，常也。""则"就是规矩，必须遵守，不可逾越。

3.《管子·七法》认为，"则"是人类乃至整个自然界必须遵守的法则。"根天地之气，寒暑之和，水土之性，人民鸟兽草木之生物，虽不甚多，皆均有焉，而未尝变也，谓之则"。天地之气，寒暑的交替，水土的性质，人、鸟、兽、草木等这些生物，虽然有多寡的不同，但都会保持一定的数量而不轻易改变。这就是所谓的自然的规则。后世又引发为把握或认识事物的规律，如明代方以智《物理小识·气论》言："物有则，空亦有则。"

4. "则"约束着社会各行各业的行为。《周礼·大司马》："均守平则，以安邦国"。根据诸侯国爵位的尊卑和拥有土地的大小，建立公平合理的守卫土地及使用之法，以安定诸侯国。《周礼·太宰》："法则以驭其官。"意思是建立官吏的管理体系与方法；《周礼·太史》："掌则，以逆都鄙之治。"注曰："则，亦法也。"意思是说太史掌握八种法则，以迎受各官府上报的治理文书情况。《诗经·大雅·烝民》："有物有则。"意思是谓天地间一切事物皆有其法则、规律。总之，"则"就是规矩，就是制度，就是章程，人们不能逾越，必须无条件遵守，而且宇宙之间的

1　张舜徽.说文解字约注·卷八.洛阳：中州书画社，1983.

万事万物莫不如此。《管子·形势》:"天不变其常,地不易其则"的概括非常准确全面。

第二节 "治则"的出处与源流

《黄帝内经》中并无"治则"一词。《素问·移精变气论》称之为"治之大则"。原文为"治之要极,无失色脉,用之不惑,治之大则"。是说诊治疾病的关键在于不要搞错色脉,能够运用色脉而没有丝毫疑惑,这是临证诊治的最高原则。据此推断,"治则"当为"治之大则"的简称。

从现有文献来看,最早使用"治则"一词的,当属《内经知要》。明代医学家李中梓(1588—1655年)对《黄帝内经》的重点内容进行归纳整理,删繁从简,进行选择性的类分,编成《内经知要》一书,使《黄帝内经》的内容更加精实简要,后人学起来更加容易。《内经知要》共有上、下两卷,分成道生、阴阳、色诊、脉诊、脏象、经络、治则、病能八类。"治则"一词自此正式出现,作为一个中医学的概念成为一个固定词组被学界认同并使用。

清·蒋示吉(1624—1713年)所撰《医宗说约》在卷首证治总论中,记述了四诊、脉法、药性、治则,也有"治则"部分。治则顺理成章成为中医学的一个独立内容。清代医家董西园(生卒年月不详)以三十年临诊心得,纂成《医级》(成书刊印于1777年)一书,卷末题《无问录》,内容总论阴阳、脏腑、四诊八纲、治则等医理和治法,也以"治则"名篇。近代医家陈邦贤(1889—1976年)在《中西汇通素灵摘要》一书中,也有"治则"一节。

有关中医治则的研究开始于现代。改革开放以后,许多专家学者对中医治疗原则进行了零星探索,也取得了一些成绩,但总体数量偏少,影响不大。尽管如此,中医治则学的研究在治则专著方面,1983年,姜春华、沈自尹编著的《中医治则研究(第2版)》由上海科学技术出版社出版。本书系目前所知的最早的中医治则学专著。1990年,张永骐编著的《中医系统治则学》由四川科学技术出版社出版;1991年,周超凡主编的《历代中医治则精华》由中国中医药出版社出版;1992年,李忠、赵莉敏编著的《现代中医治则治法学》由中国医药科技出版社出版。这些都是较早的治则研究专著,对中医治则学科的完善发展起到积极的推动促进作用。

在专业期刊方面,中国中医研究院(现为中国中医科学院)基础理论研究所主办的《中医治则治法研究》杂志(内部刊物)系国内第一本专业期刊。该杂志于1988年创刊,每年出刊一期,主要刊登中医治则治法领域的研究成果,介绍国内本领域的研究动态,目的是为创办《中医治则》杂志做准备。本刊物连续出刊7期,1994年停刊。1995年以本杂志为基础,创刊《中国中医基础医学杂志》公开发行。

在中医治则学术研讨会方面,中国中医科学院周超凡研究员共主办了七届学术研讨会。首届"全国中医治则学研讨会"于 1986 年 10 月 23—25 日在北京召开。出席大会的有来自全国 24 个省市的代表 81 人,共收到论文 723 篇,经专家评选收入论文集 52 篇;第二届全国中医治则学研讨会于 1988 年 10 月 27—29 日在浙江省温州市召开,来自全国 24 个省市的 113 名代表出席了会议。会议收到论文 782 篇,其中 103 篇做了大会发言或文字交流;第三届全国中医治则学研讨会于 1992 年 4 月 21—24 日在北京举行,70 位专家学者参加了会议;第四届全国中医治则学研讨会于 1994 年 4 月在江苏省常州召开;第五届全国中医治则学研讨会于 1998 年 5 月在温州举行;第六届全国中医治则治法暨肝胆病中医治疗学术研讨会于 2004 年 9 月 9—11 日在内蒙古呼和浩特市举行,44 位专家学者参加了会议并作专题发言;第七届全国中医治则治法暨肝胆病中医治疗学术研讨会于 2005 年 11 月 28—31 日在北京举行,42 位专家学者参加了会议并作专题发言。

周超凡研究员的上述工作,为现代中医治则学科的发展和建立起到重要作用。1997 年,周超凡研究员主编的《中医治则学》(北京:中医古籍出版社,1997 年 9 月第 1 版)作为第一部中医治则专著公开出版发行。对于本书的编写意图与初衷,主编周超凡教授指出,本书力求从中医治则的理论问题研究、治则学基本内容研究、辨证治则研究、临床治则及应用研究等方面出发,对中医治则理论进行阐发,使其独立成篇,自成体系,以期促进中医治则早日从中医基础理论中分化出来,成为独立的学科,作为中医药大学学生的必修课之一。

中医学泰斗、北京中医药大学董建华教授欣然为本书作序,称本书"阐明了一些中医治则理论问题,丰富完善了中医基础理论,同时理论联系实际,具有较强的临床实用性。诚可谓发皇古意,融会新知,以继承而不泥古,创新而不离宗誉之,亦不为过也",给予高度评价。

中国中医科学院终身研究员、国医大师路志正教授当年在《中国中医药报》(1998 年 1 月 5 日)上撰文《中医治则理论框架的构建——喜读〈中医治则学〉》,对本书给予很高的评价。认为本书"治历代治则于一炉,集万家精髓于一编,赋予新的科学内涵,使其系统化、条理化、规范化。经周君长期不懈的努力,终于使《中医治则学》脱颖而出,成为一门独立之新学科。这对促进中医学术之发展,提高临床治疗效,将起到巨大作用"。

著名专家、中国中医科学院资深研究员谢海洲教授发表《读〈中医治则学〉》(中国中医科学院院报,1997 年 12 月 30 日)读后感。文章指出:"治则学以前尚无专著,这部分内容附于中医基础理论之中,或于中医诊断学中介绍,或依附于治法之内。今能独立成篇,实开先河,填补了该领域之空白,可喜可贺。"

1997 年 11 月 28 日,《中国信息报》以《走出中医随意性误区——第一部

〈中医治则学〉问世》为题加以报道;同年 12 月 5 日,本报又以《寻找中医治病的活灵魂——访中医治则学学科创建人周超凡》进行深度采访报道。

1998 年,周超凡领导课题组完成的《中医治则学》《历代中医治则精华》荣获中国中医研究院(现为中国中医科学院)中医药科技进步奖三等奖(中国中医研究院院报,1999 年 3 月 31 日)。

第三节　治则的概念

治则就是治疗疾病时所必须遵循的法则,是中医基础理论的重要组成部分,是以中医思维中最具特色的整体观、衡动观、平衡观、朴素的唯物辩证统一观为指导的,是我国古代哲学思想抽象、模拟认知论在中医预防、治疗、保健、养生中的具体体现。治则作为一个中医概念,应该具有明确的内涵与外延,具有清晰准确的定义表述方法。

但是,目前的各类工具书以及各版《中医基础理论》理论教材对"治则"的定义尚不统一,表述也有差异。现简述如下:

一、治则概念扫描

1.《中医名词术语精华辞典》:治疗疾病的法则。是指导各种具体治疗方法的总原则。《素问·移精变气论》:"无失色脉,用之不惑,治之大则。"治则是在整体观念和辨证论治的基础上,通过四诊,根据具体病证制定的治疗原则,对临床治疗立法、处方、用药,具有普遍指导意义。主要有扶正祛邪、正治反治、标本缓急、虚实补泻、同病异治、异病同治、调整阴阳、调整脏腑功能、调理气血,因地、因时、因人制宜等。[1]

2.《中医大辞典》:治疗疾病的法则。《素问·移精变气论》:"无失色脉,用之不惑,治之大则。"治则建立在整体观念和辨证的基础上,以四诊收集的客观资料为依据,对疾病进行全面的分析,综合与判断,从而针对不同的病情而制定出各种不同的治疗原则,如治病求本、协调阴阳、扶正祛邪,以及因时、因地、因人制宜、治未病等。《内经知要》有治则一章,章后按语:"愚按论治之则,载由经籍,圆通之用,妙出吾心……梓匠轮舆,能与人以规矩,不能使人巧。故夫揆度阴阳,奇恒五中,决以明堂,审于终始,其亦巧于规矩者乎。"[2]

1 李经纬,余瀛鳌,蔡景峰. 中医名词术语精华辞典. 天津:天津科学技术出版社,1996:668.

2 李经纬,余瀛鳌,欧永欣,等. 中医大辞典. 北京:人民卫生出版社. 1995:1124-1125.

3.《中医肾病学大辞典》:治疗疾病的法则。《素问·移精变气论》:"无失色脉,用之不惑,治之大则。"治则建立在整体观念和辨证的基础上,以四诊收集的客观资料为依据,对疾病进行全面的分析,综合与判断,从而针对不同的病情而制定出各种不同的治疗原则,如扶正祛邪、标本缓急、虚实补泻、正治反治,同病异治与异病同治,以及因时、因地、因人制宜等。《内经知要》有治则一章,章后按语:"愚按论治之则,载由经籍,圆通之用,妙出吾心……梓匠轮舆,能与人以规矩,不能使人巧。故夫揆度阴阳,奇恒五中,决以明堂,审于终始,其亦巧于规矩者乎。"[1]

4.《中医辞海》:基础理论名词。治疗疾病的法则。《素问·移精变气论》:"无失色脉,用之不惑,治之大则。"治则建立在整体观念和辨证的基础上,以四诊收集的客观资料为依据,对疾病进行全面的分析,综合与判断,从而针对不同的病机而制订出各种不同的治疗原则,如扶正祛邪、标本缓急、虚实补泻、正治反治,同病异治与异病同治,以及因时、因地、因人制宜等。《内经知要》有治则一章,章后按语:"愚按论治之则,载由经籍,圆通之用,妙出吾心……梓匠轮舆,能与人以规矩,不能使人巧。故夫揆度阴阳,奇恒五中,决以明堂,审于终始,其亦巧于规矩者乎"[2]。

5.《中国医学百科全书》:治则,是治疗疾病时必须遵循的基本原则。它是从长期临床实践中,在认识疾病发生发展的普遍规律的基础上逐步总结出来的治疗规律。对临床的具体立法、处方、用药具有普遍的指导意义。治则的确立是建立在整体观念和辨证的基础上的,即以通过四诊收集的客观资料为依据,对疾病进行全面的分析、综合和判断,从而针对不同的病情,确定各种相应的治疗原则。治则和具体的治疗方法不同,治则是用以指导治疗方法的总则,而任何具体的治疗方法,总是由治则所规定,并从属于一定的治疗原则。如汗法,是一个治疗方法,但在运用时则要遵循因时、因地、因人制宜的基本原则。又如下法和补法,则要根据正邪盛衰,遵循扶正或祛邪的原则进行具体运用。各种病证,从正邪关系来讲,总离不开正气与邪气消长胜衰的变化。因此,在扶正祛邪治疗原则指导下,所采取的助阳益气、滋阴养血等,就是扶正的具体治疗法。中医有关治则的内容非常丰富,其基本原则包括调整阴阳、标本缓急、扶正祛邪、三因制宜、治病防变等[3]。

6.《中国针灸学词典》:治疗疾病的法则。是在整体观念和辨证论治基本精神指导下制定的,对临床治疗、立法处方选穴(或用药),具有普遍指导意义的治

1 张大宁.中医肾病学大辞典.北京:中国医药科技出版社.1993:582.

2 袁钟,图娅,彭泽邦,等.中医辞海:中册.北京:中国医药科技出版社,1999:582.

3 中国医学百科全书编辑委员会.中国医学百科全书:中医基础理论.上海:上海科学技术出版社,1989:223.

疗规则。如《灵枢》所载之"盛则泻之,虚则补之,热则疾之,寒则留之,陷下则灸之,不盛不虚以经取之"之类均是[1]。

7.《简明实用中医学》:治则,即治疗疾病的法则,包括治疗原则和方法两个内容。从整体观念出发,在阴阳五行学说指导下,将四诊所得的资料,进行分析、归纳、作出正确的辨证,然后根据证情制定出相应的治疗原则和方法。治则是临证制方遣药的依据,其内容颇为丰富,千百年来一直在防治疾病上发挥着积极的指导作用[2]。

8.《现代简明中医中药》:治则的基本精神是建立在整体观念和辨证论治的基础上,以四诊收集的客观资料为依据,对疾病进行全面的分析、比较、综合与判断,从而针对不同的病情制定出不同的治疗原则[3]。

二、治则概念述评

通过上述治则定义的回顾可知,认识有同有异,大同小异,甚至同多异少。

(一)相同之处

1.认为中医治则是治疗疾病的总则,突出治则在中医学中的地位和重要性。
2.强调整体观念和辨证论治对治则的指导作用,突出了中医的两大特点。
3.强调了四诊(望诊、问诊、闻诊、切诊)在治则制定过程中的作用。
4.规定了治则的作用和适用范围,明确其直接指导临床立法、处方、遣药。

(二)有待完善之处

1.未对治则与治法进行明确区分,把两者同等对待甚至混为一谈。
2.立足于疾病,侧重于治疗,从临床认识角度、疾病治疗角度阐发。
3.对治则在预防、养生、保健中的意义、价值与作用涉及较少。

三、治则新定义

中国中医科学院中医基础理论研究所治则治法研究室多年来致力于中医治则治法研究,研究室创建者、首任研究室主任为周超凡研究员。周超凡研究员带领研究团队在此领域进行深入研究,组成了全国协作研究网,有30余家高等院校及医院的近百名专家学者参与,经过多年的研究,对诸多问题得出阶段性结论。

1.定义 中医治则是在中医理论指导下制定的,对保持健康和祛除疾病、恢复

---

1 高忻洙.中国针灸学词典.南京:江苏科学技术出版社,2010:464.

2 王道瑞,申好贞.简明实用中医学.北京:中国中医药出版社,1997:103.

3 王晓华,郑颖.现代简明中医中药.南京:江苏科学技术出版社,2005:82.

健康具有普遍指导意义的防病治病规律,是预防、治疗、养生都必须遵循的准则[1]。

2.定义解读　与上述定义不同,该定义强调了中医理论的指导,没有突出辨证论治;补充了防病规律,不单单指治病规律;增加了养生内容。

(1)着眼于人,着眼于人的健康而不仅仅是疾病,具有"健康医学"的特征。这是在 20 多年前提出的,具有一定的前瞻性。

(2)进一步明确了中医理论的指导,内容涵盖预防、治疗、养生、保健各个领域,彰显中医学特征。

(3)强调了普遍的指导意义与防病治病规律,表明了中医学是理论医学而非简单的经验医学的学科属性。

(4)突出了治则是中医各种实践活动"必须遵循的准则",巩固并确立了治则的地位与重要性。

(5)懂法、知法、守法,依法办事是每一位公民的行为准则;懂得治则、知晓治则、遵守治则,依据治则开展中医实践活动是每一位中医工作者的行为准则,不能僭越,必须遵守。

3.意见与建议　随着医学模式的不断转变,从疾病医学模式向健康医学模式的转变已经成为时代发展的必然结果。顺应这种转变,中医治则学的相关内容也应该与时俱进,尽快适应这种变化,更好地服务当今时代。基于此,我们提出如下意见与建议,以就正于同道。

(1)建议中华中医药学会中医基础理论分会组织专家对上述中医治则定义进行研讨,形成专家共识,推广应用新定义。

(2)建议《中医基础理论》教材在修订再版时,考虑使用新的定义,使其内容更加全面,更适应当今社会,更具时代性。

(3)将"中医治则"的相关内容从《中医基础理论》教材中分离出来,成为单独学科,单独开设"中医治则学"课程。

(4)既往有成功的经验可资借鉴。例如,《中医诊断学》在第 2 版教材以前是《中医基础理论》的内容,后分化成独立学科,这些经验对"中医治则学"学科的形成有参考借鉴作用。

第四节　治则的内容和范畴

中医治则的内容十分丰富,有人曾对 17 种中医书籍进行统计,治则内容竟分 21 项之多。具有代表性的如《中医基础理论》第 5 版教材总结的中医治疗原则有 6 个:①治病求本,包括正治与反治,治标和治本;②扶正祛邪;③调整阴阳,

---

1　周超凡.中医治则学.北京:中医古籍出版社,1997:5.

包括损其偏胜和补其偏衰；④调整脏腑功能；⑤调整气血关系；⑥因时、因地、因人制宜[1]。其后的历版教材都因袭此说。

目前中医界一致公认的治则内容仅有治未病、既病防变、治病求本、调整阴阳、以平为期、扶正祛邪、标本缓急、正治反治、同病异治、三因制宜、随证治之、辨证治则、辨病治则等。

从中医治则的定义可知，其对预防、养生和治疗都具有普遍指导意义。因此，作者认为，治则内容应包括：治未病，既病防变；治病求本；调整阴阳，以平为期；扶正祛邪；标本缓急；正治法则，反治法则；同病异治，异病同治；三因制宜，随证治之；辨证治则；辨病治则；治疗手段的选择原则等。

应该指出，中医治则学是动态发展，逐渐丰富完善的。目前，随着理论与临床研究的不断深入，对中医治则的认识也不断深化，有些新内容已被补充到中医治则学中，如截断扭转治则、因势制宜治则、妇科病治则、儿科病治则、老年病治则等。相信随着临床实践的不断深入和理论研究方法的日益完善，中医治则的内容还将逐渐拓展。

第五节　治则的层次划分

中医治则的内容丰富而庞杂，为使其成为一个有序的整体，沟通治则之间的联系，就应该对中医治则进行层次划分。

"人类认识世界的基本任务，首先是把握事物的同一性和差异性，给事物以分类。分类是人类认识和把握现实世界的重要方式或机制之一[2]。"

治则的内容比较庞杂，在分层分类标准上缺乏统一认识，这种现象从古延续至今。由于认识方式、方法、分类标准的不统一，其中所涵盖的内容又复杂多样，不同概念之间相互交叉重叠，命名也存在着较大随意性，其结果导致治则的内容有更多随意性。因此，有必要遵循共性法则，同时兼顾个性、特异性原则，对治则的概念层次进行划分，这对正确理解治则具有重要意义和指导作用。

一、概念分层的原则

从概念学角度来看，概念的内涵是指概念本身的内容，外延是指概念的适用范围。在同一个概念中，内涵和外延呈负相关。即内涵越小，外延越大；内涵越大，外延越小。概念分层一般遵循如下三原则：

1. 分层次　概念属于哪个层次，就用哪个层次的表示方法，就把它归属到

---

1 邱会河. 中医基础理论. 上海：上海科学技术出版社，1984：130-137.
2 赵光武. 思维科学研究. 北京：中国人民大学出版社，1999：465.

这个层次。

2. 定性质 把具有同类性质、特点、属性、逻辑关系的概念归属在同一类。

3. 确定依存关系 不同层次的概念之间，具有什么样的依存关系，就必须如实地、全面地反映出来，绝不能按照主观意志随意表示，这就需要对概念陈述的准确性和层次划分的清晰性作出严格规定。

在相同的学术环境中，概念的运用应保持其内涵和外延的一贯性，这是检验概念乃至整个学科严密性与科学性的重要标志。否则，偷换概念的现象就会时常发生。为了更好地研究中医治则，有必要依据概念学原理对其进行分层分类。

二、治则的层次划分

1. 以病机为依据，把治则划分为以下四个层次 [1]

(1)治疗的总则(最高层次)——基本病机。包括治病宜早、主次缓急、脏腑补泻、扶正祛邪、异法方宜、三因制宜。

(2)病类的治则(第二层次)——病类病机，病类可按病机分为脏腑治则、六经治则、气血精津治则、热病治则等。

(3)具体疾病的治则(第三层次)——病证病机，每一种疾病都有一定的病理特征、独特因为每一种疾病都有一定的病理特征、独特的临床表现和发生发展规律，因而有相应的治疗原则。

(4)症状治则(第四层次)——症状病机。顾名思义，症状治则是针对主要症状而制定的治则。如疼痛则止痛，汗多则敛汗，便秘则通便等，属于治标范畴，还应同时结合主次缓急进行治疗。

2. 按照概念内容，把治则分为四个层次 [2]

(1)治则的最高层次：治病求本、三因制宜；

(2)治则的第二层次：扶正祛邪；

(3)治则的第三层次：调理阴阳盛衰；

(4)治则的第四层次：调理脏腑关系、调理气血津液关系。

3. 按照治则的内容，将中医治则分为基本治则、辨证治则、辨病治则三类 [3]

(1)基本治则：按照治则之间的从属关系，又将其划分为三个层次 [4]

第一层次：包括治病求本，以平为期，调整阴阳；

---

1 李征,李长生.浅谈中医治则的几个层次.时珍国医国药,2005,16(4):350-351.

2 童园园.论中医治则的多层次整体结构.河北中医,1996,18(6):42-43.

3 周超凡.中医治则学.北京:中医古籍出版社,1997.

4 于智敏,周超凡.中医治则基本理论问题研究.中国中医基础医学杂志,1995,1(2):14-15.

第二层次:包括治未病,既病防变,扶正祛邪,三因制宜,随证治之,同证异治,异证同治,正治、反治、标本论治;

第三层次:包括寒者热之,热者寒之,燥者润之,坚者削之等数种小治则。

(2)辨证治则:包括阴阳治则、表里治则、寒热治则、虚实治则、脏腑辨证治则、气血辨证治则、六经辨证治则、卫气营血辨证治则、三焦辨证治则、六淫辨证治则等。

(3)辨病治则:包括内科、外科、妇科、儿科、骨伤科、五官科、针灸科等治则。

4. 按照三维归类划分法,把治则分为三个层次[1]

(1)针对人体物质维异常的治疗原则:人体生命物质维异常可分 3 种情况:一是以维持人体正常生命活动的各种物质(气血阴阳等)缺少为主,即以正虚为主要病理表现;治疗以扶正为主;另一种是以邪实为主要病理表现,治疗以祛邪为主;最后一种就是从正虚和邪实共存为病理表现,治疗就以扶正祛邪并兼顾。这 3 种情况合起来就是扶正祛邪原则。

(2)针对能量异常(或寒或热)的治疗原则:对人体能量维异常的治疗原则就是热者寒之,寒者热之;热因热用,寒因寒用。

(3)是针对空间维异常的治疗原则:在内科疾患的治疗中,空间架的参量主要是帮助确定病位,服务于诊断;同时使药物治疗和其他方法更具针对性。在创伤外科疾患中,一是通过空间维的异常参量确定病位;二是指治疗时使受破坏的人体组织尽量解剖复位,促使人体组织器官保持在正常的解剖位置之上,占据适当的空间位置和空间比例。

以上列举的几种方法都从不同的角度对中医治则进行了分层分类。应该指出,上述分类方法之间没有高低贵贱主次之分,都有其理论与实践意义,应该正确认识,平等对待。

三、层次划分的意义

1.中医治则的内容是比较庞杂的。如何使其成为一个有序的整体,如何沟通治则之间的联系,这就涉及治则体系的层次划分问题。根据不同的标准,采用不同的划分方法,划分出来的层次结构也就不尽相同。

2.中医治则体系的层次化划分,使得中医治则理论体系脉络清晰,泾渭分明。不仅能更好地指导临床,还可以向系统化、完整体、规范化、标准化迈进,发挥逐层论治的优势。

3.中医治则的内容十分丰富。根据抽象程度的高低、适用范围的大小,治则可以划分为不同的层次,不同层次的治则之间有一定的关联关系。

---

1 梁启军.中医治则和治法的三维归类.甘肃中医,2008,(21):8:1-2.

4.把中医治则按照从高到低的层次进行划分,逻辑关系更加清晰,更便于对中医治则理论的理解、解释与应用。其中,高层次的治则可以下统低层次的治则,而每一低层次的治则皆从属于高一层次的治则。所以,治则之间呈现出一种纵向联系的主从关系,体现出多层次的整体结构性。

第六节　研究治则的意义

治则相当于我们通常所说的"政策""策略""原则"。所谓政策,就是以权威形式标准化地规定在一定的历史时期内,应该达到的奋斗目标、遵循的行动原则、完成的明确任务、实行的工作方式、采取的一般步骤和具体措施;所谓策略,就是指计策、谋略,就是根据客观形势的发展变化而制定的相应的行动方针、方式和手段;所谓原则,就是言行所依据的准则。

1948年3月20日,毛泽东在《关于情况的通报》中指出:"政策和策略是党的生命,各级领导同志务必充分注意,万万不可粗心大意。"这对中医治则同样适用。中医临床诊疗是一种实践活动,与一定的治则相联系。任何临床治疗都离不开治疗原则,都是在为实施某种治则而努力着。

1.治则是治疗思想的体现,直接关系着治疗方法的选择是否正确、恰当而有效,为实现人体在疾病不同阶段的预后转归努力着。治则是贯彻治疗思想,明确治疗方法,实现医学目的根本保证。所以说,治则是达成临床治疗的重要的工具和手段。在当今医学模式下,面对个体化的患者,必须首先制定一个针对个体情况,在一定治疗周期内的总原则,如扶正祛邪、调整阴阳、以平为期等。而如果不相应地制定治则,朝令夕改,朝寒暮热,攻补杂投,眼前的一些表征可能会好转,但治病求本的目标是达不到的。

2.治则关系着治疗思想和治疗方法能否做到理法方药的统一,最终实现治疗效果。为了防止误诊误治,就必须用治则对辨证论治的结果和处方遣药加以规范,保持中医理论思维与临床手段的一致。

3.中医学治则理论自战国秦汉时期初步奠定基础开始,其后历代医家对其均有发挥。随着时空变迁,人类疾病谱也不断地发生变化。作为中医学重要组成部分的治则理论,也必须不断充实、修正、完善与再发展。这项工作不仅仅局限于深入挖掘、梳理与分析,更是中医学自主创新的先导和摇篮。治则作为中医学的特色理论,对于进一步提高中医理论学术价值,提高中医临床的疗效,促进中医传承与发展,具有十分重要的现实意义。

第一章　基本治则

第一节　治未病,既病防变

任何疾病都有其发生、发展、传变、转归等基本规律,中医治未病思想,就是要认识这个过程,把握这个规律,达到祛病延年的目的。

一、治未病的理论来源

我们的祖先在和疾病作斗争的漫长岁月中逐渐领悟出疾病的发生和发展是有规律可循的。在先秦诸子百家的著作中,已有相关论述。这些早期治未病的思想,在《黄帝内经》中得到总结和发展。

《素问》中明确提出治未病这一治疗法则,《灵枢》强调未病先防,有病早治的治未病思想。《黄帝内经》《难经》的这些论述,基本上确立了治未病的法则,同时指出,治未病首先是积极预防,防患于未然;其次是已病早治,再次是已病防传、防变的治疗思想。

二、治未病思想的发展

任何疾病都有其发生、发展、传变、转归的基本规律,中医治未病思想,就是要认识这个过程,把握这个规律,达到祛病延年的目的。《黄帝内经》《难经》确立的治未病治则在张仲景的学说中得到首肯与广泛应用。《金匮要略》首条即阐述这一治疗原则,不仅指出了肝病的具体治法,而且具体指出了肝病如何防变,具体补肝、益肝、助肝的治疗方法和药味之选择。《伤寒论》中的六经辨证思想,也是治未病,已病防传、既病防变这一治疗思想的体现。治未病思想,广泛地贯穿于《伤寒论》《金匮要略》之始终。两汉以后,魏晋南北朝以至隋唐,由于受佛道教思想的影响,治未病治则无飞跃性发展,对有病早治,认识体会颇深。

《黄帝内经》非常重视人体正气的作用,提出只有人体正气强盛,外邪才不能入侵;正气虚弱,邪气就会侵袭人体。《黄帝内经》这种重视人体内在因素与疾病的关系,强调内外因的辩证关系的观点,为治未病思想的发展产生了深远的影响。后世医家,在着眼疾病的发生和治疗思想、方法上,主要注重于人体体质的脏气偏胜偏衰。因此,欲治未病,必先调理人体脏腑气血的偏盛偏衰,即培补正气。

易水学派诸代表人物,张元素、李东垣等非常重视脾胃在治未病中的重要作用,脾胃为后天之本,人体气血生化的重要来源,所以,治病之未发、或已发未甚,始终勿忘脾胃。

养阴派朱丹溪认为,人体阴气难成易亏,人的视、听、言、行等生命活动都需要阴气供给,朱丹溪阐述的"阳有余阴不足论",既说明人体的基本生理和病理意义,更认识到早衰的重要作用。因此把滋阴降火作为主要治疗方法,并把养阴益阳作为贯穿人生从少壮到衰老全过程的主要养生原则。

明代李中梓提出"肾为先天之本,脾为后天之本"的著名论断,并强调在临证中治肾脾的重要性。因此,李中梓主张脾肾并重,若使两脏安和,则一身皆治。

以赵献可、张景岳为代表的温补派,则提出人体先天水火不足论,阐述阳气和真阴对人体生命活动的重要意义。特别是张景岳所论述的天年、先天后天、治形诸论,比较深刻地阐述了人体的生命过程规律。由于人体阴阳先天不足,故在治疗各种疾病中,以照顾真阴真阳为要务。

在临床各科中,突出其特点,进而指导治疗、预防,使疾病从早、从轻得到治疗,也不乏精辟之论。在妇科中,朱丹溪认为妇女怀孕期间多偏阳盛,生产后则多为阳虚,因此,产前当清热养血,产后宜温补气血。又《胎产新法》认为,调饮食、舒服饰、慎起居、适寒温、调心神、重胎教、忌房劳、慎酒药、疗母疾、祛劣胎。

在小儿科,临床儿科医生都非常重视小儿脏腑柔弱娇嫩,阴精阳气不充实,小儿容易受到寒热侵袭,产生寒热虚实病变等生理病理特点,因此,用药宜轻灵,不妄攻蛮补,都是中医治未病的特点,也是中医之特长。

三、治未病的方法

凡治病必先识因。中医认为引起疾病的原因有三:即内因:喜、怒、忧、思、悲、恐、惊,内伤七情发自脏腑;外因:风、寒、暑、湿、燥、火。外感六淫及寒疫时气等;不内外因:饮食饥饱、房室劳倦、虎虫狼毒、金刃淹溺等及其他自然因素、飞来横祸。中医治未病,多是从疾病引起的原因着手。

1. 未病先防,培补正气,以固其本

(1)养生:从神、气两方面着手,即《黄帝内经》所谓"恬惔虚无,真气从之,精神内守,病安从来"。所以,古人强调养神。"若能独立守神,肌肉若一,故能寿蔽天地,无有终时,此其道生。"在养生的方法上,流派繁多,方法各异。

1)素养:见素抱朴,少私寡欲。主张恬淡,不以人灭天,不以身殉物,否则将自取其咎,诚如庄子所云:"夫恬淡寂寞,虚无无为,此天地之平而道德之质也,故曰:圣人休休焉则平易矣。平易恬淡,则忧患不能入,邪气不能息,其德全而神不亏。"

2)富养:《荀子·劝学》说:"目之好五色,耳之好五音,口之好五味,生乎由是,死乎由是。"《荀子·礼论》也说:"故礼者养也,刍豢稻粱五味调和,所以养口也,椒兰芬苾,所以养鼻也,雕琢刻镂,黼黻文章者,所以养目也。"也有主张动的,也有主张静的,也有主张动静结合的,但其宗旨唯一,使人神气和瑞,五脏安和,达到祛病延年的目的。

3) 法天顺时,适应自然:遵循自然界的变化,"春夏养阳,秋冬养阴",使人体内部的变化与自然界同步,保证体内阴阳与自然界的阴阳变化相协调。如《黄帝内经》所说:"外不劳形于事,内无思想之患,以恬愉为务,以自得为功,形体不敝,精神不散,可以百岁。"

(2) 扶助正气:脏气的偏胜偏衰,是引起内伤疾病的主要原因,由于各派所处的时代不同,各提出不同的治疗方法。

1)《后汉书·华佗传》记载:华佗用漆叶青黏散"去三虫、利五脏、轻身、使人头不白"。

2) 李东垣认为"脾胃为后天之本""脾胃之气既伤,而元气不能充,诸病所由生也",以补脾益气为治疗大法。他所创立的补中益气汤、升阳益胃汤、清暑益气汤、升阳汤、升阳除湿汤就是这一学派的代表方剂。它以"劳者温之""损者温之"为旨,以甘温之剂补其中焦,并由脾胃而益肺气,以升阳药升清气、升阳气,使阳气旺,则一身之气皆能生长,使元气来复,则内伤诸病可随之而愈。

肾为先天之本、水火之宅,真阴真阳寄于其中,主精。朱丹溪、张景岳虽在补阴补阳上有认识上的分歧,但对补肾的重要性无异议。朱丹溪的"阳常有余"与张景岳的"阳常不足"是两个不同的概念。丹溪的"阳有余"指妄动的相火;景岳的"阳不足"是指人体的真阳。朱氏从阴阳相对关系上论相火妄动、耗伤阴阳;景岳从阴阳互根规律上论述阳气亏乏,真阴不足,二者互为因果。景岳治病,主张"不论有虚证无虚证,但无实证可据而为病者,便当兼补以调营卫精血卫气,亦不必论其有火证无火证,但无热证可据而为病者,便当兼温以培命门脾胃之气"。

在今天看来,脾胃的盛衰,肾精、肾气、肾阴、肾阳的盛衰,对疾病的发生和预后都有着重要的意义。如《治法法轨》说:"元气足,则外邪气不能侵,内病亦不起,元气一虚则百病丛生。"《成方便读》也说:"察其不足之所处而填补之,观其生气之所在培养之,如是,则致其平而复其常,虽有大风苛毒莫之能伤,正气复而邪不干,所谓圣人不治已病治未病也。"

2. 已病早治防传变　早治之意有二:一是发现疾病、尽早治疗,这是患者的事;一是早期发现,这需要医患双方的配合,不单纯是医生的事。

《汉书·扁鹊传》所载扁鹊见齐桓公的故事,即是此证。若齐桓公听扁鹊之话,则不至于最后成不治之证而酿身死之祸。《景岳全书·论治篇》一段话值得玩味:"见痰休治痰,见血休治血,无汗不发汗,有热莫攻热,喘息休耗气,遗精不涩泄,明得个中趣,方是医中杰。行医不识气,治病从何据,堪笑道中人,未到知音处。"这是早识、明辨、治病求本之意,也就是"上工救其萌芽"之意。

防传、防变从内伤和外感两方面讲,内伤病的防变即是明辨脏腑间的生理病理关系。如脏与脏、腑与腑、脏与腑及脏腑间的生克制化关系,方能明白内伤疾病的传化、转变规律,而达到"见肝之病,知肝传脾,当先实脾"的高明境界。

在治疗外因病中,认证识因,掌握疾病的发展方向,使治疗始终走在疾病发展的前头,方能达到截断扭转之目的。张仲景的《伤寒论》基本上阐明了寒邪致病的发展规律,在不同的环节采取不同的治疗方法,同时,时刻莫忘顾护阳气、即护阳这一宗旨,则不会导致坏证、变证、亡阳之证。在治疗温病中,对于温邪易化燥伤阴,时刻勿忘护津液,不管疾病处在卫、气、营、血哪一阶段,只要"留得一分津液,便有一分生机",而使其或在卫分汗之可也,或透热转气、或清热凉血等治法有回旋余地。不至于发展成不治之证。

3. 推陈出新,不断发展 中医最早应用预防接种术是在 16～17 世纪明清之际,以人痘法预防天花,这要比英国人发明的牛痘法(1982 年)早 200 多年,这也是世界预防医学的一大创举。现在广泛开展的中医补脾、补肾、补气药物对人体免疫功能影响的研究等,为中医治未病思想和方法的研究开拓出光辉灿烂的前景。

第二节 治 病 求 本

一、何为病本

治病求本,本于什么? 有人认为"本于阴阳二气";有人认为"本于致病之因";有人认为"本于六变之证";有人认为"本于脾肾二脏";有人认为"本于真阴真阳二气"。种种说法,至今未成定论。

《中华大字典》:"木下曰本";《医宗必读》:"本,根也"。治病求本所言之本,则出于《素问·阴阳应象大论》:"阴阳者,天地之道也,万物之纲纪,变化之父母,生杀之本始,神明之府也。治病必求其本。"但原文并未说明"本"是什么,吴昆注曰:"天地万物,变化生杀而神明者,皆本于阴阳,则阴阳为病之本可知。故治病必求其本,或本于阴,或本于阳,必求其本而施治也。"也只是强调了天地万物、变化生杀等事物和现象内部所存在的推动着自身发生、发展、变化乃至消长的根本动力——阴阳两个方面的对立统一矛盾运动。在此,阴阳是个抽象概念,并不代表任何具体事物现象的本身。而后世医家却以"阴阳"释其"病本"。如《类经》说:"本,致病之源也。人之疾病,皆不外阴阳二气,必有所本,或本于阴,或本于阳,病变虽多,其本则一";王冰也认为本即阴阳,并强调"故治病之道,必先求之"。这些注释,欲明经旨,反晦经义。其错误在于,以天地间普遍的、抽象的

"本"的概念(阴阳对立统一规律)取代疾病中单独的、具体的"本"的概念。因而,难免失于笼统,泛泛而无着。

那么,疾病单独的、具体的"本"是指什么呢? 中医学有个特定的术语——"邪正",或称"正邪"。"邪"即"邪气",泛指机体内外各致病因素,是对六淫、疫病、七情、饮食、劳倦、痰饮、瘀血、损伤、误治及恶劣气候环境的抽象概括。"正"即"正气",实为皮毛、腠理、经络、脏腑、精神、气血、营卫、体质、良好气候环境等的代名词。古人早已发现,邪气是发病的条件,正气是发病的根据,邪气必须通过正气而发展变化,邪正双方的矛盾运动,普遍存在于疾病的始终,决定着疾病的演变、转归与预后。人体处于健康状态,是"正气存内,邪不可干""内外调和,邪不能害""阴平阳秘,精神乃治"的表现,因此,"若五脏元真通畅,人即安和","不遗形体有衰","客气邪风"则"无由入腠理"而致疢灾。人体处于疾病状态,则是"邪之所凑,其气必虚"或"血弱气尽,腠理开,邪气因入,与正气相搏",正邪相争的结果。疾病的演变过程,实际上就是邪正相争、消长胜衰的过程——邪盛正盛,抗争激烈,则呈有余强实状态;正虚邪弱,抗争和缓,则呈虚弱不足状态;正气旺盛,邪气消退,则病情轻浅,以至痊愈;邪气偏盛,正气虚衰,则病情加重,乃至危亡。

疾病是邪正交争,造成体内阴阳平衡失调,或脏腑气血功能紊乱,或经络营卫运行失和,以致整体功能失常,或局部结构损伤,或整体与局部病理变化的综合反应。显然,邪正相争是任何疾病过程自始至终存在的根本矛盾。这就是说:疾病,邪正相争的反映;"病本"是邪正相争的抽象。因此,"治病求本",自当本于邪正;若仅从"邪"或"正"的一方面论病本,则只知其一,有偏颇性、片面性。

二、如何治本

前已述及,疾病是邪正相争的反映,邪正力量的消长盛衰,决定着疾病的进退——邪盛正衰则病进而恶化,正长邪消则病退而向愈。因此,扶正以抗邪,祛邪以安正,始终是中医治病的根本法则。所谓治本,即是指扶正祛邪而言。至于如何扶正祛邪,归纳古今医家所论,其着眼点大体如下。

1. 把握扶正祛邪的基本原则 扶正是针对正气虚弱的病证,"虚者补之","衰则彰之"而用补益人体的药物及方法,如补气、养血、滋阴、壮阳、培土、气功、锻炼、营养等,扶助正气,增强体质,提高机体卫外抗邪和自稳调节功能,恢复或重建脏腑、经络、阴阳、气血的虚衰状态和平衡协调关系,改善或加强机体的抗病功能,代谢功能和修复功能,从而消除疾病的发生、发展的内在基础。

祛邪则是针对邪气有余的病证,"其有邪者,散而泻之"而采用攻逐病邪的药物及方法,如汗、吐、下、利、行气、凉血、驱虫、化痰、祛湿、活血化瘀等,消除或抑制致病因素,排出或净化病理产物,减轻或根除病邪对机体的损害,从而解除疾病发生发展的内外条件。

正如张子和所说:"夫病之一物,非人身素有之也,或自外而入,或由内中生,皆邪气也,邪气加诸身,速攻之可也,速去之可也"。总起来说,扶正祛邪、相反相成。扶正能增强正气,有利于机体抗御和消除病邪;祛邪能排出病邪,有利于正气的保存和恢复。因此,临床不论使用何种药物及方法,都必须以扶正而不留邪,祛邪而不伤正为准则,才能使疾病向着好转、痊愈的方向发展,从而提高治愈率,降低病死率。中医所谓"无病邪,无扶正"即是此意。

2. 注意扶正与祛邪的先后主次 求本,这是中医学的诊断观,主要是辨别疾病过程中谁是矛盾运动的主要方面,谁是病理传导的主导环节。谁为前因,谁为后果;治本,是中医学的治疗观,主要是针对邪正双方的主次先后关系,施以扶正祛邪。

在实际治疗中,《素问·至真要大论》强调"必伏其主,而先其所因",辨证来处理邪正矛盾。一般地说,疾病发生以后,应当先去其邪,后扶其正,如"伤寒"初、中期,邪气盛而阳道实,正气旺而功能亢奋,邪正相争于"三阳",表现为阳热实证,治疗重点在于祛邪,或汗或清,或下或和,因势利导,随证制宜,邪去则正自安;病至中、后期,精气夺而阳虚,正气不能抗邪,"三阴"脏腑阳气虚衰,表现为阴寒虚证,治疗的重点则在于扶正,以四逆、理中辈扶阳抑阴,正复而邪自退。故凡邪气盛实为矛盾主要方面之证,总的祛邪为先;凡正气虚衰为矛盾主要方面之证,则以扶正为急。若辨证时主次不清则治疗中必然先后颠倒,本末逆施,而致助邪伤正。

3. 讲究扶正祛邪的标本缓急 "标本"出自《素问·标本病传论》,有多种含义。这里主要是指:从人体与致病因素来说,人体正气是本,致病邪气是标;就疾病旧与新、原发与继发而言,旧病、原发病是本,新病、继发病为标。王冰曰:"本,先病;标,后病。"古今医家大多主张"急则治其标,缓则治其本"。

"急"即邪气亢盛,病势危急;"缓"指正虚邪弱,病情轻缓。凡邪盛势急,若不急祛其邪,势可危及生命的病,就当采取紧急措施,急治其标;凡正虚邪微,病势发展缓慢而病情轻者,则可采用培补之法,缓图其本。如素患阴虚咳嗽之人,复为温燥伤肺,而咯鲜血量多,由旧病阴虚咳嗽为本为后,新邪燥邪伤肺为标为先,急当清燥救肺以止其血,这是急则治其标;若新病燥邪稍除,咯血停止,而阴虚咳嗽未愈,则当养阴清肺以止其咳,此即缓则治其本。

4. 注意扶正祛邪配合应用 扶正与祛邪,既有矛盾性,又有同一性。法虽相反,用却相承。祛邪是为扶正而施,扶正则为祛邪而立。二者可单独使用,也可配合应用。其配合的方法大约有三类。

(1)扶正后祛邪:此法用于正虚为主,邪实为次,而虚又不任攻的病证。如"伤寒,医下之,下利清谷不止,身疼痛者,急当救里;后身疼痛,清便自调者,急当救表。救里宜四逆汤,救表宜桂枝汤"。误下伤阳,致里虚寒而下利清谷不止,虽外邪未解,而里虚严重,故先用四逆汤温中回阳急救里虚,后用桂枝汤调和营卫而解表邪。

(2)先祛邪后扶正:当邪气盛为主要矛盾,正气虽虚而尚可任攻时,则应先祛邪后扶正。加脾虚所致痰饮咳嗽,痰饮不除、则咳喘难止。故宜先祛痰化饮,以止咳喘,然后健脾益气以扶其正。

(3)扶正祛邪兼用:这是临床常用的方法,适用于正虚邪实,单独扶正易留邪,单独祛邪易伤正的病证。如用小柴胡汤以治气血不足,卫阳不固,腠理不密,邪气因入导致的"往来寒热,休作有时,嘿嘿不欲饮食"等邪实正虚之证。其以参、枣、姜、夏和中补虚以壮里气,以柴胡解少阳在经之表寒,以黄芩清少阳在腑之里热。共奏和阳调补之效。此外,尚有补而兼消者,如枳术丸之类;散而兼补者,如参苏饮之类;温清消补兼施者,如半夏泻心汤之类,皆邪正兼顾,攻补并行之法。此法用之临床,非但并行而不悖,且有相得益彰之效。以"邪以正当本,欲攻其邪,必顾其正"故也。

第三节　调整阴阳,以平为期

一、阴阳平衡和阴阳失调是中医生理病理的基础

《素问·生气通天论》说:"阴平阳秘,精神乃治。"张景岳也说:"阴阳之道,本贵和平。"都阐述了阴阳平衡是一个人正常的生理状态,要保持身体健康,必须保持人体的阴阳平衡。中医这种阴阳平衡的观点,包括人和自然环境的平衡,即所谓"内外环境"之间的平衡,以及人体内脏、气血、经络、脏腑之间的平衡,即所谓"内环境平衡"。西医学认为人体内水、电解质、酸碱度、渗透压等都要保持稳定状态,细胞内液与细胞外液也要保持平衡,人体与外界环境也要通过其摄入、排泄、气体交换,来保持平衡状态,只有这样才能保持人体健康。在这一点上,中西医的理论是息息相通的。

阴阳平衡是人体正常的生理基础,阴阳失调是人体的病理表现。对错综复杂、变化多端的病理现象,在现代医学高度发达的今天,仍用阴阳来概括,是否妥当? 在医学界是有待讨论的问题。我们认为,阴阳失调是中医病理学的根本机制,是一切病理变化的基本表现。阴阳失调,可以概括疾病的病理变化机制及其临床病理变化的总过程。

中医病因学认为,六淫致病是在外邪作用下引起邪正相争而造成脏腑、气血、经络的功能失调,归根结底也就是人体内的阴阳失调而引起的病理变化。六淫致病,虽然表现为邪正斗争极为复杂的过程。有正胜邪退,邪盛正衰,邪正相争各个阶段,但其基本病理变化是阴阳失调的表现。

如风邪客表所引起的发热、头痛、脉浮等一系列变化是阳偏盛;如寒邪客表所引起的发冷、头痛、骨节疼痛是阴偏盛;如湿热交阻或湿热熏蒸引起的病理变化,虽然不是单纯的阴偏盛或阳偏盛,但是也离不开阴阳失调的总的病理变化,反之亦然。对于七情致病,《素问·举痛论》:"怒则气上,恐则气下,悲则气消,思则气结,喜则气缓,惊则气乱。"《素问·阴阳应象大论》也提到:"暴怒伤阴,暴喜伤阳。"总之,七情内伤所引起的病理变化,主要是影响内脏气机,使气机升降失常,气血运行逆乱。中医认为,气为阳,血为阴,而脏腑又有阴阳之分,所以,七情内伤所引起的气滞、血瘀、痰阻、水停等病理变化也可以用阴阳失调来概括;七情内伤所导致的气滞、血瘀、痰阻、水停等病理变化也可以用调理脏腑阴阳来解决。至于其他原因(不内外因)致病的病理变化也离不开阴阳失调,如饮食劳倦引起的脏腑功能紊乱,气血功能失调:房劳内伤引起的肾阴虚、肾阳虚。有人研究后得出:肿瘤的病因、病机与机体的阴阳失调有着密切关系,并提出由阴虚到阳虚的发病过程,认为阳虚一般发病较早,阴虚一般表明疾病发展到后期。程钟龄《医学心语》总结说:"至于病之阴阳,热者为阳,实者为阳,在表者为阳,寒者为阴,虚者为阴,在里者为阴。"张景岳也说:"医道虽繁,而可以一言以蔽之,曰阴阳而已。"真是语中肯綮。

中医学认为,阴阳失调是疾病病理变化的根本,与西医学有许多共同之处。西医的病理学是一门十分复杂而又在不断发展的学问。但在错综复杂的病理变化中,也可以归纳为几个基本的病理过程,如炎症的反应过程尽管是由各种各样的细菌、病毒、物理因素、化学因素所致,但炎症的病因病理过程,诸如充血、水肿、渗出、白细胞浸润、巨噬细胞的出现等是大体一致的。阴阳失调是疾病病理变化的共性,是基本病理变化的过程。邝安堃教授研究表明,cAMP 和 cGMP 的比值降低是阳虚患者的共同表现,反之,阴虚患者则比值升高,上海中医药大学赵伟康教授等也证明:凡阴虚火旺者可使尿中儿茶酚胺排泄量增多,这说明中医阴虚、阳虚、阴阳失调是有其物质基础的。

阴阳平衡是人体正常的生理基础。阴阳失调是人体的病理表现。

阴阳失调是中医病理学的根本机制,是一切病理变化的基本表现。阴阳失调,可以概括疾病的病理变化机制及其临床病理变化的总过程。

二、阴阳失调的基本类型

1. **阳偏盛型** 《黄帝内经》所谓"阳盛则热"就是这种类型。此型大多出现在疾病的早期,机体感受阳邪,表现为发热、头痛或口渴、脉浮数或洪数,而阴液未损伤或未大伤者。近人徐荣斋教授也认为:"阳盛而阴尚不病的,临床上有两种类型:一为热在营卫之候,身热、汗自出,不恶寒反恶热;一为热在气分之候。"另外七情内伤引起的如心火暴发、肝火上炎的初起阶段,阴液尚不伤的实火证,也属于这种类型。

2. 阴偏盛型 《黄帝内经》的"阴盛则寒"属于这种类型。主要是感受阴邪的初起证候，阳气未明显受伤者。徐荣斋教授认为："阴盛而阳尚不病的亦有两种情况，一为表寒证头痛、项强、恶寒、无汗、骨节酸痛，一为里寒证。"

3. 阴虚阳亢型 《黄帝内经》"阳盛则阴病"指的就是这种类型。阴阳是相互对立、相互制约的统一体，在病理过程中，阳盛了必然要消耗阴液而"热灼阴伤"；反之阴虚不能制阳也会导致阳亢。如热病后期三甲复脉汤证、增液承气汤证、黄连阿胶汤证，内伤杂病中肾水不足、肝火上亢、心肾阴虚、心火上炎等，选用的六味地黄丸、交泰丸、天王补心丹等都是治疗此类型的。

4. 阳虚阴盛型 《黄帝内经》"阴盛则阳病"指的就是这种类型。由于阴邪亢盛而损阳伤气，或阳虚不能制阴而引起的病理变化。《伤寒论》的太阴病、少阴病皆属此类型。内伤杂病常见的肾虚水肿用金匮肾气丸、脾虚泄泻用理中汤皆属此类型。

5. 阳偏衰型 这种类型一为素体阳虚，一为久病体虚，以阳偏虚为主要症状者。但严格来讲，"阳根于阴，阴根于阳""阴阳可分而不可离"。临床上表现为单纯阳虚或阴虚者是很少见的。

6. 阴偏衰型 和阳偏衰型相似。一者指素体阴虚，另外指素体阴虚久病者。

7. 阴阳两虚型 根据阴阳互根的原理，在疾病过程中阴损及阳、阳损及阴而造成阴阳两虚的证候是十分常见的。

8. 阴阳格拒型 根据阴阳学说的观点，阴阳两者除互根、互约外，还要互交，两者不能互交就会造成阴阳失交，甚至阴阳格拒。临床上的心肾失交、脾肾失交、戴阳证等，就是这种类型的病理表现。

9. 亡阴亡阳型 亡阴亡阳是疾病的极期，濒临死亡的临床表现。《素问·生气通天论》谓"阴阳离决，精气乃绝"，就是指的这种情况。临床上亡阳、亡阴有时难以截然分开，但从治疗要求上来说却要严格分开，只有这样才能救命于危急时刻。所以，在临证中就要认真辨证以区别亡阳亡阴孰轻孰重。一般认为伤寒后期易亡阳，温病后期易亡阴，这是前人的宝贵经验，值得遵循。

上面把阴阳失调分为九大类型，但病理变化是十分复杂的，这几种类型远远不能概括千变万化的临床证候。所以，在九型之下还可细分。如阳偏虚型还可以进一步划分为表阳虚、心阳虚、脾阳虚、肾阳虚、脾肾阳虚等；阴偏虚型还可分为心阴虚、肺阴虚、胃阴虚、肝阴虚、肾阴虚、肝肾阴虚、肺胃阴虚等，这样分来，纲目分明，纲举目张，提纲挈领，能够比较正确、比较完备地反映临床、反映阴阳失调的具体情况。

三、调整阴阳是中医的根本治则

阴阳失调是疾病发生的根本机制。是病理变化的基本过程，而疾病产生的症状是阴阳失调的外在表现,因此,调整阴阳使其从失衡的状态恢复平衡,就是中医治病的根本原则。《素问·至真要大论》所说的"谨察阴阳所在而调之,以平为期",这个"以平为期"就是调整阴阳以达到恢复平衡的根本目的。

就临床治疗来说,阴阳失调虽可粗分为九大类型,在治疗上,具体说来就是阳偏盛则泻其阳,"体若燔炭、汗出而散""热者寒之""温者清之",这些都是泻阳的具体办法。至于说究竟选择什么方法最恰当,只有在临证时具体情况具体分析了。其他类型依此类推。

就目前学术界而言,调整阴阳是中医治疗的总原则已经得到确认。根据我国目前医疗卫生工作的特点,提出防重于治的卫生工作方针以及中医学中上工治未病的思想,都强调了疾病的防治要发于机先的重要意义。未病是指相对于疾病与健康而言的临界状态,是脏腑阴阳失衡之端倪,其治疗皮毛,其和调于脏腑,皆无出于调整阴阳。

治病求本作为一条治则主要提出了治疗目标,而这个目标是变化的,体现了标与本的相对和绝对关系,但要完成其间的转化,仍然要靠调整阴阳才行。

调整阴阳是治疗的总原则,因为它既提出了治疗目标,又体现为治疗的手段,它不仅表现为在治疗的总体方面如此,在具体的治疗方面也是如此。因为正、邪、证、方、药都是以阴阳作为最高学术规范的,其治疗原则自然无出其上,它是以一条思维模式贯穿于中医治疗的思维之中。

以平为期是对调整阴阳目标值的界定,其消除外邪的扰动和平衡内部的振荡,治于权衡,旨在恢复生命的恒常运动。

扶正祛邪、标少缓急、正治反治、同治异治、泻实补虚等都是调整阴阳模式具体化的不同形式,即通过调整统一体内矛盾双方的运动变化来实现预期目标。

随证治之在于具体情况具体分析,谨察阴阳所在而调之。因为在千变万化的临床实践中,证无定证、法无定法、方无定方,要在圆机活法、知常达变,这是中医治则中的高级层次,是调整阴阳的化境。

三因制宜则强调常中有变,变中有常。即疾病不仅是从人体这个小宇宙中来进行调控,而且还要从天、地、人这个大宇宙中来认识,因为我们对疾病的认识仅仅靠直觉辨识还是不够的,还要经过理论思维从其经验中提取调整阴阳的必要参量并贯穿在实践之中。

四、以平为期是治疗的最终目的

由于疾病的发生,其本质在于阴阳平衡关系的失调失衡,因此,补偏救弊、调整阴阳平衡就成了中医治疗的基本手段和要达到的最终目的。所有的治疗原则、治疗方法都是为恢复阴阳平衡服务的。平,它是人体稳态平衡规律的一种科学描述。人体是一个和谐自稳态系统。机体内部通过阴阳的运动进行扶正祛邪、使阴平阳秘,达到新的稳态平衡,此即为健康的状态;达到稳态以后,又进行新的阴阳运动,不断扶正祛邪,调整阴阳。人体自身的生命运动,自始至终贯穿着"以平为期"的自组织、自调整、自适应的运动。

无论是养生防老抗病,还是补偏救弊祛邪,都以阴阳的和调稳定平衡,即"以平为期"为最终目的和结果,所以说,调整阴阳,以平为期是中医治则的最高境界。

第四节　扶　正　祛　邪

一、扶正与祛邪的含义

扶正,即是扶持助长人体的正气。临床主要是通过使用药物、针灸、营养、医疗体育等方法,增强体质,扶助正气,提高机体的防御能力和自然修复能力,从而战胜致病因素,恢复人体的健康。

扶正治则是针对机体正气不足而设立的。人体正气不足主要是维持生命活动的基本物质,如精、气、血、津液等亏损,导致脏腑功能低下,"虚则补之"为其治疗准则。但在临床具体应用时,还应当根据病人的不同情况,采用相应的针对性治疗,如气虚者益气,血虚者养血,阴亏者滋阴,阳衰者助阳。因此,临床所应用的各种补法,均属于扶正范畴,是扶正法则的具体运用和体现。

祛邪,即是祛除病邪。临床主要通过使用攻逐邪气的药物,或运用针灸、手术等其他疗法,祛除邪气,消除致病因素及其作用,以达到邪去正复的目的。

祛邪是根据邪气有余而确定的治疗法则,适用于邪气盛,正气未衰,以邪实为主要矛盾的病证。"实则泻之"是其治疗法则,但必须根据其寒热性质、病变部位等具体情况,分别采用发汗解表、攻下里实、活血化瘀、消导积滞、清热解毒、除湿祛风、涌吐等治法,通过泻实的手段,达到祛邪的目的。因此,临床所应用的各种攻法、泻法,均属祛邪范畴,是祛邪法则的具体运用和体现。

二、扶正祛邪治则的内容

疾病的发生和变化是错综复杂的,但总不外乎机体的抗病能力——正气,与致病因素——邪气两个方面。正气与邪气,是相互对抗,相互矛盾的,在人的整个生命过程中,一方面正气发挥着维持人体正常生理功能的作用,另一方面,人体也无时无刻不在受到邪气的侵袭,从一定意义上讲,疾病的过程也就是邪正斗争的过程,邪与正的消长盛衰,不仅仅关系到疾病的发生,而且影响着疾病的发展和转归。

从疾病的发生来看,中医认为正气不足是疾病发生的主要因素,外来邪气是构成疾病的重要条件。《灵枢·百病始生》曰:"风雨寒热,不得虚,邪不能独伤人。卒然逢疾风暴雨而不病者,盖无虚,故邪不能独伤人。此必因虚邪之风,与其身形,两虚相得,乃客其形。"并且认为外邪入侵,是否立即发病,与人体的功能状况密切相关,正如吴又可在《温疫论》中指出:"感之浅者,邪不胜正,未能顿发,或遇饥饱劳碌,忧思气怒,正气被伤,邪气始得张溢。"可见邪气是发病的条件,正气是发病的根据,各种致病因素之所以能导致疾病,是取决于机体的抗病能力,取决于邪正力量的对比。

疾病一旦发生,正邪矛盾的消长变化就直接决定着疾病的发展方向。若邪气亢盛,正气不太虚,尚足以同邪气相抗衡,临床表现为亢盛有余的实证,多见于疾病的初期或中期,病程一般较短,临床可见高热,腹胀拒按,胸闷烦躁,甚至神昏谵语,呼吸气粗,大便秘结,或下利,里急后重,小便不利或涩痛,舌苔厚腻,脉实有力等证。若体质素虚,或疾病后期,或大病久病之后,气血不足,伤阴损阳,导致正气虚弱,无力抗邪或邪气不盛时,则表现为正虚为主的虚证,临床可见面色淡白或萎黄,精神萎靡,身倦乏力,心悸气短,形寒肢冷,舌淡胖嫩,脉沉无力,或形体消瘦,五心烦热,口咽干燥,潮热盗汗,舌红少苦,脉细数等脏腑功能衰退的表现。此外,在某些长期复杂的病变中,由于病邪久留,损伤正气,或正气本虚,不足以祛邪,以致痰饮、瘀血,水湿停聚而形成虚中夹实,实中夹虚,虚多实少,实多虚少的虚实夹杂的病变。

正邪力量的对比还决定着疾病的转归。若正邪相争的结果为正气较盛,或正气恢复,则正能祛邪,病情向好的方向转化,并臻于痊愈;若邪气实,正气虚衰,正不御邪,则邪气内陷,疾病恶化,甚至死亡。因此,中医治病的关键在于始终抓住正邪这一对矛盾,采取针对性的治疗原则,改变正邪双方的力量对比,使邪去正复,促使疾病向痊愈的方向转化。

三、扶正祛邪治则的应用

扶正与祛邪是治疗疾病的两种不同法则,虽然二者的着眼点不同,但它们之间又存在着相辅相成的关系,临床应用的基本原则为扶正不留邪,祛邪不伤正,权衡邪正的盛衰及发展趋势,正确处理好"扶正"与"祛邪"的辩证关系。

1. 扶正 适用于正气虚,邪气不盛而以正虚为主的虚性病证,一般久病多有此种情况。此时应以扶正为主,正气旺盛,邪气自除。例如:外感热病后期,耗伤了机体的阴液,出现大便秘结,形如羊粪,不易排出,舌红少苔,口唇干燥,脉细而数等症,此时宜用滋养阴液之法、增水行舟,使津液回复,则大便自通,即所谓"扶正即所以祛邪"。此时如不扶正,妄施攻伐,就会造成正气愈伤,病情愈重的不良后果。

2. 祛邪 适用于邪气亢盛,正气未衰而以邪盛为主的实性病证,新发生的疾病多有此种情况,此时应以祛邪为主。如外感热病过程中,热结肠道,腹胀腹痛,大便不通,苦黄厚而燥,此时急下存阴,用大承气汤泻其实热,则阴液自复,即所谓"邪去正自安""祛邪即所以扶正"。此时若兼用扶正,反而会助长邪气,加重病情,正如张子和指出:"邪不先去,补下亦无益也。"祛邪的目的正是为了保存正气。

3. 扶正与祛邪兼用　适用于正气已虚、邪气尚盛,且邪正主次地位大体相当的病证。在这种情况下,如单纯祛邪则更伤正气,单纯扶正又会助长邪气,只能根据病情,采取先攻后补或先补后攻,或攻补兼施之法,在慢性疾病的治疗中应用较多。具体应用时,医者应进一步分清正虚、邪实的矛盾关系,若正气亏损,邪留不去,而以正虚为主者,治疗以扶正为主,兼顾祛邪;邪气亢盛,正气亦伤,而以邪盛为主者,治疗宜祛邪为主,兼顾扶正,临床应因机活法,灵活施治。

四、扶正祛邪治则的使用注意

扶正与祛邪是针对疾病基本矛盾而制定的治疗原则,因此,它们是指导临床治疗的重要法则之一,若医者应用得当,可以有效地改变邪正双方的力量对比,促使疾病向痊愈的方面转化。在临床使用中,要注意以下两点:

1. 扶正不留邪　对于正气虚弱者,使用扶正治则无疑是正确的,但同时也应注意扶正方药的恰当应用,若扶正药应用过早、过久、过量,就会造成"关门留寇"之弊。例如,湿热病后期,邪气渐去,身热已退,但仍不可过早应用温补之剂,犹恐"炉烟虽熄,灰中有火",误补益疾。因此,扶正也应做到"无太过,无不及"。

2. 祛邪不伤正　临床在使用祛邪治则时,尽管"邪去正自安",但若祛邪药用得过久、过量,也会损伤正气,《素问·五常政大论》云:"大毒治病,十去其六;常毒治病,十去其七;小毒治病,十去其八;无毒治病,十去其九……无使过之,伤其正也。"因此,在祛邪时,用药一定要适时、适量、适度,切莫用药太过,损伤正气,而犯"虚虚实实"之戒。

扶正法邪治则是中医临床中具有指导意义的重要法则之一,我们在临床实践中,要正确认识扶正与祛邪的辩证关系,并做到"扶正不致留邪""祛邪不致伤正",才能充分发挥该治则的临床指导作用。

第五节　标本缓急

一、标本的含义

标与本是一对相对概念,所谓"本",是相对"标"而言的,本系根本,标为枝末。中医学引用这一相对概念,具有多种含义,用以揭示错综复杂的病变过程中,各种矛盾双方的主次、先后及其因果等关系。

中医标本概念的提出,最早见于《素问·标本病传论》。《黄帝内经》标本理论中,已触及主要矛盾与次要矛盾的关系问题,在一定意义上说,本就是疾病的主要矛盾,标就是被主要矛盾规定和影响的次要矛盾。具体于临床,就邪正双方的关系而言,人体的正气为本,致病的邪气为标;就病因与症状而言,病因为本,症状为标;以发病先后而言,先病为本,后病为标;以疾病的病变部位而言,病在内者为本,病在外者为标;就外在现象与内在本质而言,内在本质为本,外在现象为标。它体现了中医在认识疾病和治疗疾病中,对各种关系和因素的辨证处理思想。

二、标本缓急治则的内容

标本缓急治则作为中医治疗学中的一个重要法则,不仅包含着临床治疗疾病要抓主要矛盾,同时也体现了疾病的性质,总是随着矛盾主次关系的相互转化而发生变化的观点。

中医学认为,疾病的发生、发展过程,是极其复杂的,常常有邪正盛衰问题,病因病症缓急问题,旧病未愈,新病又起问题,表证与里证孰重孰轻问题等。在临床实践中,分清疾病的标本主次,轻重缓急,具有提纲挈领的作用。

《素问·至真要大论》指出:"夫标本之道,要而博,小而大,可以言一而知百病之害。"正确掌握这一治疗原则,可为临床制定相适应的治疗措施奠定基础,对于临床治疗疾病,具有重要的指导意义。正如《素问·标本病传论》篇所云:"知标本者,万举万当,不知标本,是谓妄行"。

三、标本缓急治则的应用

1. 急则治标 在临床治疗中,一般情况下,强调治病求本,先治本后治标。但是,疾病往往不是一成不变的,有时非主要矛盾或矛盾的次要方面,可以上升为主要矛盾或矛盾的主要方面,从而成为影响疾病转归、预后的关键问题。例如,在论及疾病的治疗时,南海名医何梦瑶曾云:"按痰标也,所以治痰者本也。治痰固当求本,然须看痰势缓急,缓则治本固也。若痰势盛急,度难行散,非攻无由去者……若势甚紧急,则虽虚人,亦当先攻后补。"

急则治标的治疗原则,即是针对疾病发展过程中,标证的病势急骤,病情危急,影响到病人的安危,或影响到对"本"病的治疗时,所采取的一种暂时急救的治病法则。这一原则主要适用于急性病、危重病的治疗。例如:中风病其病机为本虚标实,是以虚为本,以实为标,实由虚致,虚实夹杂的本虚标实之证。起病如暴风骤雨之疾速,发病之初,病势凶险,病情危重多变,在治疗时就会仔细分析病情,权衡诸证之急缓,辨标本虚实之轻重。中风病急性期,总涉及神志昏蒙之症,《素问·移精变气论》曰:"得神者昌,失神者亡。"故治疗总以醒神苏神为要,中风闭证之神昏,急宜芳香以开窍,窍开则神得清,然开窍一法,往往只开其闭窍,醒其神志,却不易祛其标实之痰、火、风邪,故窍开后,或以息风涤痰,或以清肝息风,阻止邪气复闭其窍,神志得清,生机乃荫。中风急性期,患者出现大便秘结,目红溲黄,口臭苔腻之证,应通腑泻热,急降其痰火燥结,使邪热从大便而去,腑气得遇,上逆痰火得以下行,神志得以复苏,以上治法均是针对其危重证候及其标实之邪,故均为总则治标之法。

《素问·标本病传论》篇指出:"先热后生中满者,治其标……先病而后生中满者,治其标;大小不利,治其标。"中满,大小不利,这是邪气壅遏于肠胃,致使谷气不能传化,都属于病情危急,不论何种病因,都应先治其标,消除胀满,通利二便,正如《类经》注云:"二便不通,乃危急之候,虽为标病,必先治之,此所谓急则治其标也。"此外,某些疾病在发展过程中,有时旧病未愈,新病又起,并且病势较急,此时也应先治其标,以缓解病情。《金匮要略》指出:"夫病痼疾,加以卒病,当先治其卒病,后乃治其痼疾也。"如一个长期阴虚发热的患者,忽然咽喉肿痛,水浆难下,此时阴虚发热为本,咽喉肿痛为标,但一般情况下,新病病程短易治疗,旧病病程长难治疗,且如果咽喉肿痛严重,就有窒息危及生命之虑,治疗时,当先治其咽喉肿痛的标病,标病解除之后,再治疗阴虚发热的本病。又如产后正虚(本),又伴大出血不止(标),此时止血是当务之急,故当急治其标,先行止血,待血止后再图治本病。

急则治标治则是在标病、继发病证紧急时,所采取的一些针对标证的治疗措施,该治则的正确应用,缓解了病情,解除了新疾(继发病),就为治本创造了更为有利的条件,其目的是为了更好地治本。

2. 缓则治本 缓则治本,是指在一般病情变化比较平稳,病势趋于缓和的情况下,应针对疾病的本质,进行求本治疗。这一治疗原则对于慢性疾病,或急性病转愈过程中,邪气未尽而正气已虚之时,具有重要指导意义。例如,素患阴虚咳嗽之人,复为温燥伤肺,而咯鲜血量多,则旧病阴虚咳嗽为本为缓,新病燥邪伤肺为标为急,急当清燥救肺以止其血,但若新病燥邪消除,咯血停止,而阴虚咳嗽未愈,当此之时,即应缓则治其本,投以养阴清肺之剂以止咳嗽。又如中风昏迷患者,芳香豁痰开窍急治其标,待壅盛之痰去,患者神识复苏,病势转缓,病情趋于稳定时,则当治其本,如肝肾阴虚,阳亢化火者,当治以滋阴潜阳,"壮水之主,以制阳光",恢复人体正气,以图痊愈。

《素问·标本病传论》指出:"先病而后逆者,治其本;失逆而后病者,治其本;先寒而后病者,治其本;先病而后生寒者,治其本。"这是针对病因为本而言的。大凡由某种疾病引起气血逆乱的,其病为本,气血逆乱为标,当治其本,逆乱自然恢复;反之,若先由气血逆乱而导致某种疾病的发生,则气血逆乱为本,疾病为标,治宜平复气血之乱,则疾病自愈;若先受寒邪,而引起病变,则寒邪为本,病变为标,治宜祛寒以治本,则标证自除;若先由阳虚而致恶寒者,阳虚为本,恶寒为标,治当温阳以治本,则恶寒自解。故张景岳曰:"直取其本,则所生诸病,无不随本皆退。"再如肝气郁滞,郁而化火上冲,导致眩晕,目赤,甚至呕血,此时肝火上冲为其本,眩晕、目赤、呕吐为其标,治疗不应单纯止血、清头目治其标,而应采取清肝降逆平冲之法治其本,肝火一清,则诸证旋解。

3. 标本同治 标本同治,即标本兼顾,凡病标本并重,不宜单独治标或治本,或标本俱急的情况下,则应采用标本同治的治疗原则。例如,痰病之发生是由于机体津液代谢因"化火伤正"而形成,故治痰者治本为要,但当痰邪之势盛急,或根基顽固之时,单求治于本,犹若隔靴搔痒,黏滞之痰邪难去,被阻滞之脏腑、经络之功能难复其常。但若只攻其痰邪,又恐更伤其正,治之应标本兼顾,故临床治疗痰病多以健脾、温肾、宣肺、疏肝、行气、滋阴降火等治本之法,与化痰、消瘀、涤痰、祛痰等治标之法,合而为治,既顾护其本,以绝生痰之源,又直取痰邪,使老、旧、宿痰尽去,全面出击,而获痊愈之功。再如中风恢复期或后遗症期,本虚标实夹杂者,也当采用标本同治的法则。如气虚血瘀者,证见偏枯,语謇,口舌歪斜,遍身麻木,乏力短气,自汗心悸,口流涎,舌淡胖润,边有齿痕,苔薄白或白腻,或见舌面有瘀点及舌下络脉青紫,脉沉缓或细弦者,当补气以治本,活血逐瘀以治标。如属脾虚湿盛,痰浊痹阻脉络之中风,又当健脾益气以治本,化痰通络以治标。

仲景《伤寒论》对标本兼治的原则有着淋漓尽致的发挥,如表里同病,单纯解表则里邪不去,单纯攻里反招表邪内陷,此时只能解表攻里并行,共奏表解里和之效。如桂枝去桂加茯苓白术汤,调和营卫,健脾利水;大青龙汤外散风寒,内清郁热;小青龙汤外解风寒,内散水饮;麻黄连翘赤小豆汤解表散邪,清利湿热;小柴胡汤和解少阳,宣通表里;五苓散化气行水,兼以解表;葛根芩连汤表里双解,坚阴止利;大柴胡汤和解表里,通下里实;桂枝加大黄汤调和营卫,兼通阳明等。对于正虚邪实互见之证,祛邪犹恐伤正,扶正又怕留邪,单纯祛邪或扶正均有弊端之时,唯标本同治,攻补兼施,使补而无望,消而无伤。如厚朴生姜半夏甘草人参汤温运脾阳,行气除满;柏子仁丸润下缓通,补泻相济;黄连阿胶汤育阴清热,扶阴泻阳;桂枝加附子汤扶助阳气,解散风邪;旋覆代赭汤降逆化痰,和中养胃等。

4. 标本缓急治则的使用注意 临床疾病的表现,并非如书本所述的那样单纯、典型,往往错综复杂,甚至有着相互矛盾的病理、证候同时存在,医者在诊治时,应当随时捕捉病机的变化,把握病势的缓急,知常达变、灵活地应用标本缓急治疗原则。此外,在应用急则治标之法时,要明确该治则是在邪盛势急,若不急祛其邪,势可危急生命的情况下,所采取的一种针对标证的紧急措施,在达到标急缓解,病势平稳的目的后,则应当遵循"治病求本"的原则,对疾病予以进一步治疗。正如《素问·标本病传论》所云:"谨察间甚,以意调之,间者并行,甚者独行。"只有遵循这一原则,才能适时准确地对疾病进行有效的治疗。

第六节　正　治

一、正治法则的定义

正治法则的理论基础是《素问·至真要大论》所提出的"逆者正治"。就其原则来说,无论"逆",还是"正",都是"治病求本"这一治疗原则的具体运用。

所谓"正治",就是通过分析临床证候,即疾病表现出来的现象,辨明疾病本质的寒、热、虚、实,然后分别采用"寒者热之""热者寒之""虚则补之""实则泻之"的不同治疗方法去解决。因为这种治法是属于逆其症候而治的一种正常的治疗方法,所以叫做"逆者正治",又称为"逆治"法。由于临床上多数疾病的临床表现和疾病的性质相符合,如寒病见寒象,热病见热象,虚病见虚象,实病见实象,在临床治疗这种疾病时,就要采取逆其性质而治的方法,寒者热之,热者寒之,虚者补之,实者泻之,纠正其病理,消除其病因,改善其证候,促进机体阴阳气血的平衡,所以说,正治法是临床上最常用的一种治疗方法。

二、正治法则的临床应用

由于导致疾病的原因很多,因而其临床表现也就复杂多变,在治疗上也就变化万千,临床上使用的正治法也就多种多样。如有瘀血的要活血化瘀,气滞的理气,癥瘕积聚之软坚散结等,都可以归结到正治法中,本节仅就寒、热、虚、实的正反之治做一论述,余者详述于篇后具体治则治法中。

1. 寒者热之与热者寒之　临床上各种疾病都有寒热属性,但这里的寒和热,又不仅包括热性病的寒热,而是包括人的体质与疾病相结合后表现在病情上的性质和属性,不单指体温的高低,当然,体温的高低也包含在内;药物的性能也有寒热温凉性质之别,"寒者热之"和"热者寒之"就是用性质温热的药物治疗性质寒凉的病症,用性质寒凉的药物治疗性质温热的疾病。

病证的寒热之性有一定的病理学基础,药物的寒热之性有一定的药理学基础,药物的寒热之性可以纠正机体病变的寒热之偏,促进并恢复机体的阴阳平衡,同时,药物寒热之药理又是病证寒热病理的有力佐证。

寒证的主要病因病机是阳虚或阴盛,《素问·调经论》云:"阳虚则外寒","寒气在外,则上焦不通,上焦不通则寒气独留于外,故寒栗";"阴盛生内寒","厥气上逆,寒气积于胸中而不泻,不泻则湿气去,寒独留则血凝泣,凝则脉不通,其脉盛大以涩,故中寒"。

寒证有虚实之分,虚寒证是阳衰气虚,功能衰退的一种表现。阳虚则阴盛,阳虚失去其温阳作用,故而寒从内生,其主要临床表现为畏寒喜暖,四肢不温,甚至四肢逆冷,呕吐清水,下利清谷,小便流长,倦怠嗜卧,病变局部冷痛等。实寒证则见恶寒发热,无汗,头痛身疼,骨节疼痛,得热则减,遇寒加重,或关节疼痛,屈伸不利。现代研究认为,寒证的病理,常见慢性炎症,贫血性血液循环障碍,交感神经——肾上腺素系统功能减弱,尿儿茶酚胺排泄量降低,蛋白质分解代谢趋于下降,耗氧量减少,能量不足,总的表现是中枢抑制过程加强,各系统反应性能易于抑制或延迟,生理功能消退。

在临床治疗时,无论实寒虚寒,都可以用"寒者热之"的正治法治疗而取效。如外感风寒,发热恶寒,无汗,脉浮紧,治之以麻黄汤;有汗,恶风、脉浮紧,治之以桂枝汤;脾胃虚寒,下利清谷,治之以附子理中丸,寒湿留着,久而成痹,关节疼痛,甚则屈伸不利,治之以乌头汤,寒凝血瘀,月经不调,痛经,治之以温经汤等,都是"寒者热之"的具体运用。现代药理学研究也表明,热性药物具有对人的整体或局部的功能低下甚至抑制状态,如神经兴奋性低,新陈代谢功能低下,内分泌功能减退,心血管系统、消化系统功能低下等,都具有兴奋作用,使机体受损部位得以修复,内外环境达到平衡的稳态。

热证的主要病因病机是阳盛或阴虚。《素问·阴阳应象大论》所说的"阴盛则阳病,阳盛则阴病";"阳盛则热,阴盛则寒";《素问·调经论》的"阴虚则内热,阳虚则外热"等,表明了人体阴阳平衡的重要性,若一方偏盛或偏衰,必将会导致另一方的偏衰或偏盛而发生病变,张景岳所谓:"阴阳不和,则有胜有亏,故皆能为病,阳盛则热,阴盛则寒,太过所致,物极则变也"就是说明了这种关系。

热证也有虚实之分。虚热证是因为:"所谓阴虚生内热者,正以有所劳倦,致形伤气少而饮食减退,所以谷气不盛也。夫上焦之宗气,生于谷气之精微,今饮食劳倦如此,故上焦之气不行,而下焦之气亦不适,则胃气虚而为热,热气熏于胸中,故内热也"(马莳)。再则房劳过度,情志不节,则五脏精伤而水亏,邪火暗生,火盛阴虚而生内热。其主要临床表现为五心烦热,失眠盗汗,咽干目涩,头晕耳鸣、低热不扬,舌红而干,脉细数。实热证是由于"上焦之气主阳分,故外感寒邪则阳气不通,肌表闭塞,正气郁聚,无所流行而为外热"(张景岳)。其证见但热不寒、大渴引饮、心烦不寐、目赤口苦、咽干目眩、心烦急躁、溲赤便干、舌红苔黄、脉洪数有力。现代研究认为,热病的病理变化,主要是机体热量过盛,急慢性炎症,组织细胞变性、肿胀、坏死、炎性渗出,血管扩张、出血等血液循环障碍,并见于自主神经功能紊乱、甲状腺功能亢进等疾病。

在临床治疗时,无论实热虚热、内伤外感都可依"热者寒之"治则治疗而取效。如治疗外感风热之银翘散、桑菊饮,治疗阳明经证之白虎汤,治疗阳明腑证的承气汤,清虚热的青蒿鳖甲煎等,都是"热者寒之"的具体运用。现代药理研究表明:寒性药物时人体整体或局部功能亢进,如神经系统兴奋,新陈代谢旺盛,内分泌亢进,心血管系统、消化系统功能过度亢进,都具有抑制作用,使机体受损部位得以修复,使机体内环境趋于自稳状态。

2.虚者补之与实者泻之 一般说来,这里的虚是指正气虚,实是指邪气实,此即《素问·通评虚实论》所谓"邪气盛则实,精气夺则虚"。"虚者补之"就是指用补益药以补虚;"实者泻之"就是指用泻下药以除实。

虚证的主要病因病机是由于先天禀赋不足,或后天失于调养,或房劳过度或七情内伤,种种原因导致的机体功能不足,软弱无神,营养不良以及抗病力弱,恢复修补力差等。虚证临床有阴、阳、气、血虚损的区分,但凡属虚证,皆为人体正气不足所表现的证候,只是由于阴虚、阳虚、气虚、血虚等多种证候的不同,临床表现很不一致,难以概括全面。常见的见证有:面色㿠白或萎黄,精神萎靡倦怠,神疲乏力,心悸气短,形寒肢冷,或五心烦热,自汗盗汗,大便滑脱,小便失禁,舌上少苔无苔,脉虚无力等。《医学心悟》所描述的"虚者,正气虚也。为色惨形瘦,为神衰气怯,或自汗不固,或二便失禁,或梦遗滑精,脉弱无力,皆虚"就是对虚证的高度综合概括。现代研究认为,虚证病人的生理功能、免疫功能低下,神经—内分泌系统紊乱,血 cAMP和 cGMP 的比例失调,血浆黏稠度增高,细胞炎症或坏死、萎缩等。

在临床治疗时,在"虚者补之"原则的指导下,还须辨别其虚的部位,在阴、在阳、在气、在血,或在何脏何腑,以区别用药补之。益气、养血、滋阴、壮阳为常用大法。治疗脾胃气虚,运化乏力的四君子汤,治疗阴血不足,面色无华的四物汤,气血双补的八珍汤,治疗肾阴不足的六味地黄丸、左归丸,治疗肾气不足、肾虚阳衰的金匮肾气丸、右归丸等方剂,都是"虚者补之"在临床上的具体应用。现代药理研究也证实,许多补益作用的中药和方剂,都能够增强机体免疫力,增强组织器官的功能,调节心血管系统、内分泌系统等系统的功能,并能延缓衰老,这些都是目前研究开始的热点。

实证的病因病机是由于痰饮、瘀血、食积、气化亢盛、气机郁滞等实邪导致的病变过程中表现出来的充实亢盛有余之证。临床上多见于体壮初病者。就整体而言,实证又有气实、血实、表实、里实、寒实、热实或一个或几个脏腑实证的不同,由于这些所导致的实邪的性质和所在部位的不同,实证的表现也极不一致,常见的见证有:发热、腹胀痛拒按,胸闷烦躁,甚至神昏谵语,呼吸喘促,痰涎壅盛,大便秘结,小便不利,脉实有力,舌苔厚腻。诚如《医学心悟》所云:"实者,邪气实也;或外闭于经络,或内结于脏腑,或气壅而不行,或血流而涩。"现代研究也表明,实证病人的生理功能偏于亢进,中枢神经偏于兴奋,交感神经紧张度上升,并有细胞炎症可见。

在临床治疗实证时,在"实者泻之"原则的指导下,还当辨别其病变的部位,在阴、在阳、在气、在血,或在何脏何腑,分别用药泻之、发汗、泻下、宣肺、利尿、活血、化积、消导等诸多治法,都可用"泻"字来统领。临床上常用的泻下冷积的三物备急丸,泻下阳明腑实的承气汤,峻下逐水的十枣汤,泻肺平喘的麻杏石甘汤,治下焦蓄血的桃核承气汤,气逆咳喘的苏子降气汤等,都是在"实者泻之"原则指导下的临床应用。现代药理研究也证实,泻下药、清热药、活血化瘀药对抑制机体生理功能偏亢,抑制中枢神经兴奋性。降低交感神经紧张度,促进新陈代谢,改善微循环,抗菌消炎、清热等,有重要作用。

3. 寒热同治与攻补兼施 在临床上除上述病理表现外,还可见到以下诸种情况:或寒证与热证共见于一身,或虚证与实证同处一体;或上热下寒,或上寒下热,或寒热夹杂,或寒热交作,此时治当寒热药物同用,以成对寒热不同之病理,亦同并行不悖之法;而对于上虚下实,或上实下虚,或脏虚腑实,或脏实腑虚,或经虚络实,或经实络虚等虚实夹杂、虚实难辨之证,治当以攻补兼施,方有奇功。

(1)寒热同治:寒热同治主要是为寒热错杂证而设。因为临床上除单纯的寒证或热证而外,还有寒热交错的证候同时出现。例如表寒里热、表热里寒、上热下寒、上寒下热等,其病因不同、病机有别,治法有异。

1)表寒里热:本有里热,又受外感,或表邪直接入里化热而表邪不解,故而形成本证。例如,素有内热,又感风寒,外见发热、恶寒、身痛;内见烦躁、口渴、便秘。证同表寒里热,治当解表清里,方以防风通圣散、大青龙汤等。如小儿先有食积内热,又外感风寒之邪,临床上既可见到由内热食积引起的腹痛、烦躁、口渴、苔黄,又可见到体温高热、恶寒、身痛等证,属表寒里热证,治当解表清里消积化食,方以木香槟榔丸合香苏散。

2)表热里寒:素有里寒而又感风热,或表热未解而误下伤阳,都会导致表热里寒证的出现。例如,平素脾胃虚寒、纳呆、腹胀便溏,又感风热,见有发热、恶寒、口渴、有汗等表证,均属表热里寒证,治当疏解风热,温中健脾,方以桑菊饮合附子理中丸,以求表里双治。

3)上热下寒:上热下寒是指在同一时间内,上部表现为热证,下部表现为寒证。如口臭、渴而喜饮、牙龈肿痛,属上焦胃热,同时又见腹痛喜暖、大便溏泄的肠寒于下,即属上热下寒,治当寒热平调兼顾,方以黄连汤。《伤寒论》所说:"伤寒胸中有热,胃中有邪气,腹中病欲呕吐者,黄连汤主之。"胸中烦热、呕吐为上热;胃中有邪气,腹中痛喜暖,大便稀薄为下寒(肠),故用黄连汤寒热平调之。

4)上寒下热证:上寒下热证是指同一时间内,上部为寒证,下部为热证。例如,胃寒于上,上见胃脘冷痛,呕吐清涎;同时又见下焦湿热的尿频、尿痛、小便短赤等症,即为上寒下热证。《金匮要略·呕吐哕下利篇》所说的"干呕而利者,黄芩加半夏生姜汤主之"即是此类。此因胃寒而干呕,肠湿热而下利,故上寒下热证。

5)寒热错杂证:在临床上并不罕见,因此在治疗时要采取寒热同治的方法治疗。但是,有时寒证和热证的表现并不是平衡的,而且不均衡的情况占绝大多数,故而还需明辨病变是偏寒还是偏热,弄清寒热双方的轻重主次,临床才能权衡轻重,用药才可以有所侧重。至于真寒假热和真热假寒,本节不做论述,详者请见下章"反治法则"。用黄芩加半夏生姜汤温上清下。

6)在治疗寒热错杂证时,必须注意:既不可过用辛温刚燥或苦寒直折之品,使其变成单纯的热证或寒证,又不可一味发表,使里证愈寒或愈热,也不能一味攻里,使里证虽除但表邪又入。既不能开门揖盗,又不能关门留寇,必须严格把握"平"的尺度,此中亦寓有"调整阴阳,以平为期"之意。

(2)攻补兼施:攻补兼施适用于里实正虚而大便秘结者。此时不攻则不能祛其实,攻实则正气更虚;不补则无以救其虚,补虚则里实愈壅,唯有用攻补兼施之剂,使攻不伤正,补不助邪,才为两全之策。

凡虚证中杂有实证,实证中混有虚证,以及虚实共见的,都是虚实错杂证。例如表虚里实、表实里虚、上虚下实、上实下虚等。虚实错杂的证候,由于虚和实错杂互见,所以治当以攻补兼施法。但在攻补兼施的过程中,还应分清虚实的孰多孰少,因而用药就有轻重主次之分。临床上常见的虚实错杂证有:实证夹虚、虚证夹实、虚实并重三大类型,本节仅对此三型的攻补兼施法作一介绍。

1)实证夹虚:实证过程中正气受损,或体虚而渐感外邪,都属实证夹虚之例。其临床特点以邪实为主,正虚为次,此时当以攻邪为主,兼顾正虚。例如,温热病热结于胃肠,津液为邪热所劫而致大便干燥的阳明腑实证。此时邪热实阻为主,津亏血燥为次,若邪热得除,大便得通,则津血可复,故治以增液承气汤,滋阴增液通便为主,生津养血之功为其次。

2)虚证夹实:实证拖延日久,余邪未尽,或素体大虚,复感邪气,则后虚证夹实。其特点以邪实为次,正虚为主,治疗则先以扶正,兼以祛邪。例如,肺脾气虚所致的痰浊阻肺、咳嗽、咳痰,甚则喘促之症,以肺脾气虚之虚证为主,痰浊阻肺为次,治当补益肺脾之气,使其宣发、肃降、运化、敷布功能正常,化痰止咳则为改善兼证而设,香砂六君子汤多所常用。

3)虚实并重:严重的实证,迁延日久未愈,正气大伤,余邪未尽,或正气极虚,又感严重的实邪,证属虚实并重,治疗亦当攻补并重。例如,妇女干血痨证,证见形体消瘦,面容憔悴,肌肤甲错,五心烦热,饮食不思,一片虚象显现,但舌质紫黯,边有瘀点,月经闭久不来,脉象涩而有力。此为虚中夹实,治当虚实并重,攻补兼施,以大黄䗪虫丸、桂枝茯苓丸主之。

4)虚实之证是相对而言的,病本属实,若失治、误治,病程延长,邪气渐去,正气亦伤,故可转化为虚证;病本虚证,由于正气不足,不能布化,以致产生实邪,甚至以实证为主,临床上亦当详辨。至于真实假虚和真虚假实证,本节不做进一步讨论,详见"反治法则"一节中。

第七节　反　　治

一、反治法则的含义

有些疾病,特别是一些复杂、严重的疾病,表现的证候和病变的性质不符,即出现一些假象。在治疗时就不能简单地见寒治寒，见热治热，而应透过假象，辨明真伪，在治疗时治其本质。热因热用、寒因寒用、通因通用、塞因塞用等治法都是顺从疾病症状而治的，不同于一般的治疗方法，故称之为"从者反治"，又叫"反治""从治"，但所从的症状是假象，故而所谓的"反治"，实质上还是"正治"，还是在治病求本治则指导下，针对疾病病因和内在本质而治的一种方法。

二、反治法则的理论来源

反治法则的理论来源是《黄帝内经》。早在《素问·至真要大论》中就提出了"从者反治"，这是反治法理论基础之一。其后，历代医家在此基础上有所补充发挥，使这一治则日益完备。《古今医统正脉全书·论伤寒正治逆治反攻寒热辨》中详细指出："寒热真假，不可不知，正治逆治，岂可不辨，假如热病服寒药而热不退，后用热药而热方退；假如寒病服热药而寒不退，后用寒药而寒方退者，此为从治也。从治者，反治也；治热病以寒药而愈，治寒病以热药而愈者，逆治也。逆治者，正治也。"从这段论述中，可以把反治的内容（热因热用、寒因寒用）了解得很清楚，同时也解释了正治与反治的区别与联系。《类经·标本论》也有"以热治热，治假热也；以寒治寒，治假寒也，是为从取"的论述。此处将反治法称为"从取"；而在《类经·论治类》中则称"以寒治寒，以热治热，从其病者，谓之反治"。而在《医碥·反治论》中，更具体指出："逆者正治，辨之无难；从者正治，辨之最难。盖寒有真寒假寒，热有真热假热。……假寒者，外虽寒而内则热……假热者，外虽热而内则寒。"

此外，古人还将反佐法归于反治法的范畴，使其范围有所扩大。《医门法律》中有"寒药热服，借热以行寒；热药寒服，借寒以行热。皆反佐变通之法。因势利导，故易为力，亦小小从治之意"。《成方切用》遵《黄帝内经》"从者反治"之意，提出了"通因通用，塞因塞用"的治则，并总结为"以上四治（寒因寒用、热因热用、通因通用、塞因塞用），必伏其所主者，制病之本也；先其所因者，求病之由也。既得其本，而以其治真，以假对假，其始也治类似同，其终也病变则异矣。是为反治之法，故可使破积溃坚、气和而病必已也"。至此，反治法则日臻完善，并成为中医的一条重要治则。

三、反治法则的临床运用

反治法在临床上包括反常的证候反应和反常的治疗方法。所谓反常的证候反应就是证候的假象；具体说来，所谓的反，是指疾病外在的证候表现和机体内部的病理变化不一致而成反比，即反常的证候表现。《素问·阴阳应象大论》"寒极生热，热极生寒""重寒则热，重热则寒"说的就是这种人体阴阳寒热虚实失去平衡而出现的反常表现；"大实有羸状，至虚有盛候"说的也是这种反常表现。

中医学的反治方法,经过长时间的临床实践和不断的经验总结,从感性认识上升到理性认识,"反治法"理论,指导我们在临床治疗时必须结合病因,不能只看证候。

反治法包括"真假寒热"和"真假虚实"两个方面的治疗方法,《素问·阴阳应象大论》中"治病必求于本"的"本"字,就是指疾病的病因而言的,也就是说:凡真寒假热和真热假寒的证候以及"大虚似实"和"大实似虚"的证候,可以采用热治热,寒治寒,补治实,通治虚的方法来治疗。这个"反"字是指疾病的反常证候;"治"是指治疗疾病的根本原因,这也是中医"治病必求于本"的思想的体现。

1. 热因热用 有些亡阳虚脱的病人,由于阴寒内盛,格阳于外,有时会见到面颊潮红,烦躁等热象,因其热象是假,而阳虚寒盛是其本质,故仍应以温热药治疗,这就是热因热用。第一个热字是指证候而言,第二个热字是指药性而言:用温热药物治疗热性的证候,这个热是疾病外在证候的具体表现和内在的病理变化不相一致所反映出来的假热。《伤寒论》说:"病人身大热,反欲得近衣者,热在皮肤,寒在骨髓也。"热在皮肤是外在的证候表现,而寒在骨髓则是其病理变化,热在皮肤为假热,而寒在骨髓为真寒。《伤寒论》有条文又云:"下利消谷,里寒外热,手足厥逆,脉微欲绝,身反不恶寒,其人面色赤,通脉四逆汤主之。"对此条文,成无己注释曰:"此阴甚于内,格阳于外,不相通也。"《伤寒论》又称:"下利脉微者,与白通汤,利不止,厥逆无脉,干呕烦者,白通加猪胆汁汤主之。"对此条,成无己注释曰:"下利脉微,为寒极阴盛;利不止,厥逆无脉,干呕者,寒气太甚,内为热拒,阳气逆乱也,以白通加猪胆汁汤以和之。"《素问·至真要大论》曰:"逆而从之,从而逆之。"又曰:"逆者正治,从者反治,此之谓也。"白通加猪胆汁汤方后小字注曰:"若调寒热之逆,冷热必行,则热物冷服,下咽之后,冷性既消,热性便发,由是病气随愈,此和人尿猪胆汁,咸苦寒物于白通汤热剂中,要其气相从,则可以去格拒之寒也。"

显然,这种热病的真相属寒,其实质是寒的病理变化,表现为功能的低下不足,热性药物有加强物质代谢和能量代谢,兴奋神经系统,调节内分泌等功能,从而纠正寒的病理状态,若误以寒药清之,则将贻误病情。

2. 寒因寒用 外感热病,在里热极盛之时,由于阳盛格阴,可能见到四肢厥冷的寒象,所以寒象是假,而热盛才是它的本质,故仍须用寒凉药物治疗,这就叫寒因寒用,即以凉治寒,用寒凉药物治疗寒凉证候,这个寒,是外在的疾病表现和内在的病理变化不相一致表现出来的假寒。《伤寒论》有云:"病人身大寒,反不欲近衣者,寒在皮肤,热在骨髓也。"寒在皮肤是指外在的证候表现,热在骨髓指内在的病理变化,寒因寒用的第一个寒字是指证候而言,第二个寒字是指药性而言。《伤寒论》又称"伤寒脉浮滑,此表有热,里有寒,白虎汤主之"。徐大椿注释曰："此寒热二字必倒误,乃表有寒,里有热也。"观下条"脉滑而厥者,里有热也"的论述,可见不误。

《伤寒论》另有条文云:"伤寒脉滑而厥者,里有热也,白虎汤主之。"徐大椿明确注释曰:"亡阳之证有二,下焦之阳虚,飞越于外,而欲上脱,则用参附等药以回之;上焦之阳盛,遏阴于外,而欲上泄,则用石膏以收之,同一亡阳而治迥殊,细审之自明,否则,生死立判也。"对于寒因寒用阐述得非常清楚。《伤寒论》还有条文曰:"伤寒无大热,口燥渴,心烦、背微恶寒者,白虎加人参汤主之。"成无己注释道:"背为阳,背恶寒口中和者,少阴病也,当与附子汤。今口燥渴,背虽恶寒,此里也。即恶寒则不至甚,故云微恶寒。"背恶寒,有人误认为表邪不解,甚至用桂枝汤解表。其实,这是阳明热厥的先兆,所谓"厥微者热亦微",不过未至于完全的热厥。叶天士称:"夏暑发自阳明。"吴瑭称:"《金匮》谓太阳中喝,恶寒发热。若发其汗,则恶寒甚。"这足以说明,背恶寒不是表邪未解,是真热假寒的一种,临床不加细审,必致误诊。

现代临床上因阳盛格阴所致的寒证,当用寒性药治疗。因为这是一种阳气内盛之真热假寒证。实际上是用寒凉药以纠正里热盛极的病变。有人报道,一患者过饱过醉,复食生冷,冷水浴后,出现腹中胀满,大便不行,恶寒战栗,四肢厥冷,继而不省人事,面青唇白、目瞪口开,脉厥气微,指甲青白。此为寒邪外束,火热内郁,正气不畅,血凝不运的真热假寒证,当用寒凉药清之,若误温之,以火济火,贻误病情。

真寒假热或真热假寒,可能是患者机体对致热原反应的敏感性不均一,使体温中枢的调节失却平衡,以致全身热量分布不均匀,热量的传布不畅等所引起的证候与病理变化不相一致,所以要详察病机,才能制订出准确的治疗方案。

3. 塞因塞用　脾虚不运所致的脘腹胀满,但并无水湿、食积留滞,就得使用健脾益气的方法,以补开塞,这就叫塞因塞用。塞因塞用的本质是以补益药物来治疗"满实"这个证候。这个"实"是疾病的外在证候表现,和内在的病理变化不相一致所反映出来的"假实"。"至虚之病,反见盛势"即指此而言。第一个塞字是指证候,第二个塞字是指药性而言。

《伤寒论》有条文曰:"腹满时减,复如故,此为寒,当与温药。"张景岳解释说:"腹满时减者,以腹中本无实邪,所以有时或减;既减而复如故者,以脾气寒而然,所以当以温药,即兼言补也。"后人所谓"脾虚作胀",用香砂六君子汤取效。这也是在塞因塞用指导下的具体运用。对于"塞因塞用",《内经知要》注曰:"塞因塞用者,如下气虚乏,中焦气壅,欲散满则更虚其下,欲补下则满甚于中,治不知本,而先攻其满,药入或减,药过依然,气必更虚,病必转甚,不知少服则壅滞,多服则宣通,峻补其下,则下自实,中满自除矣。"这说明,临床审证,有毫厘千里之失,不可不审。

4. 通因通用　因于食积所致的腹泻,不仅不能用止泻药,反而要用消导泻下药以去其积滞,这就叫通因通用。通因通用的另一个意思是以攻补"虚",就是用攻下的药物来治疗"虚"的证候。这个"虚"就是当疾病的外在证候表现和内在的病理变化不相一致时而反映出来的假虚。"大实之病,反有羸状"即指此意。

《伤寒论》有条文曰:"少阴病,自利清水,色纯青,心下必痛,口干燥者,急下之,宜大承气汤。""心下痛,口干燥",这是实热的证候;"自利清水,色纯青"是虚寒的假象,所以说"急下之"。大承气汤是苦寒攻下的方剂。用苦寒攻下的大承气汤治疗虚寒下利的假象,所以说以攻补虚,通因通用。《金匮要略·血痹虚劳病篇》:"五劳虚极羸瘦,腹满,内有干血,缓中补虚,大黄䗪虫丸主之。"尤在泾注释说:"虚劳证,有挟瘀郁者,此所谓五劳诸伤,内有干血者是也。干血不去,则足以留新血而渗灌不周,故去之不可不早也。"喻嘉言也认为:所谓虚劳羸瘦是这一证候的假象;内有干血是这一证候的真正原因,所以主张缓中补虚,干血不去,疾病难愈,此即通因通用。有人亦称此为"以通为补"。李中梓云:"通因通用者,或挟热而利,或凝寒而泄。寒者以热下之,热者以寒下之。伏其所主,利病之本也;先其所因,求病之由也。其治则同,言正治也;其终则异,言反治也。明于反治,何病不愈。"

5. 反佐法　古人将反佐法也归属反治法之一。中医古代方剂中多寒热同用,攻补兼施,或寒热攻补同用,这些即寓有反佐之意。反佐法的原意即在治疗纯粹的寒证时,在热药中加入寒品;对于纯粹的热证,须在寒药中稍加热品。此即"反佐"之意。另外,中医还有"姜附冷饮,承气热服"之论,亦含有反佐意思于内。

历代名医临床上多用反佐法取效,因为以寒治热及以热治寒的正治法一般为人们熟知,而反治法非有真知灼见则不敢轻用。总之,反治法是用药性和病变表现的证候相同的药物进行治疗的一种治疗方法。当患者的阴阳、寒热、虚实平衡受到破坏时,出现复杂证候,如寒盛患者出现热盛证候,热盛患者出现寒盛证候,虚寒患者见实热证候,实热患者有泄下证候等,要详尽分析,排除假象,揭示真实的病因病机与反映其本质的证候施治,以调整机体阴阳之平衡。

还有人认为,反治法是顺应病势的发展,使症状更加暴露,加强局部反馈信息及其反馈速度,使脏腑依次发出新的指令,动摇病理稳态,建立并恢复生理稳态,这也是重视局部对整体的作用,即从调整局部症状入手,以调节整体阴阳之平衡。可以参考。

第八节　同病异治与异病同治

一、同病异治

1. 同病异治的含义　所谓同病异治,即是指同一病证,可因人、因地、因时的不同,或由于病情的发展,病型的差异、病机的变化以及用药过程中正邪消长等差异,而采取不同的治疗方法。

2. 同病异治的理论来源 同病异治治则首见于《黄帝内经》。《素问·异法方宜论》云:"医之治病也,一病而治各不同,皆愈何也? 岐伯对曰:地域使然也。……故圣人杂合以治,各得其所宜,故治所以异而病皆愈者,得病之情,得治之大体也。"《素问·五常政大论》说:"西北之气散而寒之,东南之气收而温之,故所谓同病异治也。"由上两段论述即可以看出,同样的疾病,其治疗的不同,主要是根据地域的不同、病因病机的不同而决定的。《素问·病能论》更明确指出:"有病颈痈者,或石治之,或针灸治之,而皆已,其真安在? 岐伯曰:此同名异治也。去痈气之息者,宜以针开除去之;去气盛血聚者,宜石而泻之,所谓同病异治也。"可见,同病异治还有此说,它已具体到了针石。其后,历代医家对同病异治治则认识更为深入,有所发挥,如《石室秘录》认为:"异治者,一病而异治也。如人病中湿也,或用开鬼门之法,或用洁净府之法是也。"另外还有"因方之制,因其可因者也"之论。毫无疑问,同病异治的理论源于《黄帝内经》。

3. 同病异治的理论依据 同病异治治则,主要是注意了疾病内外因素的辩证关系,注意了治疗方法的多样性,因而是有理论依据的。同一疾病,由于发病时间、地域、气候的不同,或者由于患者机体的反应性不同,或处于不同的发展阶段,或同种疾病表现的症状不同,因而采取的治疗方法不同。

现代研究的一些成果,揭示了同病异治的本质,也为中医的同病异治治则,提供了理论依据。

(1)同种疾病具有不同的病理学基础,故而治疗方法不同。如中医所说的内障眼病,按古人所说,"有神劳,有血少,有元气弱,有元精亏而昏渺者,致害不一"。虽是同种病疾,但由于病因病机不同,治疗上采取的方法也就不同。神劳者,当安神;血少者,当养血;元气弱者当补元气;元精亏者当补真精。

(2)同种疾病具有不同的病理形态学基础,故而治疗方法不同。如中医所说的胃脘痛,有寒、热、虚、实的不同,而在病理学形态上,则有胃黏膜的厚度、腺窝深度、胃黏膜上皮肠化生率等的不同,治疗方法也就不同。

(3)同种疾病具有不同的病理生理学基础,故而治疗方法不同。同一种疾病而证型不同,其病理生理学也有差异,因而治疗方法不同。

(4)同种疾病具有不同的病理生理学基础,故而治疗方法不同。同种疾病而证型不同的病人,有某些生化活性成分的差异,表明不同证的病人物质代谢的病理变化有某种差异,因而治疗时采取的方法不同。同病异证存在着许多方面不同的病理学基础,临证时必须仔细分析矛盾,抓住各自的特殊性,采取各自相应的不同治疗方法、才能取得满意的疗效。

4. 同病异治的临床应用 同病异治在临床上的应用是非常广泛的。某一种疾病,由于某些因素的作用而产生不同的证候,即"同病异证",故而,按辨证论治原则,分别采取不同的治疗方法而奏效。如便秘一证,病因多端,若因肠腑燥热、燥屎内结所致,当泻下通腑泻热;若冷寒积滞肠中,腑脏不通,当温下通腑散寒;若为脾胃气虚,则当补中益气。

同病异治体现了中医辩证论治的特点。以临床上常见的便秘为例,应注意发现其不同的症状,如大便数日不解,便如羊矢,臭秽难闻,则表明系大肠燥热所致;如果大便燥结不甚,便意频频,但临厕努责乏力,欲解不出,则是脾胃气虚的表现。只有明白这些,根据同病异治原则,针对其不同症状治疗,才能取得较好的疗效。

同病异治也体现了中医的"治病求本"原则,并受治病求本治则的指导。从哲学角度而言,同病异治是在同中求异这一辩证思维逻辑基础上提出的治疗原则。唯物辩证法认为,现象是本质的反映,善于同中求异,透过现象看本质,这是同病异治的精华所在,也是唯物辩证法思想在中医治则学中的运用和体现。

二、异病同治

1. 异病同治的含义　所谓异病同治,是指不同的疾病,在其病变发展过程中,出现相同的病机或相同的证,因而采取相同的方法来治疗,这就叫异病同治。由于不同的疾病虽然各有其特殊性,但在一定的条件下又有共同的、普遍的特点,所以可以采用相类同的方法治疗。

2. 异病同治的理论来源　《黄帝内经》虽然没有明确提出"异病同治",但其中的许多具体治法,包含了异病同治思想。《素问·阴阳应象大论》中指出:"其高者,因而越之""其下者,引而竭之""中满者,泻之于内"。这里面的"高""下""中满",表明了疾病的所在部位及部分特性,但部位的在上与在下,可在许多疾病中出现,异病中的"异"是部位的不同,因而可以采用相同的治法,如"越""竭""泻"。

从中医的病机相同,治法相同角度来看,也可以看到异病同治的思想。《素问·至真要大论》中提出了著名的"病机十九条",其虽为针对病机而言,但也可以视为异病同治的纲领性内容。如针对"火"邪为患,有"诸热瞀瘛,皆属于火""诸禁鼓栗,如丧神守,皆属于火""诸逆冲上,皆属于火""诸躁狂越,皆属于火""诸病胕肿,疼酸惊骇,皆属于火"的种种不同,导致的火邪为病也就多种多样,但在治疗上却有相同或相近的治法,即针对于火而治。"诸热瞀瘛"则当消虚火,而"诸躁狂越"则当清泻实火。可见,不同的病证,有相同的病机,即可采取相同的治法,异病同治。

后世医家在《黄帝内经》的理论指导下,对异病同治多有发挥,并使其成为一种独特的法则体系。《石室秘录·同治法》把异病同治归纳为"同治者,同是一方,而同治数病也。如四物汤可治吐血,又可治下血。逍遥散可治木郁,又可治数郁。六君子汤可治饮食之伤,又可治痰气之结。然而方虽同,而用之轻重有别,加减有殊,未可执之以治一病,又即以治彼病耳。如吐血宜加麦冬、甘草,便血宜加地榆、黄芩之类于四物汤中也。如丹皮、栀子,宜加于木郁之中,黄连宜加火郁之中,黄芩、苏叶宜加于金郁之中,石膏、知母宜加于土郁之中,泽泻、猪苓宜加于水郁之中也。伤肉食,宜加山楂;伤米食,宜加麦芽、枳壳;伤面食;宜加萝卜子之类于六君子汤内也。同治之法,可不审乎。"

可见,异病同治的思想萌芽于《黄帝内经》,充实、完善于历代,发展到今天,已经成为中医药学重要的治则之一。

3. 异病同治的理论依据 异病同治是中医的重要治则之一。不同的疾病,在其病变的发展过程中,出现相同病机和相同的证,就可以采取相同的方法来进行治疗。

异病同治的前提是异病同"证",只要"证"同,治疗方法就相同。因而,异病同证的理论依据,便是异病同治的理论依据。现代的一些研究成果,为异病同治提供了理论依据。

(1)不同的疾病具有相同的病因病理学基础,因而可以采取异病同治的方法治疗。有许多疾病具有共同的病机,《素问·至真要大论》中的"病机十九条"的"火"证、"热"证等,都属于不同的疾病具有相同的病因病机之类,因而治法相同或相近。有许多疾病,如消渴多尿、虚劳腰痛而小便不利,妇人转胞而小便不利,痰饮而小便不利等,其病机同属肾阳虚弱、膀胱气化失司,因而在治疗上应审证求因,详细了解其病因病机,透过异病的现象,抓住病机相同的本质,采用相同的方法治疗。

(2)不同的疾病具有共同的病理形态学基础,因而可以采取异病同治的方法治疗。不同的疾病表现为相同的证候时,往往在病理形态学方面有共同的形态学基础,故异病同治可以取效。如许多疾病都有阳虚或阴阳俱虚,有人对5个内分泌腺体的形态学观察表明,阳虚或阴阳俱虚的患者,大多甲状腺上皮细胞滤泡萎缩、肾上腺皮质功能减退、睾丸精母细胞及精子数减少、卵巢的各级卵泡数明显减少并有异常现象、脑垂体前叶的嗜碱性细胞空洞形成,核不规则等,因此,从这些微观形态相同的角度考虑,可考虑使用相同的方法治疗。

(3)不同的疾病具有相同的病理生理学基础,因而可以采取异病同治的方法治疗。不同的疾病有共同的证候,同时往往也有共同的病理生理学基础,如瘀血证,可见于许多种疾病之中,一般都有炎症所表现的组织坏死、溃疡、增生、渗出,而在病理生理学上则都有不同程度的血流量减少,外周阻力增高,微血管血流缓慢并郁滞,红细胞聚集、血管狭窄、局部缺血或瘀血、血栓形成、血液处于高凝状态等。所以,采用活血化瘀法则可以改善这些病理生理状况,此即异病同治。

(4)不同的疾病具有相同的病理生化学基础,因而可以采取异病同治的方法治疗。我们知道,cAMP 和 cGMP 调控物质代谢和生理功能,在人体的生命活动中具有重要意义。若这种生化物质的调控失常,则发生各种疾病。有许多疾病都有 cAMP 与 cGMP 的异常。如阳虚病人血浆 cAMP/cGMP 比值下降,其中冠心病、肾病、急性肠炎以 cAMP 下降为主,心梗病人以 cGMP 下降为主。因此,具有相同病理生化学基础的不同疾病,可以采用相同的方法治疗。

4. 异病同治的临床应用 孙思邈在《备急千金要方》中指出:"病有内同而外异,亦有内异而外同。"表明有些互不相同的疾病,在一定的条件下,由于其病因、基本病机相似,因而表现出类似的证候。这些证候代表了不同疾病的矛盾的普遍性,即异病同证,可采取基本相同的治疗方法,即异病同治。

异病同治在临床上的应用是非常广泛的。它也集中体现了中医学辨证论治的精华所在,当前的老药新用、传统中药名方的第二次开发(R&D)等,无一不是在异病同治精神指导下的产物,同时也体现了辨证论治与治病求本,即透过现象,抓住本质问题而进行治疗。

异病同治的前提是异病同"证"。中医的"证",一般认为是在疾病发展过程的一定阶段表现出来的症状、体征及其内在的生理、病理变化的综合。它是结合脏腑、经络、气血、津液生理病理等,再根据四诊、八纲去辨识的。但"证"不为某一病种所固有,同一证可见于多种不同的疾病,而同一种病的全过程,又可出现多种不同的证。只要证相同,不同的疾病也可采取相同的治疗方法。因此,异病同治是中医辨证论治在临床上的具体体现。

异病同治与体质学说有密切关系。《黄帝内经》曾从不同角度对人的体质作了若干分类。张仲景认为证的产生,以体质为基础,然后根据体质强弱辨证论治,因人用药,从而寓体质学说于辨证论治之中。清代医家徐灵胎更明确地指出:"天下可同此一病,而治此则效,治彼则不效,且不唯无效,而反有大害者,何也? 则以病同而人异也。"可见体质是同病异治、异病同治的重要因素,不同的疾病,由于体质相同,在疾病的发展过程中,出现相同的病机,产生相同的证,治疗时就可以采用相同的方法。如慢性支气管炎、再生障碍性贫血、红斑性狼疮、硬皮病、慢性肾炎等不同的疾病,见于阳虚型体质,在病变过程中,又都出现肾阳虚的证候特点,那么就都可以采用温补肾阳的方法治疗。

异病可以同治,必然有其共同的病理学基础。姜春华、沈自尹等从中医辨证论治、异病同治的规律入手,分析了无排卵型功能失调性子宫出血、支气管哮喘、妊娠中毒症、冠状动脉粥样硬化症、红斑狼疮和神经衰弱这六种不同的疾病,发现这些疾病在发展过程中的一定阶段,都可以出现肾阳虚的共同规律,因而采用温补肾阳的方法异病同治,结果均获满意的疗效。在这个基础上,他们对肾阳虚与疾病的关系进行了深入的研究,终于用事实证实了垂体—肾上腺皮质功能低下,是六种不同疾病肾阳虚的共同病理基础。有人曾统计,用补中益气汤可以治疗30多种疾病,而这些疾病在病变发展过程中,都出现脾虚证,从而推知,脾虚证必然有其共同的物质基础。据现代研究发现,脾虚者血清胃泌素水平较正常人明显降低。胃泌素对消化道的运动功能、分泌功能起着重要的作用。脾虚者消化道功能低下,或消化道功能紊乱,与这类患者胃泌素降低有一定关系。

从方剂学角度来看,异病同治与方剂的关系,是一方能治多病。清代医家徐灵胎《兰台轨范》中说:"专治一病为主方,如一方而所治之病甚多者则为通治之方。"一方如何能治多病,从中医角度来看,是属于有相同的"证",而"方"为"证"所决定,因此不同的疾病,具有相同的"证",便可采用同一方剂进行治疗。张仲景在《伤寒论》中广泛地运用异病同治的原则,如《伤寒论》中的麻黄汤证、桂枝汤证、大承气汤证、吴茱萸汤证等,就是用一方一法去治疗多种不同的疾病。在《金匮要略》中异病同治的运用,也是不乏其例的。如痉病、宿食、下利和产后发热均可用大承气汤治疗;狐惑和下血均可用赤小豆当归散治疗等。延及后世,更是有所发展。如温胆汤始载于孙思邈《备急千金要方》,主治痰热上扰所致的惊悸胆怯、虚烦不得眠等证,临床上凡是与痰热相关的疾患都可酌用。因此,常用于治疗西医诊断及多种不同的疾病,诸如肺脓肿、胆囊炎、痫证、精神分裂症、胸痹、中风、高血压、更年期综合征等。它们病虽各异,然其用温胆汤之清胆和胃、理气化痰则是一致的,故均能取效。又如,补中益气汤是李东垣遵《黄帝内经》"损者益之""劳者温之"而制定的补益名方,有益气健脾、升阳举陷之功,广泛应用于内、外、妇、儿各科。诸如胃下垂、重症肌无力、泄泻、低热、慢性肝炎、子宫下垂、崩漏、带下清稀、脑漏、产后恶露不尽等,只要病机属于劳倦内伤、中气不足、清阳下陷,证见劳倦少气、舌淡苔白、脉大无力或细弱者,都可加减使用。此为异病同治之妙。

异病同治既体现了治病求本的原则,也体现了本质与现象的辩证关系,反映了治病的灵活性。长期以来,这一治则一直指导着中医的临床实践,使一些疑难杂病取得了较好的疗效。异病同治还扩大了用药范围,如用乌鸡白凤丸治疗慢性活动型肝炎等。同时,异病同治又是中西医结合的基本方法,对现代医学的临床实践也有一定的指导意义。

第九节 三因制宜

中医重视整体观念,强调三因制宜。因时、因地、用人制宜,即中医所说的三因制宜。"和于阴阳四时"是因时制宜;"一病而治各不同""地势使然"是因地制宜的体现;"知形之肥瘦,荣卫气血盛衰"是因人制宜的体现。

中医学认为,疾病的发生、发展与转归受多方面因素的影响,如时令气候、地理环境、体质强弱、年龄大小、饮食喜好等都是其中重要的影响因素。《素问·异法方宜论》对此有着精辟的论述。这就要求我们在治疗疾病时,必须把各方面因素都考虑进去,对具体情况作具体分析,区别对等,以制定出适宜的治疗方法。具体而言就是依据疾病与气候、地理、病人三者之间的关系,制定相适宜的治疗方法,才能取得预期的治疗效果。

一、因时制宜

1. 因时制宜的含义　四季气候的变化,对人体的生理功能、病理变化均产生一定的影响。根据不同季节气候的特点,来考虑临床用药的原则,就是"因时制宜"。

2. 因时制宜的理论来源　中医因时制宜理论,来源于《黄帝内经》。早在《素问·阴阳应象大论》中,就有"故不法天之纪,不用地之理,则灾害至矣"。表明治病必须综合考虑多方面因素。对于"时"这个因素,《素问·移情变气论》:"暮世之治病也则不然,治不本四时,不知日月,不审逆从。"而这种不本四时治疗的结果,导致"故病未已,新病复起。"《素问·至真要大论》则具体指出"春秋气始于前,冬夏气始于后",在治疗时,当"上下所主,随其攸利,正其味,则其要,左右同法"。只有"毋逆天时,是谓至治"。可见,早在《黄帝内经》之时,"因时制宜"理论就已经非常完备。

其后,历代医家各有补充,使其不断发展。如《脾胃论·用药宜禁论》首先提出"凡治病服药,必知时禁"。可见,时禁关系到疾病的治疗及预后。《医门法律·申明内经法律》更加庄重地点明:"凡治病而逆四时生长化收藏之气,所谓违天者不详,医之罪也。"可见,医生治病而不能"因时制宜"者是犯罪的。

3. 因时制宜的理论依据　中医认为,"人与天地相参,与日月相应。"时令变化对人体生理、病理都有明显影响,这种影响有时候表现为整体的,有时表现是局部的。因时制宜治则是改变这种影响的有效途径之一。

现代医学研究表明,因时制宜是有其理论与临床依据的。

(1)自然界存在着春、夏、秋、冬四时不同的年节律,气象、物候的变化也与之相同。与之相适应,人体的生理、病理变化也有明显的年节律。春生、夏长、秋收、冬藏就是这种生理的节律反映,因而在治疗时,有"春夏养阳、秋冬养阴"的不同。《本草经疏》也有"春温夏热,天气外泄,阴精不足,药宜养阳;秋凉冬寒,阳气潜藏,勿轻开通,药宜养阳"之论。人体脉象也有"春弦夏钩,秋毛冬石"的不同。从治疗角度看,对于高血压的治疗,春夏给药优于秋冬给药的效果,即"因天时而调气血"。总之,"圣人治病,必知天地阴阳,四时经纪","合人形而法四时五行而治之"。

(2)人体内存在着明显的月节律,诚如《素问·八正神明论》所说:"月始生则血气始精,卫气始行;月廓满则血气实,肌肉坚;月廓空则肌肉减,经络虚,卫气去,形独居。"妇女在成熟以后,出现明显的月经周期节律变化,激素分泌、基础体温也有月节律。故而,在治疗上,根据月节律提出调理人体气血的治疗原则"月生无泻,月满无补,月廓空无治"。

(3)人体阴阳盛衰消长有着明显的昼夜节律。生理状态下,人体的气血经络循行有一定的流注次序;病理状态下同样具有"旦慧、昼安、夕加、夜甚"的日节律。现代时间医学研究表明:人体的呼吸、循环、器官功能以及人的精力、体力都有日节律,因此,在治疗用药时,也有日节律可资借鉴。肾上腺皮质激素晨间分泌最旺盛,故强的松类药物晨起一次顿服,消炎痛则在晨8时疗效较好;糖尿病患者服药时以清晨4~6时用药效果最佳。

综上可见,节律活动是生命活动的基本特征之一,而节律变化也是自然界的特有属性。因此,人生活在自然界之中,一切生命活动无不和自然界息息相关,依此治疗,可以提高疗效。毫无疑问,因时制宜是有其科学性的。

4. 因时制宜的临床应用 一般说来,春夏季节,气候由温渐热,阳气升发,人体腠理疏松开泄,即使此时外感风寒,治疗时也不可过用辛温发散之品,以防止开泄太过,耗气伤阴;而秋冬季节,气候由凉逐渐变寒冷,阴盛阳衰,腠理致密,阳气敛藏于内,此时若患病,若非大温大热证,寒凉之品断当慎用,以防苦寒伤阳。《素问·六元政纪大论》所说的"用温远温,用热远热,用凉远凉,用寒远寒",说的就是这个道理。例如,长夏气候潮湿,一般治疗用药多辅以燥湿之品,梅雨季节当芳香化湿;阴虚患者,即便在冬季,也当用养阴药治疗;阳虚患者,即便在夏季,也当温补。可见,中医对因时制宜治则,也是灵活运用的。医生用药之目的在于帮助人顺应自然,但又不脱离或超出证候本身的性质,这也是因时制宜。

二、因地制宜

1. 因地制宜的含义 不同的地域有不同的土壤、地势以及人们赖以生存的饮食习俗,因而对人体的生理病理产生一定的影响,根据不同地区的地理环境特点,来考虑治疗用药的原则,即因地制宜的治则。

2. 因地制宜的理论来源 因地制宜治则的理论,来源于《黄帝内经》。《素问·异法方宜论》早就指出"一病而治各不同",皆治愈的原因是"地势使然"。不同的疾病,或同种疾病,在不同地区有不同的治疗方法。"砭石者,从东方来","毒药者,从西方来","灸焫者,从北方来","九针者,从南方来"即为例证。《备急千金要方》明确提出:"凡用药皆随土地所宜。江南岭表,其人肌肤薄脆,腠理开疏,用药宜轻;关中河北,土地刚燥,其人皮肤坚硬,腠理闭塞,用药重复"。可见因地域的不同,有人体生理的差异,因而治疗不同,这种观点,一直指导着中医辨证论治。《医门法律》谆谆告诫人们:"凡治病,不察五方风气,服食居处,各不相同,一概施治,药不中窍,医之过也",诚属经验之谈。《医学源流论》明确指出:

"人禀天地之气生,故其气体随地不同。西北之人,气深而厚,凡受风寒,难于透出,宜用疏通重剂;东南之人,气浮而薄,凡退风寒,易于疏泄,宜用疏通轻剂……故入其境,必问水土风俗,而细调之;不但各府各别,即一县之中,风气亦有迥殊者。"所有这些,为因地制宜提供了理论来源,丰富了因地制宜内容。

3. 因地制宜的理论依据

(1)发生在不同地区的同一种疾病,由于地理环境、气候条件、生活习惯的差异,其病理特点和临床表现不尽相同,因地制宜原则就是根据当地环境和生活习惯指导用药,使之收到较好的治疗效果。如感冒,东北高寒地带风寒偏重,治当辛温;东南湿热偏重,治当清化;西北高原气候寒冷,干燥少雨,人们多食奶、肉制品,不易外感而易内伤;东南地势低洼,温热多雨,人们多食鱼类,多痈疡。

(2)不同地区,出于受不同地理环境的影响,所患疾病各有不同。如瘿瘤多发于山区,大骨节病、克山病只发于东北局部地区;各种高原病只发生在海拔3000米以上地区等。现代流行病学调查也表明:癌症约80%和环境因素有关;食管癌多发于华北、西北,尤其是太行山南段;骨癌多发于东北、华北和西北;肝癌多发于东南沿海;肺癌多发于城市工业区。

(3)地理环境同样影响人的寿命,据调查:百岁老人聚集区土壤富含镁、铜、铝、氟、铂、锌,而锰含量偏低。水、粮食中有明显的微量元素谱特点,以致该地区长寿老人中,头发、血液中微量元素含量也有类似特点,且明显地不同于其他地区老年人。

总之,因地制宜体现于天人相应的整体观,现代的实验及临床也为其提供了理论依据,因此,在治疗时当牢牢把握,合理使用。

4. 因地制宜的临床运用

由于气候条件及生活习惯的不同,人的生理活动和病变特点也不尽相同,所以治疗用药亦应有所区别。如我国西北地区,地势高而寒冷少雨,故其病多燥寒,治宜辛润;东南地区,地势低而湿热多雨,故其病多湿热,治宜清化。说明地区不同,患病亦异,而治法亦当有别。就是患有相同病证,治疗用药亦当考虑不同地区的特点。例如,用辛温解表药治疗外感风寒证,在西北严寒地区,药量可以稍重;而在东南温热地区,药量就应稍轻,或直接改用轻淡宣泄之品。此外,某些地方还有地方病,治疗时亦应加以注意。

有人以中医因地制宜治则为指导,治疗高原特有的疾病——慢性高原反应及慢性高原反应胃脘痛、痹证等,根据高原地区寒冷、干燥、多风、缺氧、清气不足、辐射增强等特点,在诸多因素中,高原清气不足、缺氧是形成慢性高原反应的关键所在,提出其主要病理变化为心、肺、脾气阴两虚、瘀血内阻,因而以益气养阴,活血化瘀为治法,以生脉饮加味为基本方,取得较好疗效。对于胃脘痛,根据气候寒冷、昼夜温差大、高原缺氧、清气不足,寒邪易伤脾胃等特点,提出高原胃脘痛以脾胃虚寒和寒凝气滞为多见,以理气散寒为主要治法;而高原痹证,则以疏风散寒,温经通络为主要治法,所有这些,都是在中医因地制宜治则指导下对中医理论的继承和发展,表明因地制宜具有较强的指导作用。特别是在当今开放的中国,中医中药正成为一种世界性的财富,在中医走向世界的过程中,牢牢掌握因地制宜原则,具体问题具体分析,才能使中医取得最佳疗效。

三、因人制宜

1. 因人制宜的含义 根据病人年龄、体质、性别、生活习惯等不同特点,考虑治疗用药的原则,叫做因人制宜。

2. 因人制宜的理论来源 中医治病,在重视整体观念的同时,非常重视个体性,强调个体性的体质差异。如《灵枢·论痛》篇说:"筋骨之强弱,肌肉之坚脆,皮肤之厚薄,腠理之疏密,各不同……肠胃之厚薄坚脆亦不等"。《素问·征四失论》有"不适贫富贵贱之居,坐之薄厚,形之寒温,不适饮食之宜,不别人之勇怯,不知此类,足以自明,此治之三失也"。指明治病必须考虑到生活条件因素(贫贱富贵),体质因素(形之寒温),饮食喜恶及性格特点(勇怯),把因人制宜原则阐述得清楚无疑。《医宗必读》中专列"富贵贫贱治病有别论"一节,以示医者治病,必须考虑人体生活条件因素,即贫贱富贵治各不同。而《寿世新编·老人治论》中则对老者与少年的治疗方法作了对比,得出年龄不同,治法各异的结论;《医学源流论》提出了"病同人异论",指出"必审其人之种种不同,而后轻重、缓急、大小、先后之法因之而定……故凡治病者,皆当如是审察"。把因人制宜阐述得淋漓尽致。《医门棒喝》则将人体分为阴阳强弱体质,并根据阴阳体质强弱虚实的不同而辨证施治。《读医随笔》则提出"富贵贫贱,攻补异宜";而《医学求是》则提出"膏粱藜藿病体不同论",表明不同的饮食结构,所患疾病有异,治疗殊异;《医法心传》则在此基础上提出"医宜通便记"。

由上可以看出,因人制宜理论来源于《黄帝内经》,其后代有发挥,不断补充,不断完善,发展到今天,已经成为中医的主要理论之一。

3. 因人制宜的理论依据 人的体质,生长发育的不同阶段、性别以及营养状况、居处环境等对疾病都有一定程度的影响,治疗疾病除了考虑共性外,还要考虑个体差异。现代研究为中医因人制宜治则提供了理论依据,使其科学性得到阐述。

(1)体质因素:不同体质的人有着形态的和功能上、代谢上的差异,这些既有先天的禀赋因素,又有后天调养因素。例如,在生理情况下,健康人群的免疫球蛋白有着明显的差异,不同性格的人,其生理基础也有一定的差异,在病理情况下表现也就不同。《医宗金鉴》所说的"人感受邪气虽一,因其形藏不同,或从寒化,或从热化,或从虚化,或从实化,故多端不齐也"。可见,因人制宜要首先考虑体质。

(2)年龄因素：人的不同年龄段，其形质气血各有特点。如小儿稚阴稚阳之体，脏腑娇嫩，形气未充，生机勃勃，发育迅速；而老年人脏腑衰惫，精血不足，生机日渐衰老。这些生理上的不同，导致病理上的差异，小儿以外感内伤为主，老年人则以肾气虚衰多见。可见，同种疾病，小儿老人得之，治法各异。

(3)性别因素：众所周知，女性与男子之间有着明显的生理病理差异，因而在治疗上当然有异。

(4)营养与嗜好：日常生活中的饮食喜恶，影响着人的体质与健康水平，也决定着易感疾病的不同。"膏粱之变，足生大疔"即是此意。而贫贱之人，则多患营养不良性疾病。《灵枢·五味论》篇说："酸走筋，多食之令人癃；咸走血，多食之令人渴；辛走气，多食之令人洞心；苦走骨，多食之令人变呕；甘走肉，多食之令人悗心"。指出饮食偏嗜的不同，患病各异，治疗也就随之有所分别。

(5)心理因素：疾病的形成是一个社会、自然、生理、心理综合作用的结果，心理因素在其中是一个重要因素。如《黄帝内经》所说"精神不进，志意不治，故病不愈"即谓此。明代李中梓也提到"境缘不遇，营求不遂，深情牵挂，良药难医"。这是从几千年的临床实践中提炼出来的。因为情绪不同，致病各异；性格不同，病理各异；经历不同，心理各异，故而，因人制宜是非常重要的。以上诸多方面，为因人制宜治则提出理论依据。

4.因人制宜治则的临床应用 临床上应用因人制宜治则时，就要考虑到，男女性别不同，各有其生理特点，尤其妇女患者有月经、怀孕、产后等情况，治疗用药必须加以考虑。年龄不同，生理功能及病变特点亦不同，老年人气血虚少，生理功能减退，患病多虚证及虚实夹杂，治疗时虚证宜补，虚实夹杂则当攻补兼施。小儿生机旺盛。但气血未盛，脏腑娇嫩。且生活不能自理，多病饥饱失调，寒温失节，故治小儿，忌用峻剂，更慎补剂。在体质方面，由于每个人的先天禀赋和后天调养不同，个体素质强弱不等，所以，患同样疾病，治疗亦当有所区别，如阳热之体慎用温热，阴寒之体慎用寒凉等。

总之，因时制宜、因地制宜、因人制宜三因制宜，在临床指导治疗时，注意到个体的不同，它符合中医治病的整体观念和辨证论治，尤其是同病异治的特点、有较强的科学性和实践性。

第十节 顺 势 治 则

顺势而治，源出于《黄帝内经》。《灵枢·师传》曰："未有逆而能治之也，夫唯顺而已矣。"《灵枢·海论》亦云："顺者得复，逆者必败。"张介宾对顺势而治十分推崇。他认为："顺之为用，最是医家肯綮，言不顺则道不行，志不顺则功不成，其有必不可顺者，亦未有不因顺以相成也"（《类经·论治类》）。中医学认为，人体是一个具有自我调控能力的有机体,能够在一定的阈限内抗御各种因素的干扰,自发、自主地维持整体功能的协调。《黄帝内经》将人身各种功能的协调状态称之为"和"(《灵枢·本脏》),主张"因而和之,是谓圣度"(《素问·生气通天论》)的治疗思想;张仲景继承和充实了《黄帝内经》的思想观点,提出,"凡病,阴阳自和者,必自愈"(《伤寒论·辨太阳病脉证并治》)。将愈病的机制归结到人体趋向于"和"的自发性运动,并在诊治上积累了"调自和,促自愈"的丰富经验。

可见,中医治病的原理,是立足于人体的自愈能力,依赖"自和"调控机制,利用和促进机体趋"和"的自发、自主运动,通过病体的自我调节而达愈病目的。顺势而治法则的确立正是基于中医学这一独特的治疗思想。

所谓"顺势",即尊重和保护机体"自和""自愈"能力、顺应机体"自和"调控机制的运动趋势,这是中医取得疗病良效的关键。

一、木郁达之

"木郁达之"是一种治疗法则,一种治疗肝郁的方法。语出《素问·六元正纪大论》。张介宾谓:"达,畅达也,凡木郁之病,风之属也,其脏应肝胆,其经在胁肋,其主在筋爪,其伤在脾胃、在血分。然木喜条畅,故在表者当疏其经,在里者当疏其脏,但使气得通行,皆谓之达。"

木有疏土之功,肝属木,肝主疏泄,肝在人体有助脾气散精,疏通血流,畅达气机的作用。肝喜条达而恶抑郁,如果肝的疏泄功能失职,即木气抑郁,常致肝胆气机郁结,因肝胆性喜条达而恶抑郁,凡遇木郁,应顺其性,用疏利肝胆的方法治疗。如肝气郁结,两胁胀痛或窜痛,胸闷不舒,呕吐酸水,食欲不振,腹痛腹泻,可用疏肝法治之。这种治疗方法就谓之"木郁达之"。

二、火郁发之

中医治疗火郁证的基本大法。语出《素问·六元正纪大论》。张介宾云:"发,发越也。凡火郁之病,为阳为热之属也,其脏应心主、小肠、三焦,其主在脉络,其伤在阴分。凡火所居,其有络聚敛伏者,不宜蔽遏,故当因其势而解之、升之、扬之,如开其窗,如揭其被,皆谓之发,非独止于汗也。"

火郁,是指火热之邪郁闭,包括外感六淫之邪侵犯化火生热,郁伏不出,或内生热邪郁闭体内,发是因势利导,使之发泄。所谓"发之",就是顺应火的炎上之性,运用宣散、升举、轻扬,疏通等治法,使郁火发越于外。

如温病当邪热已达气分,出现身热不恶寒,心烦口渴,舌苔黄等,但卫分闭郁而无汗,须用辛凉透达药,使病人微汗,则气分之热可向外透散。如暴发火眼,风热上干而见头眩、头痛,治不可苦寒直折,而宜辛凉或稍佐辛温使火热发散。即便是清泄内热,也可稍佐疏散以泄热,如清营汤虽意在清营泄热,但用银花、连翘不仅用其清热解毒作用,而且用其疏散、透达热邪的特点。李东垣泻阴火升阳汤或升阳散火汤,又于清热泻火之中佐温散之品,以冀郁火得以泄越而散。

三、土郁夺之

中医治疗脾郁的方法。语出《素问·六元正纪大论》。张介宾注言:"夺,直取之也。凡土郁之病,湿滞之属也。其脏应脾胃,其主在肌肉四肢,其伤在胸腹。土畏壅滞,凡滞在上者夺其上,吐之可也;滞在中者夺其中,伐之可也;滞在下者夺其下,泻之可也。凡此,皆谓之夺,非独止于下也。"

土郁夺之,即指因湿郁阻中焦脾胃,而用各种除湿之法治疗的一种方法。如湿热郁阻中焦,而见腹痛腹胀,大便稀薄而热臭,舌苔黄腻,可用苦寒以燥湿清热治之,寒湿郁滞而见胸闷、恶心、呕吐、腹胀、大便清稀,可用苦温化湿治之。

四、金郁泄之

中医治疗肺郁的方法。语出《素问·六元正纪大论》。张介宾注云:"泄,疏利也,凡金郁之病,为敛为闭,为燥为塞之属也。其脏应肺与大肠,其主在皮毛声息,其伤在气分。故或解其表,或破其气,或通其便。凡在表在里,在上在下,皆可谓之滞也。"

金郁,是指肺气不利;泄:宣泄。肺为清金之脏,最忌壅满,满则不能宣发肃降而发生喘咳上气诸症,甚则肺气不能肃降通调水道而水液潴积,身体肿满。临床上对此类病症,常采取"泄之"之法——宣肺、清肺以至泻肺,如葶苈大枣泻肺汤、泻白散、麻黄汤之类,均能泄肺气之壅满,故有平喘止咳之效,而越婢汤之类,亦是通过宣泄肺气以治风水肿满者。

五、水郁折之

中医治疗水郁的方法。语出《素问·六元正纪大论》。王冰曰:"折,谓抑之,制其冲逆也。"张介宾曰:"折,调制也。""凡水郁之病,为寒为水之属也。水之本在肾,水之标在肺,其伤在阳分,其反克在脾胃。水性喜流,宜防泛滥,凡折之之法,如养气可以化水,治在肺也;实土可以利水,治在脾也;壮火可以胜水,治在命门也;自强可以帅水,治在肾也;分利可以泄水,治在膀胱也。凡此皆谓之折,岂独抑之而已哉"。

水郁,是指水气互结,郁滞于内;折,指调布制约,消除水邪之意,水郁折之,即是针对水湿郁滞体内,形成水肿、胀满等症而采取调节有关脏腑,消除水邪的一种治疗方法。水液代谢等失常关键在于肺、脾、肾三脏,治疗时着重于这三脏而采取的发汗消肿、宣肺利水、温脾化水、温肾利水等,皆属"水郁折之"的范畴。

第二章　辨 证 治 则

　　中医的辨证方法很多,在临床上各有特点,各有适用范围,各有应用时机,因此,临床应用时必须严格把握,区别应用。不同的辨证方法相应有不同的治则。

　　临床上常用的辨证治则有八纲辨证治则,即阴阳、表里、寒热、虚实治则;有卫、气、营、血治则;有脏腑辨证治则,有气血津液辨证治则;有三焦辨证治则;有六经辨证治则等,这些治则,和临床诊断、辨证密切相关,它们共同构成中医治则学的重要内容,对临床有极大的指导作用。为更好地掌握这些治则,今就其中部分重要治则介绍如下:

第一节　阴 阳 治 则

　　阴阳学说,贯穿在中医理论体系的各个方面,具有古朴的唯物辩证思想。阴阳亦反映了物质的多层次及无限可分的特性。阴阳学说是中医学的理论基础,不仅可以解释人体的生理、病理,并指导着中医临床诊断和治疗。阴阳治则是针对阴阳失调而设。阴阳治则不仅对表里、虚实、寒热等对立统一事物有指导作用,更重要的是对疾病的发生,发展发生,发展转归等具有原则性及具体性的指导作用。阴阳治则是中医学最高治则,也是诊治疾病的总原则。

一、阴病治则

　　1.阴病是指机体脏腑经络气血等组织器宫、生理物质与功能间的失调,以及各脏腑组织间、功能间的失调,病性属阴(衰败萎废,功能低下)的一类病证,如寒证、虚证、里证、湿证、痉证、痴呆等。阴证因感邪不同、体质差异、病位区别,临床表现难以一言而尽,但有喜静寡言,痴呆多寐等凝聚、抑制、寒象等特点,主要表现为:体虚厌动、痴呆少语,恶寒怕冷、痰白溲清、口淡不渴、舌淡胖嫩、脉沉迟或细涩等。

　　2.阴病的治则是"阴病治阳",泻其有余补其不足,多以温散阴寒为治则代表。临证常用有温阳利水法、益气化瘀法、消痞化积法、温中散寒法、回阳救逆法等,其理论始于《素问·阴阳应象大论》:"形不足者温之以气""气虚宜掣引之"以及《素问·至真要大论》:"寒者热之""结者散之""逸者行之"。

　　3.温散阴寒的适应病证　机体脏腑气血功能失调,功能低下之病证,如阴寒内结、脏腑虚寒、寒水癥痰阻滞之病证多为本法之适应证,临床常见:寒湿型黄疸证、脾胃虚寒之胃痛、阳虚水泛之水肿、胸阳不振之胸痹，以及阴盛格阳之真寒假热证等，不胜枚举。

4.温散阴寒之方药组成特点及煎服法　本法之方剂多由辛温燥热、益气助阳之药品组成。具有温阳祛寒、通经活络、利水化湿等功效，多温补并用，宜文火久煎热饮，常与酒、姜、葱、薤配伍。亦应注意不要温散太过，以防伤阴化热，尚应注意药物的脏腑归经，阴阳并调。

5.常用温散阴寒法及其注意事项　由于阴证的病因不同，患者体质的差异，病变部位的区别，阴证常表现为实寒证、虚寒证、真寒假热证、水湿痰瘀证、格阴证、亡阳证等多种病证。临床常用治法有温阳益气法，以补中益气汤为代表方；温阳祛寒法，以附子理中丸为代表方；温中补虚法，以大建中汤为代表方；温阳通脉法，以通脉回逆汤为代表方；温壮下元，镇纳浮阳法，以黑锡丹为代表方；温化水湿，健脾退黄法，以茵陈术附汤为代表方；温肾散寒、化气行水法，以真武汤为代表方；回阳救逆法，以四逆汤为代表方；回阳固脱法，以参附汤为代表方；益火之源以消阴翳法，以右归丸为代表方。

温散阴寒法是治疗阴证之大法，故阳证者禁用。运用温散阴寒诸法时当注意补阳益气，散寒止痛、活血化瘀、利水渗湿等法的灵活巧妙配伍应用，真寒假热之证当注重镇敛浮阳，引火归原法的应用。注重药物的脏腑归经，尤需注意阴阳的并调。

6.温散阴寒法的意义　温散阴寒是以辛温燥热之药来温阳破阴，治疗阴证的方法，阴证涉及脏腑、经络、气血及表里、寒热、虚实等多个方面，临床十分常见，故本法应用也十分广泛，配合其他治疗方法，临证用之则更为有效。

现代研究表明：温散阴寒法具有加强机体生理功能、强心、利尿、扩血管、改善代谢、加强免疫等功能。

二、阳证治则

1.阳证是指人体脏腑经络气血等组织器官与功能间的失调，以及各脏腑组织间，功能间的失调，病性属阳（亢盛、功能亢奋）的一类病证，如热证、实证、表证、癫狂、眩晕、不寐等。具有躁动、多言、发热、便干、少寐等特点。阳证也由于体质的差异，感邪的不同，病位的区别而临床表现繁杂，然临床主要特点为：多言躁动、痰黄溲赤、面红体壮、渴喜冷饮、舌红、脉浮数或洪大等。

2.阳病的治则是"阳病治阴"。泻其有余、补其不足，多以清除阳热为治则代表，临证常用的有清热解毒法、清热凉血法、滋阴清热法、通泻热结法、清泻脏腑法等，其理论始于《素问·阴阳应象大论》："阳病治阴""其慓悍者、按而收之""其实者、散而泻之"。《素问·至真要大论》"燥者濡之""散者收之""热者寒之""惊者平之"。

3.清除阳热的适应证　主要用于脏腑气血功能失调。功能亢奋之阳盛则热、阴虚内热及阳盛格阴与亡阴等证。临床常见湿热型黄疸、热毒型肺痈、痰热型哮喘、邪热迫血伤络之血证、燥热内结之便秘、痰火上扰型狂证、肝阳上亢型眩晕等多种病证。

4.清除阳热之方药组成及其煎服法特点　本法之方多由寒凉苦降，滋阴清热之药组成，具有清热解毒、镇静安神、滋阴透热、救阴固本等功能，多清下攻散合用。本类方药多宜中病即止，文火久煎宜滋清虚热，武火急煎宜峻下热结，阳病证亦可凉服，切勿寒之过甚以防伤阳化寒。

5.常用清除阳热法及其注意事项　由于阳证之病因不同，患者体质的差异，病变部位的区别，阳证临床表现繁杂，多见实热，虚热，真热假寒，郁结邪热等多种病证。临证常用辛凉解表、清热解毒法，方可选银翘散；泻火通便、清上泻下法，方可用凉膈散；清肝泻火法，方可选左金丸；滋阴清热法，方可用清骨散；滋阴降火法，方可用大补阴丸；清热开窍法，方用安宫牛黄丸；通腑泻热急下存阴法，方用承气汤；滋阴养液法，方用增液汤；滋宣温燥法，方用桑杏汤；滋阴潜阳法，方用镇肝熄风汤；壮水之主以制阳光法，方用左归丸。

消除阳热法是治疗阳证之大法，故阴证者禁用，运用清除阳热诸法当注意通腑泻下法、解表汗散法、滋阴养液法、理气解郁法、通腑利水法等，灵活配伍应用。真热假寒者尤当注意急下救阴清热，通腑调气之应用。清热多苦寒，故忌用太过，以防证从阴化。尚需注重药物的脏腑归经，尤需注重阴阳的并调。

6.清除阳热法的意义　本法是以寒凉药物治疗邪热阳证之大法，对里实热证尤为实用，具有清热解毒、滋阴凉血透热之功效，临床极为常用，且行之有效。目前对本法的实验研究十分活跃。

现代研究表明：本法具有清除病原体感染，促进代谢废物的排泄，调节体温，改善体液分布，抗病毒，降压，利尿，降低基础代谢率等功能，目前临床应用及实验研究十分广泛。

三、阴阳治则关系

一阴一阳，病之括也。故《素问·天元纪大论》云："动静相召，上下相临，阴阳相错，而变由生也。"《素问·阴阳应象大论》云："善诊者，察色按脉，先别阴阳""阳盛则阴病，阴盛则阳病""阳病治阴，阴病治阳。"《类经》则云："凡治病者，在必求于本，或本于阴，或本于阳。"阴病，指功能低衰类病变，如寒水痰湿。阳病，指功能亢奋类病变，如热火躁浮，阴阳失调是机体的一种动态变化，是一切疾病发生、发展、变化的根本原因，是诊治中的主要矛盾，所以调理阴阳不仅是治疗阴病、阳病的总则，也是诊治一切疾病的总则。正如《素问·生气通天论》所云："阴平阳秘，精神乃治；阴阳离决，精气乃绝。"《素问·至真要大论》亦云："谨察阴阳所在而调之,以平为期。"

阴阳是对立统一的整体,两者虽有天地之别,日月之异,盈亏之差,寒热之分,又有着相辅相成,缺一不可的密切联系。阴阳系统既是封闭式的,也是开放式的,更是动态式的。在疾病的发生、发展、转化、演变过程中,不仅可以出现阴阳的偏盛、偏衰,且常出现阴阳的错杂、消长、转化等多种病理现象。阳证转阴者,当以温阳散寒,益气破阴,可选参附汤施治,阴证转阳者,当治以清热凉血,滋水抑阳,方可用银翘散,六味地黄丸,承气汤类。阴阳错杂者,当治以寒温并用,辛开苦降,阴阳并调,方可用半夏泻心汤。阴阳俱虚者,当治以阴阳双补,方用十全大补汤类。

调整阴阳,不仅可以从阴阳的对立制约着手,以采用阳病治阴,阴病治阳,泻其有余补其不足,壮水之主以制阳光,益火之源以消阴翳等治法,尚可从阴阳互根、转化、消长着手,以采用阴中求阳、阳中求阴之治法,或寒温并施,或升降共用,或补泻共施,或寓补于泻,或寓泻于补,或滋镇共用,或温散同施,或通调气机,或反佐,或反治,或形神并调等多种治疗手段。

阴阳治则,从天人合一,地域有别,禀赋各异,受邪不同,病位之差等多种角度,对人体病变的表里上下、寒热虚实、脏腑经络、形神气血、动静造化、开合运转、升降出入、辨证施治、遣方用药均有概括而具体的指导作用,所以说调理阴阳是疾病治则中的总原则,也就是最高治则。

第二节　表　里　治　则

表里是指人体部位而言,表里治则是对病变所在部位而实施的治疗原则。表里是一个相对概念,可用来表示病位的外表内里和病势的深浅、因为疾病的发生、发展、演变、转归,一定要具有相应的病变部位。因此,判断疾病在表在里,并据此治疗是非常重要的。

一、表证治则

1.表证是指六淫邪气经人体与天体接触部位或直接相通部位(皮毛、口鼻、肺卫)侵入时所产生的病证,多见于外感病的初期,具有起病急,病程短的特点。主要临床表现为;发热恶寒(或恶风),头身痛,舌苔薄白,脉浮,兼见鼻塞流涕,咽喉疼痛,咳嗽等。

2.表证的治疗原则是祛邪外出,属治病求本、以平为期范畴。解除表证常用的是汗法,其理论始于《素问·阴阳应象大论》:"其在表者,汗而发之。"《素问·生气通天论》:"体若燔炭,汗出而散。"

3.解表法的适应病证　主要适应于外感六淫之邪、时行之邪、体虚邪中人体皮毛、口鼻、肺卫之表证,如感冒、发热、水肿、麻疹、瘙痒等病证。

4.解表方药的理论来源　据《素问·阴阳应象大论》"因其轻而扬之",《素问·六元正纪大论》"发表不远热,攻里不远寒"的治疗思想,《伤寒论》创桂枝汤、麻黄汤、麻黄桂枝各半汤,后辛温解表法大倡,《诸病源候论》论时邪致病,指出了有的表证具有传染性,而立清温解毒散表法。《丹溪心法》归纳总结了表证的治疗大法,"伤风属肺者多,宜辛温或辛凉之剂散之"。《小儿药证直诀》又补充了虚体外感的治疗原则:扶正解表。温病学派的兴起促进了辛凉解表法的应用及发展。这些治法及其方药至今仍有效地指导着中医临床工作。

5.解表方药的组成特点及煎服法,亦受"汗而发之""因其轻而扬之"的治疗原则指导。解表药多为辛散轻扬之品,宜武火急煎,以减少药性轻扬辛散太过而减低药性,宜频服而不宜顿服,尚可一日多剂多次服,宜以姜葱酒为饮,忌与金石盐铁为伍。

6.常用解表法及其禁忌证　人体有虚实之异,外邪有寒热之别,故表证亦有表虚、表实、表寒、表热之分,尚有表里同病,表里出入之异,故在开泄腠理、祛邪外出之汗法应用时,常分别应用辛凉解表法,辛温解表法,以及益气解表法,滋阴解表法。临床治疗表证时,因表里关系常互为因果,故亦常配合一些治里法以安里攘外。代表方剂如麻黄汤、银翘散、人参败毒饮、加减葳蕤汤等。

解表之法,手段是"汗而发之",故阴亏液少者为其禁忌证。《伤寒论》中就有咽喉干燥者、淋家、呕吐家、疮家、亡血家、汗家、下利清谷、少阴病脉沉细致者均不可汗之医家名训。解表法的应用以汗出邪去为度,如《伤寒论》所云:"遍身漐漐微似有汗者益佳,不可令如水流离,病必不除。""若一服汗出病瘥,停后服,不必尽剂。""又不汗,后服小促其间""若不汗出,乃服至二三剂"。解表法的临床应用,还应该因时、因人、因地制宜。西北严寒之季,体实者,一般汗之可峻,东南温热之季,体虚者,一般汗之宜缓。表证兼有其他病证,解表法又当配合应用其他治法,以统筹兼顾,治病求本,切勿拘泥一法一方一药。

7.解表法的意义　正确应用解表法,可使邪气从肌表而出,并能防止轻浅表邪入里,免生复杂变证、重证,使人体病变早期得以治愈,诚如《素问·阴阳应象大论》所云:"善治者,治皮毛,其次治肌肤,其次治筋脉,其次治六腑,其次治五脏。治五脏者,半死半生也。"现代研究表明汗法能促进汗腺分泌,血管舒张。不仅可以退热,还具有镇痛消肿,改善循环,排出毒素,促进血液循环和炎症吸收的作用。

二、里证治则

1.**里证**　是指邪气由表入里,侵犯人体之脏腑、气血、骨髓的一类病证。里证的成因一是表邪不解,内传于里;二是外邪直中脏腑;三是情志劳倦,饮食内伤,使脏腑功能失常,气血逆乱而致的多种病证。里证是相对表证而言。指病位在内在脏,病位较表证较深。

里证具有病势重,病程长之特点。里证的临床表现因病变的病因,病变的脏腑,夹寒夹热,兼虚兼实的不同,纷繁复杂,各具特色,非一组病证所能概括之。常见的有里实热证、里虚寒证、里虚热证、寒湿困脾、膀胱湿热、肝肾阴虚、脾肾阳虚、肝气郁结、气血逆乱等病证。而里实热证为其代表。

2. 里证的治疗原则 安里和胃,泻除内邪。解除里证常用的治法是泻下法,其理论源于《素问·阴阳应象大论》:"中满者,泻之于内","因其重而减之";《素问·六元正纪大论》:"攻里不远寒。"然而,里证病因较杂,病情较重,病程较长,涉及脏腑气血不同,兼寒热虚实尤为明显,亦常用消导法、清热法、温里法、理气法、活血法、开窍法、固涩法等,故里证的治则颇具中医学之审证求因、治病求本、辨证施治、扶正祛邪等特色。

3. 安里和胃、泻除内邪法的临床适应病证 邪气侵犯脏腑、气血、骨髓而致的病证,概括来说,凡非表证的多种病证,皆为适应病证。如便秘、胃痛、腹痛、胸痹、中风、郁证、遗精、痿证、厥证等。

4. 安里和胃、泻除内邪的方药治疗 据《素问·阴阳应象大论》"中满者,泻之于内",《素问·六元正纪大论》"攻里不远寒"的治疗思想,张仲景以六经辨证,创承气汤、乌梅丸、建中汤、柴胡汤等,里证治则治法已具雏形。孙思邈以脏腑辨证治则为纲,创温脾汤、大补中当归汤等,里证治则日昌。李东垣重视"内伤脾胃,百病由生",进一步完善了脾胃病治则治法,创补中益气汤、升阳散火汤、普济消毒饮等。张从正以火郁病机治则,扩大推广了汗、吐、下三法,创白术丸、禹功散等。朱丹溪重视"肝肾阴虚、相火妄动",倡肝肾治则,用大补阴丸、虎潜丸。吴鞠通提出伤寒源于水、温病源于火之论点,立清热养阴治则用青蒿鳖甲汤、清营汤等。王清任重视瘀血为患,力倡活血化瘀治则,创诸逐瘀汤、补阳还五汤等。经历代医家的创造发挥,使中医对里证的治则治法丰富多彩,日趋完善,至今仍有效地指导着中医临床治疗工作。

5. 安里和胃、泻除内邪法的方药组成及煎服法特点 里证类别复杂,方药种类不一,煎服之法,亦当分明。然在"攻里不远寒""因其重而减之"治疗思想指导下,多用金石之属,拟将里证分为里实热阳证,里虚寒阴证二类概而论之,攻下里实热之剂,多为苦寒之品,宜武火重煎食前凉服。得下利后,余勿服,当以糜粥自养,如承气汤十枣汤之类。温补里虚寒之剂,多为甘温之品,宜文火久煎,饭后分温服,见效后尚需巩固疗效,以缓图功,如建中汤、补阳还五汤之属。

6. 常用治里法及其禁忌证 里实证为里证的特点证,治法以攻下法为代表,由于证候有热结、寒结、燥结、水结等的不同,病体有老幼虚实之别,故攻下法常分为寒下、温下、润下、逐水、攻补兼施五法,寒下剂以大承气汤为代表方,温下剂以温脾汤为代表方,润下剂以麻子仁丸为代表方,逐水剂以十枣汤为代表方、攻补兼施剂以增液承气汤为代表方。

攻里泻下之法,手段是"引而竭之""泻之于内""散而泻之",用泻下之药而泻下药性大多峻猛,易伤正气,故对年老体弱、产后失血、妇女经期、孕期应慎用或禁用。表证未解,里实未成者禁用,以防引邪入里,加重病情。表邪未解,里实未成者,亦应先解表后攻里,或采用表里双解之法,至于邪实正虚者,则应攻补兼施。

随着医学的发展,里证研究的深入,治里方法亦不断扩展。温补法、消导法、理气法、开窍法、固涩法、活血化瘀法、安神益智法等,均属治里之法。

7. 里证治则治法的意义　里证种类繁多,辨证复杂,正确运用治里原则指导临证治疗,方能立起沉疴。里证病情轻重不一,治法亦不同,巧妙运用治里之法方为上工。病变在脏腑气血。虚实寒热亦不同,故安里和胃泻除内邪之法的应用,是下法、清法、活血化瘀法和滋补法的有效结合,颇具中医学审病求因、治病求本、辨证施治之特色。故治里之法当各安其气,此治之大体也。

现代研究表明:通里攻下法具有抑菌消炎,改善循环、调整平滑肌张力、改善肠内渗透压等功效,并能促进有毒代谢物的排泄。而活血化瘀法具有改善微循环、防止血栓形成,改善机体免疫功能,促进组织的代谢功能,以及抑制病原体、抗炎、抗癌和止痛等作用,临床应用十分广泛。

三、表里治则关系

一表一里,分为阴阳,束为人体;表者,一身之藩篱,卫外之屏障。区别我于非我者也。里者,自身之系统,功能之源泉,主宰生命活动者也。表里和合,则可顺天之气,和地之域,通人之情,以安五脏、祛百病、度天年。故《儒门事亲》云:"有一言可以赅医之旨者,其惟发表攻里乎!虽千枝万派,不过在表在里而已矣。"然表证治则当精乎寒热之辨治,里证治则当精于虚实之辨治,故表里治则尤贵乎攻散之治,诚如《素问·六元正纪大论》所云:"发表不远热,攻里不远寒。"

疾病在发展过程中,在一定的条件下,可出现表里证错杂或互相转化。表里同病者,当先解表后安里,亦可表里同治,表里俱寒者应温阳解表,表里俱热者应清热解表,表里俱虚者应益气解表,表寒里热者应清里解表,表热里寒者应温里解表,表虚里实者应攻里固表。表实里虚者应补里散表。表邪入里者,按里证治则论治,里邪出表者按表证治则辨治。表证病轻而浅,里证病重而深,表邪入里为病进,里邪出表为病退,表里治则是病位、病势的治则,可察知病变的轻重深浅及病理变化趋势,病情演变的规律,以祛客邪外出,安未受邪之地,亦体现了中医学审病求因,辨证施治,治病求本及治未病,扶正祛邪之特色。

第三节 寒 热 治 则

寒热是指疾病的属性而言。寒热治则是针对病变的寒热属性所实施的治疗原则。寒热是一对相对概念,可用来表示病体病证的阴阳偏盛偏衰,故寒热亦常比类于阴阳、水火,故多见阴寒、阳热、寒水、火热等称谓。因疾病的发生、发展、转归多具有较明显的寒热征象,所以临证较易分辨,实用价值较大。应用十分广泛。如《素问·阴阳应象大论》云:"阳盛则热,阴盛则寒。"《素问·调经论》云:"阳虚则外寒,阴虚则内热",寒热的治则亦较为明确,如《素问·至真要大论》云:"治寒以热、治热以寒""热者寒之""寒者热之"。但临证施治当清楚恶寒、发热与寒证、热证的区别,当注意寒热兼表里、虚实的不同,病变在脏腑经络的差异,尤当审明寒热之真假,以诊则无过,以治则不失也。

一、寒证治则

1. 寒证 是指机体感受阴寒之邪,或素体阳气不足,功能气化活动衰竭所表现的证候,寒证有病邪之差异,病变脏腑经络之区别,兼表里虚实之不同,而临床表现繁多,包括表寒、里寒、虚寒、实寒、脏寒、腑寒等多种证候,但大都具有畏寒肢冷,面色㿠白,口淡不渴,喜暖蜷卧,涕稀痰清,溺白便溏,舌淡,脉象沉迟或紧等特点。

2. 寒证的治则 寒者热之,采用温阳祛寒法。其理论始于《素问·至真要大论》:"寒者热之,治寒以热。"《三因极一病证方论》亦云:"大寒者……治之唯以温剂。"《本草经疏·治法提纲》又云:"病之寒也,亦察其源,寒从外也,辛热、辛温以散之;动之于内也,甘温以益之,辛热、辛温以佐之。"

3. 温阳祛寒的适应病证 因其具有温阳祛寒,利水通络等功效,临床主要用于机体感受阴寒之邪,或阳气不足,气化功能衰退,脏腑功能低下之病证。寒邪犯肺型咳嗽、哮喘、支饮,阴寒内盛之胸痹,脾胃虚寒之胃痛,中虚脏寒之腹痛,脾肾阳虚、寒水内停之水肿,中焦虚寒之虚劳等多种病证。

4. 温阳祛寒之方药组成特点及煎服法 温阳祛寒之剂多由辛温燥热之药组成,具有温里助阳,散寒通脉等作用。解表散寒特点已在表证治则中论述,故不赘言。临证常见阳虚与寒邪并存,故温补之法常互补为用,本法之方药多宜文火久煎,饭前温服。宜与酒、姜、葱、薤配伍。若寒者热之而吐者,当佐寒凉之品,或热药冷服。

5. 常用温阳祛寒法及其注意事项 温阳祛寒法是治疗寒证之大法。寒证,因其病因的不同,机体素质禀赋的不同,病变脏腑经络的不同,而临床表现各具特点,然虚实关系尤为密切,所以应特别注重辨别寒证的虚实。临床辨证常分别应用温中散寒法,以理中汤为代表方;温经通络法,代表方为黄芪桂枝五物汤;温补先天之法,以右归丸为代表方;回阳救逆法,以四逆汤为代表方;温阳解表法,用人参再造丸为代表方;温阳利水法,用真武汤为代表方。

温法常与补法配伍应用,但有时也与通腑理气法合用。与活血化瘀法合用最多。如饮食所伤可温而消之,寒结在内当温通并施,寒痰厥闭应温开并用。若寒者热之罔效,应考虑峻补元阳,以益火之源以消阴翳。

温阳祛寒法的临床应用,应注意辨别寒热之真假,热极似寒之证若误用温热壮阳之法,无异于火中添薪,故假寒之证禁用之、老幼之疾,多有壅遏郁发,故用之宜慎。本法之方药多温热辛燥,易损阴伤津,故阴虚者慎用。忌长用久服,以防伤阴耗液,变证迭生,故可适时加用滋阴药,以阳得阴助而生化无穷。

6. 温阳祛寒法的意义　温阳祛寒法是寒者热之,治寒以热的具体运用,具有温中祛寒,温经通痹,回阳救逆等功效。临证应用广泛,且常与其他治疗配合应用,为临床常用而有效的治疗方法。

现代研究表明,温阳祛寒法其有兴奋中枢神经,扩张血管,加强胃肠功能,强心,改善能量代谢,消除炎性病变,使机体内环境达到动态平衡状态等功能。

二、热证治则

1. 热证　是指机体感受热邪或阴虚阳亢,表现为功能活动亢奋的证候。热证因受邪之不同(温、热、火),病变部位的差异(脏腑、经络、气血等),病体盛衰之不同(老、幼、虚、实等),临床表现多种多样,但大都具有身热烦渴、躁动、便干、溲赤、舌红、脉数等临床特点。

2. 热证的治则　是热者寒之,采用清泻邪热法。其理论始于《素问·至真要大论》:"治热以寒""热者寒之""温者清之";《本草经疏·治法提纲》亦云:"病之热也,当察其源;火苟实也,苦寒、咸寒以折之;若其虚也,甘寒、酸寒以摄之。"

3. 清泻邪热的适应证　因其具有清热泻火、凉血、解毒、滋阴透热等功效,故临证主要用于机体感受邪热、阳热亢进,或机体阴液不足、阴虚阳亢,表现为功能活动亢奋之病证。痰热壅肺之哮喘,相火亢盛、心神被扰之癫狂。邪热迫血妄行之血证,湿热熏蒸、胆汁外溢之黄疸,肝阳上亢之眩晕,湿热蕴结、气化失司之热淋,燥热伤津之消渴等病证,不胜枚举。故本法主要用于外邪入里化火,或五志化火,热从内生,热邪弥漫,里热邪盛的多种热性病。

4. 清泻邪热的方药组成及煎服法特点　清热之剂多以寒凉之药组成。实则苦寒折之,虚则甘寒摄之。本法之方药,当视病情而用文火或武火煎之,宜凉服,或重剂一日多次分服。宜与通泻升散之药为伍,若热者寒之而吐者,可佐温药,或凉药温服。

5. 常用清泻邪热法及其注意事项　热证因其感受温、热、火邪之不同,体质盛衰之异,病变部位之别,常表现为实热、虚热、假热、脏腑热、气血热、浮火、郁火、阴火等。

故实火泻之,虚火补之,郁火发之,浮火敛之。临证常用清热泻火法适用于气分邪热之病证,以白虎汤为代表方;气血两清法,适用于热毒或疫毒充斥内外,气血受扰之热证,以清瘟败毒饮为代表方;清营凉血法适用于邪热犯及营阴,热毒炽盛之病证,以清营汤为代表方;清热祛暑法适用于暑热病,以新加香薷饮为代表方;清热解毒法适用于三焦火毒热盛,以普济消毒饮为代表方;清热祛湿法适用于湿热俱盛或湿从热化之证,以茵陈蒿汤为代表方;清脏腑邪热法适用于脏腑邪热偏盛之病证,清心经热用导赤散,泻肝胆邪火用龙胆泻肝汤,清肺热以泻白散,清脾胃邪热用泻黄散;通腑泻热、祛燥存阴法用大承气汤;肠腑湿热用白头翁汤;滋阴透热法适用于阴液亏虚、邪热未尽之病证,多见热病后期,常用方为竹叶石膏汤、青蒿鳖甲汤等;开郁散热法适用于肝郁气结之热证,方用四逆散;甘温除热法适用于阳气不足之阴火证,方用补中益气汤;通瘀除热法适用于瘀血化火之证,方用血府逐瘀汤;消导泻热法适用于食积发热证,方用木香槟榔丸。

清泻邪热法的临床应用:首先当辨清寒热之真假。寒极似热之假热病证,若误用本法则犹如雪上加霜,故假热证禁用。寒凉之药易伤阳损气,用之太过可转为阴寒之证,故用之当注意阳气状况。老幼之疾,或虑其纯阳之体,或暮日之躯,故用之当慎。若热者寒之罔效,可以大寒清之,或滋清并用,或清下并施,或配伍通瘀之法,或配伍开郁之法,尚应考虑酌用滋阴之品,以"阳得阴助而生化无穷"或甘寒增液,以"壮水之主,以制阳光"。临证治疗尚当巧妙应用清热药的脏腑归经,注意热病之后治在胃,注重养胃以除余热之功效。

6. 清泻邪热法的意义 清泻邪热法是热者寒之,治热以寒的具体应用,具有清热解毒、泻火、凉血及滋阴透热等功效,临证行之有效,且极为常用。目前对本法的理论探讨、实验研究十分活跃,本法应用之方药剂型的改进亦有长足进展。

现代研究表明,清泻邪热法具有清除病原体感染,调节体温中枢的功能,有降压、减慢心率、降低基础代谢率的作用,尚有增加免疫的能力,促进形质损伤的修复,其抗菌作用确切,而抗病毒作用尤令人瞩目。

三、寒热治则的关系

一寒一热,病性而言。寒者是指阴寒内盛阳气不足,机体功能活动衰减之病理表现;热者是指邪热内盛、阴虚阳亢,机体功能活动亢奋之病理现象。故《素问·阴阳应象大论》云:"阳盛则热,阴盛则寒""水火者,阴阳之征兆也"。

病有寒热,治有温清。原则分明,但应注意清热而不伤阳气,以防邪恶不去也,以杜热证寒化也。温阳散寒亦不得伤阴耗津,以防病邪内传也,以杜绝寒证热化也。寒热是相对而言,两者虽有本质区别,却又是密切关联的。疾病的发生、发展、转归过程中,在一定的条件下可出现寒热错杂,寒热真假及寒热转化等现象。因热转寒者,当以温阳散寒,因寒转热者,当以清泻邪热;真寒假热者亟需温阳破阴救逆。真热似寒者尤当清热抑阳救阴;上热下寒者治以清上温下。上寒下热者治以清下温上,表寒里热者当清里热而散表寒,表热里寒者当温里寒,清表热,寒热互结中焦者,则当辛开苦降,寒温并用。

寒热之证,临床极为多见,内容繁多,它涉及人体的脏腑经络气血,阴阳表里虚实,临证大多数病证均有寒热之象,但应区别发热、恶寒与热证、寒证之不同。寒者,清冷凝静也;热者,温火躁动也。寒热适中则可合脏腑之性,合经络之气,顺阴阳,祛百病,故治寒热者,得其法也。寒热治则是每个中医学者必须掌握的基本知识。

第四节　虚实治则

虚实是指病形而言。虚实治则是针对病体的邪正盛衰,病变微甚,病形表现等所实施的治疗原则。虚实是一对相对概念,可用来表示病体的邪正盛衰,病形病变的微甚。因为疾病的发生、发展、演变、转归,无不表现为正气邪气的多少,病变的微甚,所以说,虚实是中医学对病体的邪正盛衰的一种病理性概括。《素问·通评虚实论》云:"邪气盛则实,精气夺则虚。"补泻是针对虚实而设的治疗原则。亦体现了中医学扶正祛邪之治疗原则。如《素问·三部九候论》曰:"实则泻之,虚则补之。"《灵枢·邪客》曰:"补其不足,泻其有余,调其虚实,以通其道而去其邪。"

一、虚证治则

1. **虚证**　是指病体正气虚弱,脏腑功能衰退,抗病能力减弱,不足以抵抗病邪侵入而致的多种病证。虚证有先天不足和后天失养两个方面,临床上以后天失养者为多见。虚证,有阴阳、气血、精、津及脏腑等多种不同的虚损,多见于素体不足或久病致虚,具有起病缓,病程长面色欠华,形体消瘦,喜静厌动,脉象无力等。

2. **虚证的治则**　是补其不足,属扶正祛邪范畴,临证常用的是补法,其理论始于《素问·至要大论》:"虚者补之";《素问·阴阳应象大论》:"形不足者,温之以气;精不足者,补之以味。"广而言之,温法、涩法亦属于补虚之法。

3. **补其不足的适应证**　主要适应于阴阳气血不足及脏腑虚损所致邪气内伤之病证,常见有虚劳、肺痨、盗汗,以及心脾两虚之心悸,肝肾不足之腰痛等多种病证。

4. **补益虚损方药的组成特点及其煎服法**　补益药多为味厚性重,或为血肉有情之品,故宜文火久煎以取其味,宜温服,常在两餐之间服,宜长期服用。常同体能锻炼配合,并当配伍健脾和胃理气之品。

5. 常用补益虚损法及其注意事项 病体有虚实之别,虚证有先天后天之分,又有在脏在腑夹寒夹热之别,亦有虚实夹杂之异,所以临证补益虚损的治法较灵活。常见有正补法,也就是什么不足补什么。如用四君子汤以补气,四物汤以补血,左归丸以补阴,右归丸以补阳,八珍汤以气血双补,大补元煎以补阳育阴,生脉散以益气养阴。补益脏腑法:补中益气汤以补中益气,归脾汤以治心脾两虚,六味地黄丸以治肝肾阴虚。隔补法,也就是虚则补其母之法,如培土生金法用温肺汤,滋水涵木法用大补阴丸,扶土抑木法用厚朴温中汤。塞因塞用法:是用补益之剂以治疗由于虚损而引起胀闭之证的一种治疗方法。如温经汤治疗气虚血瘀之闭经,以使气虚得补,经脉得温,瘀血得化,月事以时而下。又如补中益气汤治疗中气不足,脾不健运之脘腹胀满,以使中气得补而运化正常,则痞满得消。而补虚固脱、益气涩肠、固肾涩精、固卫敛汗等法亦当属补法之范畴。补泻兼施法,是针对虚实夹杂之证而设的治则。如白虎加人参汤治疗的热结津涸证,附子泻心汤治疗的虚痞证。以泻为补法:如大黄䗪虫丸治干血劳。

总之,补法适用于虚证,以补其不足者也。在五脏补益之中,更应重视脾肾的补益,以脾为先天之本,肾为后天之本故也。补法虽繁,只要提纲挈领,执简驭繁,视气血之虚损,水火之壮弱,寒热之多寡,阴阳之偏衰,脏腑之所伤而补之,则能补得其术,补得其源。临证应用补法多以缓图功,需长期服药,如《医家必读》曰:“虚证如家贫,室内空虚,铢铢累积,非旦夕间。”切忌补虚太过而致滋腻,用药之理亦当补中佐泻,如补中益气汤用陈皮故也。亦有阳微将脱之证,非大剂峻补不能奏效。亦有体质素虚,别无大寒大热之证,当服丸散以缓补,或果肉饮食之缓补。临证当细审详辨,灵活应用补法,方得效如桴鼓。

大实有赢状的假虚之病证,禁用补法。正虚而邪未尽者,当先祛邪或扶正祛邪兼用。虚不受补者,当加理气药以开其道。补气药与补阳药多温热辛燥,故阴虚火旺者忌用,补血药与补阴药多寒凉滋腻,故阳虚阴盛者忌用。

6. 补法的意义 补法是补益气血阴阳,以增强体质。改善机体虚弱状态的一种治疗方法,因疾病的发生、发展,是正气由盛到衰,邪气由弱至强的过程,故《灵枢·百病始生》云:“风雨寒热不得虚,邪不能独伤人。”《素问·评热病论》云:“邪之所凑,其气必虚。”行补之法,贵在健胃,精乎益肾,当以缓图,以安先天后天之本,扶正以祛邪也。亦可先安未受邪之脏腑、经络,阻止病情的发展、恶化。知虚实夹杂、虚实真假、虚实转化、治此达彼之理,而补之得当,使病体早日康复。

现代研究表明,补益之法具有调节内分泌、促进物质代谢、加强免疫功能等作用、在临床上应用十分广泛,疗效确定,是中医临证常用之法,亦体现了中医注重扶正固本的治疗原则。

二、实证治则

1. 实证 是指病体的邪气亢盛,而正气未至极度虚损。邪正相持而以邪气亢盛为主要矛盾的一种病理反应,故曰:"邪气盛则实。"实证往往表现邪正相争处于激烈状态、多见于外感六淫致病的初、中期,以及由痰浊、瘀血、水湿、饮食等瘀结停滞所引起的疾病。相对虚证而言,实证具有病位浅、起病急、病程短等特点,由于病邪性质不同,病邪侵犯机体部位的不同,故实证类别较杂,其临床表现亦不一,主要临床表现以里实热为代表:躁动不安,腹胀便干,发热面红,脉实有力等。

2. 实证的治则 是泻其有余。实证由于病因、病变脏腑、兼表里寒热的不同,临床常用的是下法、汗法、吐法。广而言之,消法、清法、活血化瘀法亦属"泻其有余"范畴。其理论始于《灵枢·邪客》"泻其有余……以通其道而去其邪。"《素问·阴阳应象大论》:"其实者,散而泻之。"《素问·至真要大论》"坚者削之""客者除之""结者散之""留者攻之"。

3. 泻其有余的适应证 概括地讲,凡非虚证的一切病证,均属适应证。如:感冒、胃痛、腹痛、便秘、痰饮、肺痈、血证、虫证、水肿、癃闭、积聚等外感六淫之邪。痰饮、水湿、瘀血、食积等所致多种病证,一般疾病的初期、中期多属实证。

4. 泻其有余之方药及其煎服法特点 泻散之药,多为辛开苦降之品,或武火急煎,或文火久煎,或凉服,当审证而定,皆有证可辨,有法可依,服药宜中病即止,不宜久服,攻伐邪气一定要注意胃气的虚实多少。

5. 常用泻其有余治法及其注意事项 实证,病因有内外之分,病性有寒热之别,脏腑有客邪之差,人体有禀赋之异,病证亦有夹虚之情,故临床表现颇为繁杂,多种实证的临床表现各具特点,所以临证泻其有余治法颇多。常见有正泻法,即针对病邪之所在而除:汗法以开泻肌表之邪,如麻黄汤;吐法以涌散其高之邪,如瓜蒂散;下法以通泻内结之邪,如承气汤类;清法以清除内热弥漫之邪,如黄连解毒汤;消法以消除客邪壅结,如鳖甲煎丸、乌梅丸等;活血化瘀法以消除瘀血内停所致多种病证,如血府逐瘀汤、活络效灵丹等;开窍醒神法以祛除闭阻心窍之邪,如牛黄安宫丸;除湿利水法以除水湿内积之症,如二陈汤,十枣汤等。隔泻法,亦为实则泻其子法:如左金丸以泻心火而平肝木,龙胆泻肝汤以泻心火而除肝亢,五磨饮子以疏肝木保肺金而止咳嗽,一贯煎以滋阴疏肝,黄连阿胶汤以泻南补北。泻补兼施法:乌梅丸以温脏安蛔驱虫,补阳还五汤以补气活血通络并用:以补为泻法如真人养脏汤以治虚寒痢,六味地黄汤以治阴虚腹胀,补中益气汤以治气虚之癃闭。

总之,泻法适用于实证,以泻其有余也。在脏腑开泻之中,更应注意肝脾之郁,心胆之火,胃肠之结,泻法虽多,然治得其法则其邪得去。临证应用开泻之法,大多药峻力大,以求速效。如《医宗必读》云:"实证如寇盗在家,开门急逐,贼去即止,故无缓法。"且多用寒凉之药,以药之寒者,行天地肃杀之刑,故当中病即止,切忌攻伐太过,以防损伤胃气,亦可在泻药之中佐以补药。

至虚有盛候的假实之病证,禁用泻法,邪结正虚者慎用,体虚年迈者忌用,应用泻药当中病即止,而且药后需膳补。

6. 泻其有余的意义 泻其有余治则是针对实证而设。实证种类繁多,病证不一,轻重有别,用之得当则立起沉疴,为历代医家所喜用。巧妙地应用泻腑通结、活血化瘀、除湿涤痰、消瘀除痛、利水消食、吐越实邪、开窍醒神等法,适当选用峻泻、缓泻、泻补兼施则可祛邪外出,病去体安,体现了中医学开门祛邪以和阴阳的治疗思想。泻其有余之治法临床应用十分广泛,取效甚捷,手段灵活,为医家临证必不可少之治疗方法。如《儒门事亲》所云:"夫病之一物,非自身素有之也,或自外而入,或由内而生,皆邪气也。邪气加诸身,速攻之可也,速祛之可也。"

现代研究,祛邪外出之法能促进代谢物的排泄,消除感染及发热的病理变化,改善血液循环,防止血栓形成,改善免疫系统的功能,消除消化系统的病理变化等。

三、虚实治则关系

一虚一实,病态而言。邪正而论,虚者,精气夺也,言气血阴阳虚损不足故也。实者,邪气盛也,言痰湿内停,气血阻遏,宿食内积,客邪内聚故也。《读医随笔》云:"虚实者,病之体类也;补泻者,治之律令也。"《医醇剩义》云:"疾病虽多,不越内伤外感,不足者补之,以复其正,有余者去之,以归于平。"

病有虚实,治有补泻。攻邪使邪去而正自复,即寓补于攻;补正气而祛邪外出,即含寓攻于补之意。补泻尚当辨胃气强弱而施药。补泻尤当注意虚实之多少、先后,而巧妙地应用先补后泻,先泻后补,或纯补纯泻,或补泻兼施等法。虚实是相对而言,疾病的发生发展,在一定条件下可出现虚实错杂,虚实转化,虚实真假等多种情况。实证夹虚者当祛邪以扶正,虚证夹实者当扶正以祛邪,虚实并重者当补泻并施,因实转虚者当以补其虚为要,因虚转实者当以祛邪为要,真实假虚者当泻之,真虚假实者当补之,虚寒者以温补为法,虚热者以滋清为用,实寒者以温下为法,实热者以清泻为用。

虚实之证,内容繁杂,有脏腑经络、阴阳气血之亏损,又以邪气各异,客犯脏腑经络之区别,故临床表现及其治法亦不同,虚实治则体现了扶正祛邪的中医学特色,亦对辨证施治、三因制宜、治病求本作了充分的说明。虚实补泻治则治法,是每个中医学者都应熟练掌握的基本治则治法。

病有寒热,证有虚实,位有表里,病因繁多,病情复杂,有兼表、里、寒、热、虚、实者,一病一证难详其情,有兼脏、腑、经、络、气、血者,一传一变难明其理,然究其要:病证的发生、发展、演变、转化者,皆阴阳失调也,善得其要者,阴阳者一也。

病有寒热,治有温清,证有虚实,治有补泻,候有表里,治有攻散,然疾病有常有异,有传有变,非温、清、补、泻、攻、散而能尽之,盖以阴阳之要而统一。中医之士,得治则治法之精要,方能善诊而妙语,不仅可免"失三""失四"之治,而辨证施治效如桴鼓,尚可倡中医学之精华,汇通中、西医以创新中医学,以造福于人类。

第五节　脏腑辨证治则

脏腑是人体内脏的总称,包括五脏、六腑和奇恒之腑三类:脏腑辨证是中医辨证中最重要的辨证方法,其辨证治则,即脏腑辨证治则亦是中医治则学的重要治则。

由于脏腑学说是研究人体生理功能、病理变化及其相互关系的学说,故脏腑辨证治则主要是立足于脏腑的生理功能,来考虑脏腑的病理反应,在治疗时主要以祛除病邪,纠正脏腑气血阴阳之偏,其治则多为针对性强的具体治则,即治法。脏腑辨证治则主要是研究脏腑常用的治法。

一、五脏辨证治则

五脏包括心、肝、脾、肺、肾,其生理功能是生化和储藏精、气、血、津液、神,其病理也就是各种原因导致的上述生理功能的失调,五脏病辨证治则目的是祛除各种致病因素,恢复五脏的正常生理功能。

1.心病辨证治则　心位于胸中,有心包裹护于外,其主要功能是主血脉、藏神。心病的治法主要有清心、温心、补心、镇心、开窍。

(1)清心:使用清热、凉血、开窍的方药,治疗心经积热、热毒上扰、热蒙清窍的治法。包括清心泻火、清热凉血、清心开窍。

清心泻火:用于心经积热而导致的心烦失眠,口舌生疮,小便短赤,舌尖红,脉数等证。代表方剂为牛黄清心丸。

清热凉血:适用于温热病,热入营血,发热入夜尤甚,皮肤紫癜,出血发斑,神昏谵语,舌红绛少苔,脉数之证。代表方剂为清营汤、犀角地黄汤、清瘟败毒饮。

清心开窍:用于温病疫毒内陷心包,热邪闭窍而导致的神昏谵语,痉厥,甚则厥脱等证。代表方剂为安宫牛黄丸、局方至宝丹、紫雪散等中医"三宝"。

(2)温心:即温补心阳,使用温补心阳的方药,治疗心阳虚损和心阳虚脱等证。包括温补心阳、回阳固脱等。

温补心阳:心阳不足导致的病证很多。若心阳不足,胸阳不振而导致的心悸、气短、怔忡等,代表方剂为桂枝甘草汤;若胸阳痹阻,心阳不振,出现心胸憋闷,心痛,自汗喘息,脉结代等,当以瓜蒌薤白白酒汤类为主要方剂,随证加活血散瘀、通经活络之品。

回阳固脱:用于心阳虚脱所导致的心悸怔忡、大汗出、四肢厥逆、口唇青紫,呼吸喘促,甚则昏迷,脉微欲绝等证。代表方剂为参附汤、四逆加人参汤。

(3)补心:补心包括补心气、益心阴两种治法,主要是使用补益心之气阴的药物,改善心脏的气阴不足症状。

补心气:用于心气不足,心悸气短,自汗,倦怠乏力,少气懒言,面唇色白无华,舌淡脉虚。代表方剂为养心汤、补心气口服液。

益心阴:用于心阴不足所致的心悸心烦,易惊,失眠,健忘,口干燥,舌红少苔,脉细数。代表方剂为天王补心丹、滋心阴口服液等;若气阴俱虚,可用灸甘草汤。

(4)镇心:用重镇安神的药物,以治疗心神不安的一种治疗方法,证见心神不安,心悸,失眠,多梦易惊,夜间惊惕易醒,睡眠不安等。常用代表方剂为朱砂安神丸。

(5)开窍醒神:使用开窍药物,使病人苏醒的一种方法。分为凉开、温开两种。

温开:用于寒邪、湿痰等导致的中风、痰厥、气厥之卒然昏倒,不省人事,牙关紧闭,痰鸣喘促不醒之证。代表方剂为苏合香丸。

凉开:用于邪热上逆,逆入营血,证见抽搐、昏迷不醒。代表方剂为牛黄安宫丸、至宝丹、紫雪丹。

2. 肺病辨证治则　肺亦位于胸中,其主要功能是主气、司呼吸、主宣发、肃降、通调水道。肺病的治则也就针对这些功能失调所出现的病证而设。

(1)宣肺:即宣通肺气,恢复其肃降功能。包括宣肺散寒、宣肺散热、宣肺降逆、宣肺利水四种。

宣肺散寒:用于风寒束表。肺失宣降,导致恶寒发热,头痛身痛,鼻塞,流涕,咳嗽,咳痰,胸闷不舒,舌淡苔白脉浮紧。代表方剂为麻黄汤。

宣肺散热:用于温热之邪袭肺,肺失宣降,导致身热恶风,咽痛,流涕,咳嗽,舌红苔黄,肺浮数。代表方为银翘散。

宣肺降逆:用于邪犯肺卫,肺失肃降,证见咳嗽,咳痰,喘息,气促,舌红苔黄,脉数。代表方剂为麻杏石甘汤。

宣肺利水:用于风邪束肺,肺失宣降,通调水道功能失常,使得水液停滞,出现浮肿,小便不利,恶风,发热,脉浮等证。代表方剂为越婢汤。

(2)温肺:用温阳祛痰、化痰降逆一类的方药,治疗因肺受寒邪而导致的痰饮、咳嗽、哮喘气促等证。包括温肺止咳、温肺平喘。

温肺止咳:用于风寒束肺所致的咳嗽,咳痰量多、清稀、色白,舌淡,苔白,脉弦滑。代表方剂为止嗽散。

温肺平喘:用于肺部受寒所致的喘证与哮证,证见痰鸣气喘,甚则张口抬肩,口唇青紫。代表方剂为苏子降气汤、射干麻黄汤。

(3)清肺:通过清泻肺热,以治疗肺热壅盛,肺热痰喘等证。包括清泻肺热、清肺解毒等。

清肺泻热:用于肺热壅盛所致的痰多,咳嗽,痰黄黏稠,喘息气促等证。代表方剂为麻杏石甘汤。

清肺解毒:用于热毒之邪壅滞于肺,证见发热,咳嗽,咳痰,喘息,胸痛,甚则咳唾脓血,咽喉肿痛。代表方剂为千金苇茎汤。

(4)润肺:用滋养肺阴的方药,以治疗肺燥。适用于温邪伤肺,津液灼伤,证见头痛身热,心烦口渴。干咳无痰,或痰少难咯,鼻腔干燥,咽喉疼痛。代表方剂为桑杏汤。

(5)补肺:通过补益肺的气阴的方法,以治疗肺虚。包括补肺气、益肺阴、气阴双补。

补益肺气:用于肺气虚弱,气短懒言、语音低微、疲倦乏力,动则气促,自汗等。代表方剂为人参蛤蚧散。

补益肺阴:用于肺阴不足,或肺痨阴虚,干咳无痰,或痰中带血,潮热盗汗、遗精等证。代表方剂为百合固金汤。

气阴双补:用于气阴两虚,气短懒言,头昏眼花,咽干口渴,咳嗽不止,咳声低微,汗出,唇舌干燥。代表方为生脉饮。

(6)敛肺:通过收敛肺气,以达到止咳平喘,止汗止血之目的。

敛肺止咳平喘:用于久咳久喘不止,肺气耗散之证,证见咳喘无力,久久不止,脉细而数。代表方剂为人参补肺散。

敛肺止血:用于久咳不愈并见咳嗽咳血、咯血,或痰中带血者。代表方剂为海蛤散。

敛肺止汗:用于气阴两虚,卫外不固导致的自汗不止,盗汗亦多之证。代表方剂为生脉饮。

(7)泻肺:通过泻肺逐饮的方法,以通调水道,改善痰浊水饮壅肺的现象。适用于痰水壅肺,喘息气促,胸胁疼痛等证。代表方剂为葶苈大枣泻肺汤。

3. 脾病辨证治则 脾脏位于中焦,其主要功能是主运化、升清、统摄血液。脾病的辨证治则主要围绕着恢复脾的功能进行。

(1)健脾:通过补益脾气,以恢复其运化功能的治法。包括补气健脾、补气升陷。

补气健脾:用于脾气虚弱,食欲不振,肠鸣腹胀,便溏,少气懒言等证。代表方剂为四君子汤。

补气升陷:用于脾虚,中气下陷,证见少气懒言,阴挺,脱肛,泄泻,遗尿,带下,久痢,便秘等。代表方剂为补中益气汤。

(2)温脾:通过温补脾阳,以消除脾胃中焦虚寒,脾阳不振者证。包括温运脾阳、温脾散寒。

温运脾阳:用于中焦虚寒所致的呕吐,泄泻,脘腹胀满,喜温喜按。代表方剂为温脾汤。

温脾散寒:用于素体脾胃阳虚,而见呕吐,喜温喜按,或寒伤脾胃,脘腹胀痛等证。代表方剂为吴茱萸汤。

4. 肝病辨证治则　肝位于胁部,其主要生理功能为主疏泄、藏血。肝病辨证治则主要针对肝脏生理功能失常所产生的病证而设。

(1)疏肝:通过解郁、理气、活血等方法,达到疏肝之郁滞的目的,包括疏肝解郁、疏肝活血。

疏肝解郁:用于肝气郁滞,不得宣畅,证见头部、胁肋胀痛,少腹疼痛,女子乳房胀痛,月经不调,痛经,男子睾丸胀痛等。代表方剂为柴胡疏肝散。

疏肝活血:用于肝气郁滞,气滞血瘀,胁肋刺痛,少腹胀痛拒按,月经量少结块等。代表方为膈下逐瘀汤。

(2)清肝:系泻除肝火,治疗肝火旺盛的常用方法。包括清泻肝火、凉肝止血。

清泻肝火:用于肝火炽盛导致的头晕目眩,烦闷,目赤肿痛,烦热,咽干,口渴,大便秘结。代表方剂为丹栀逍遥散。

凉肝止血:用于肝火上炎所致的吐血、衄血、便血、血崩等。代表方剂为十灰散、四生丸、槐花散、断崩汤等。

(3)养肝:通过柔肝、缓急、养血、滋阴等方法,治疗肝虚证。包括柔肝缓急、养肝补虚。

柔肝缓急:用于肝失柔润滋养导致的筋脉拘挛,肢体震颤,疼痛等证。代表方剂为芍药甘草汤。

养肝补虚:用于肝之阴血不足,肝血亏虚,证见头晕目眩,心悸耳鸣,女子崩漏等。代表方剂为四物汤。

(4)平肝:平肝即平定潜镇亢盛的肝阳。包括平肝潜阳,镇肝息风。

平肝潜阳:用于肝阳上亢导致的头晕头痛,失眠,烦躁不安,甚则惊痫抽搐。代表方剂为天麻钩藤饮。

镇肝息风:用于肝阳上扰,肝风内动,头目晕眩,耳鸣,昏厥,抽搐震颤,口眼歪斜,半身不遂。代表方剂为镇肝熄风汤。

(5)温肝:通过温散肝寒,治疗肝寒证。包括温肝散寒、温肝行气、温补肝阳。

温肝散寒:用于寒邪伤肝,卒然而致的四肢厥冷,指甲青紫,少腹冷痛,阴囊蜷缩,或腿肚转筋。代表方剂为当归四逆汤。

温肝行气:用于肝寒气滞,少腹疼痛,痛引睾丸;代表方剂为天台乌药散。

温补肝阳:用于素体阳虚,或寒邪伤肝,导致巅顶疼痛,呕吐涎沫,脘腹冷痛,四肢不温,小腿拘挛。代表方剂为吴茱萸汤。

5. 肾病辨证治则 肾位于腰部,左右各一,其主要功能为藏精、主水、纳气。肾病治则是针对肾的生理功能失常所产生的病证而设。

(1)补肾阴:使用滋补肾阴的方法,改善肾阴不足之症状。包括滋养肾阴、滋阴降火、滋肾纳气。

滋养肾阴:用于肾阴不足所导致的腰膝酸软,遗精盗汗,头晕耳鸣,咽干舌燥,舌红少苔,脉细数。代表方剂为左归丸。

滋阴降火:用于肾阴亏虚,虚火上炎导致的骨蒸潮热,盗汗,耳鸣耳聋,遗精梦泄,消渴淋沥,舌红,脉细数。代表方剂为知柏地黄丸。

滋肾纳气:用于肾阴亏虚,阴虚阳浮而导致的气喘,喘促,张口抬肩,不能平卧等证。代表方剂为都气丸。

(2)补肾阳:用补肾壮阳的方药,改善肾阳虚损症状。包括补肾壮阳、补肾救逆、补肾利水。

补肾壮阳:用于肾阳不足导致的阳痿,遗精,早泄,宫冷不育等证。代表方剂为右归丸。

补肾救逆:用于肾阳虚衰导致的四肢厥逆,气微肢冷,面色青紫,脉微欲绝等证。代表方剂为四逆汤。

补肾利水:用于肾阳不足,气化失司导致的水湿泛滥诸证。证见颜面肢体浮肿,四肢沉重,小便不利,形寒肢冷等。代表方剂为真武汤。

(3)收敛固肾:用收敛肾精,固涩肾气的方药,以治疗肾气不固诸证。包括固肾涩精、涩精止带,缩尿止遗。

固肾涩精:用于肾虚、精关不固所导致的遗精滑泄,日久难愈,兼有盗汗、虚烦、腰膝酸软而痛诸证。代表方剂为金锁固精丸。

涩精止带:用于肾精不固导致的白带增多,带质清稀,久下不止,兼腰膝酸软,小便频数。代表方剂为收涩止带汤。

缩尿止遗:用于肾虚不固,膀胱失约,开阖不固导致的遗尿,小便频数,淋沥不尽,或小儿遗尿、尿失禁等。代表方剂为缩泉丸。

二、六腑辨证治则

六腑包括胆、胃、大肠、小肠、膀胱、三焦。其生理功能为受纳和腐熟水谷,传化物而不藏,排泄糟粕物质,其病理变化以受纳、腐熟、传化诸项功能失常。因此,六腑辨证治则以祛除各种致病因素,恢复六腑固有的功能为主。

1. 胆病辨证治则 胆附于肝,内藏精汁,受肝之余气而成,其疏泄下行、注入肠中,以助消化食物。胆病则胆汁上逆,或肝胆热盛,故临床治则以清胆为主,常用治则有清胆利湿,清胆和胃和清胆豁痰。

(1)清胆利湿:用于肝胆郁热而致的胁痛;肝胆湿热内蕴而致的胆汁外溢,巩膜、肌肤黄染,小便黄赤诸证。代表方剂为茵陈蒿汤。

(2)清胆和胃:用于肝胆湿热而导致的呕吐,心烦,失眠,眩晕,口苦,甚则呕吐胆汁等证。代表方剂蒿芩清胆汤。

(3)清胆豁痰:胆虚痰盛,胆热上扰所致的心烦,失眠,头晕,呕吐,吐痰,甚则惊痫等证。代表方剂为温胆汤。

2. 胃病辨证治则　胃位于膈下,上连食道,下连小肠。其主要生理功能为受纳腐熟水谷,化生水谷精微以营养全身,故胃气为人体生命之本。胃病治则,当时时以保胃气为首要任务,常用的有养胃、清胃、泻胃、降胃诸法。

(1)养胃:通过滋养胃阴,包括养脾阴、养胃阴。

养脾阴:用于脾阴不足,干燥,气短乏力,食欲不振。代表方剂为参苓白术散。

养胃阴:用于热病后期,胃阴受伤,口干咽燥,渴喜冷饮等。代表方剂为益胃汤。来恢复胃的运化、受纳功能。运化失常导致的低热,口唇舌大便干结诸证。

(2)清胃:即清泻胃热。包括清泻阳明胃热、清泻胃中积热两种。

清泄阳明胃热:用于阳明热盛,或温热之邪在气分导致的高热,汗出,烦渴,脉洪大等证。代表方剂为白虎汤。

清泄胃中积热:用于胃中积热,口臭、口疮、牙宣、牙龈肿痛诸证。代表方剂为清胃散。

(3)泻胃:即用通里攻下之法,泻除胃中积滞。若胃中积热与肠中积热互结,成阳明腑实证,证见腹部胀满,疼痛拒按,大便秘结,甚则神昏谵语。代表方剂为三承气汤。

(4)降胃:用顺降、重镇方药,治疗胃气上逆诸证。包括温胃降逆、清胃降逆。

温胃降逆:用于寒邪为患导致的呕吐,呃逆诸证。代表方剂为旋覆代赭汤。

清胃降逆:用于因热而致的呕吐,呃逆。代表方剂为橘皮竹茹汤。

腑病辨证治则以胆、胃为最有特色。大肠、小肠、膀胱治则分述于相关脏病辨证治则中,本处不再赘述,而三焦病治则,则详述于三焦治则之中。

三、奇恒之腑辨证治则

奇恒之腑包括脑、髓、骨、脉、胆、女子胞。其中骨、脉之治则已在肾、心中论述,胆则详述于腑中,故本篇仅就脑、女子胞辨证治则论述之。

1. 脑病辨证治则　脑位于颅内,由髓汇集而成,为元神之府。灵机记性皆在脑中,故脑之病理,和记忆、思维、认知等多种功能有关,脑病治则,要围绕恢复其生理功能进行。

祛风定脑:高巅之上,唯风可达,故风邪极易犯脑。风邪犯脑,可见头痛头晕,恶风发热等。可选用川芎茶调散加味。

解郁安脑:情志致病,其发在脑,其伤亦在脑,故从情志为病考虑,以解郁安脑为治可取得殊效。情志为病,证见情志抑郁,神志恍惚,喜静喜睡,悲伤欲哭。可选用逍遥散加减。

开窍醒脑:脑为清灵之脏,最恶闭塞。若邪闭脑窍,则神昏谵语,痉厥,抽搐,高热烦躁。代表方可据情选用安宫牛黄丸、至宝丹、紫雪丹。

解毒清脑:若温热毒邪,侵袭脑窍,则导致头痛如劈,干呕狂躁,神昏谵语,昏瞀等证。代表方剂为清瘟败毒饮。

化痰醒脑:痰随气升降出入,无处不到,若痰迷脑窍,神志昏蒙,早衰易老,记忆力减退。代表方可酌情选用十味温胆汤加味。

活血通脑:若外伤等因素损及脉络,血不循经,溢于脉外,阻滞脑窍,导致半身不遂,偏瘫,口眼㖞斜,口角流涎。代表方剂为补阳还五汤加味。

安神宁脑:脑主精神,感知思维,若邪气上扰,或脏腑阴阳气血失调,五脏不安,则脑神逆乱,可导致精神情志方面的病变,如虚烦不得眠,心中懊侬,心悸怔忡,失眠健忘等。代表方如栀子豉汤等。

温脑利水:太阳为寒水之经,与督脉相连而通于脑,若阳虚水停,循督脉上行而行入于脑,脑脊髓液循环受阻,表现为剧烈疼痛,呈喷射状呕吐,视乳头水肿,舌苔水滑,脉沉弦。代表方剂为五苓散。

补脑益智:先天禀赋不足,肾气虚损,不能上充脑髓,或后天化源不足,清阳不升,气血两亏,脑髓失养,证见脑转耳鸣,胫酸眩冒,目无所见,懈怠安卧,舌淡苔白,脉细数等。代表方剂为填精益肾汤。

固脱救脑:脑病危重之时,可见气脱、血脱、阴脱、阳脱、阴阳两脱。临床上因气、血、阴、阳的不同,可以出现不同临床表现,治法各异。代表方剂有当归补血汤、大定风珠、参附汤、六味回阳饮等。

2.女子胞病辨证治则 女子胞又名子宫,位于小腹之中,主月经和孕育胎儿,和肾、冲任二脉关系密切。因生殖功能由肾所主。冲任二脉起于脑中,肾中精气旺盛,冲任气血充足,月经正常,具有正常的生殖作用。女子胞治则主要和月经及生殖功能关系密切。

由于胞宫与心、肝、脾三脏休戚相关,而正常的月经、孕育的胎儿都有赖于血液,而心主血,肝藏血,脾统血生血,故心、脾、肾功能正常,胞宫功能亦正常。若心脾两虚,气血不足,脾虚下陷,脾不统血,肝郁气滞,疏泄失职等,都可以导致月经失调,而不育、不孕也多从肾、肝、脾等论治,故女子胞病治则散见于脏、腑辨证治则中,此处不再分论。

脏腑辨证治则是各种辨证治则的基础,也是内科疾病治疗的基本法则。由于各脏腑的功能是多方面的,脏腑之间,脏与脏之间,腑与腑之间,五脏、经络、气血之间在生理、病理上都存在着密切的关系,在疾病演变过程中表现出来的证候错综复杂,临床在应用辨证治则时,要分析病证的重点,找出主证,指出病位层次,找出其发展变化的规律性,用理、法、方、药一以贯通,才能为临床治疗打下坚实的基础。

第六节　气血辨证治则

人之所有者,血与气耳。气与血的生成都需要水谷精和肾中的精气,都有赖于肺、脾、肾等脏器的功能活动,它们都是人体生命活动的物质基础,二者密不可分,气能生血,气能行血,气能摄血,气为血之帅,血为气之母。诚如朱丹溪所论:"气血冲和,百病不生,一有佛郁,诸疾生焉。"

气血辨证治则,要把握住"疏其血气,令其条达,而致和平"(《素问·至真要大论》)。

一、气病辨证治则

气病与脏腑的关系非常密切,因气来源于脾肾,出入升降治节于肺,升发疏泄于肝,帅血贯脉而行于周身。故脏腑一旦受病,就会直接或间接地反映出气的病理变化。肺气不宣则为喘咳;肺气不足则神疲气短倦息;心气逆乱则神昏癫狂;气血亏耗则心悸怔忡;脾胃不和,胃气上逆则为呕恶;脾失健运则生湿生痰,或腹胀泄泻;肝气郁结,日久则化火,肝阳暴张则上扰神志,肝胆气虚则心悸胆怯;肾气虚弱,固摄无权则遗精泄泻;肾不纳气则动而喘息;气不化水,上泛而为水肿等,这些都详见于脏腑辨证治则中,此处不再赘述。今仅就气血辨证治则论述如下。

气病的治则,主要是气虚者宜补气,气实者宜理气降气。

1. **补气**　适用于劳伤过度,久病失养,元气耗损者,证见少气懒言,语音低微,自汗,心悸怔忡,头晕耳鸣,倦息乏力,食少,小便清或频,脉虚弱或虚大,或见子宫脱垂、胃下垂等。代表方有补中益气汤、四君子汤、金匮肾气丸等。

2. **理气**　适用于忧思气结,气郁不舒,滞而不畅者,证见胸胁胀满,疼痛不舒,痰多喘满,气粗腹胀,女子乳房胀痛,月经不调,大便秘结,脉弦滑或数实。代表方剂有柴胡疏肝散、四磨饮子等。

3. **降气**　适用于气机逆乱所导致的咳嗽,痰涎壅盛,喘息气促,甚则呕恶吐逆等。代表方剂有苏子降气汤、旋覆代赭汤等。

总之,气之病证,无论虚实,都与脏腑相关。因此,在应用气病治则时,要根据与脏腑的关系,进行针对性治疗。如肺气郁阻宜开,胃气积滞宜导,肝气上逆宜降,肝气郁结宜疏,胆气阻滞宜和,肝胆火旺宜泻,气滞而痛者宜调。如因痰、湿、食、火夹杂为患者,当分清具体情况,分别轻重缓急,加以施治。

二、血病辨证治则

血病的表现,大多可分为出血、瘀血、血虚三种情况,它们之间既有区别,又有联系。正常情况下,血液循行于经脉之中,若脉络受伤,血不循经而外溢,则为出血。出血有咳血、吐血、衄血、便血、尿血、肌衄等。凡离经之血未出体外,停滞于体内,或脉中之血为痰火或湿热所阻,运行涩滞不畅,都称为瘀血。凡失血过多,或生血不足,都称为血虚。

血证的治则,根据其病情不同,出血者宜止血,血虚者宜养血补血,血瘀者宜活血化瘀。

1. 止血　凡火热引起出血者,以泻热止血法为主。肝胆火热而导致的出血,用龙胆泻肝汤;热入营血,迫血妄行者,用犀角地黄汤;胃火炽盛,吐血、齿衄者,用大黄黄连泻心汤;阴虚火旺,咯血者,用百合固金汤;脾气虚,脾不统血者,用归脾汤;便血由脾虚所致者,用黄土汤;湿热下注而便血者,用槐角丸等。妇女崩漏,则用断崩汤;尿血者,用导赤散。

2. 补血　血虚患者的主要治法是补血,补血的常用方剂用人参养荣汤、十全大补汤,以气血双补。妇女血虚,可用四物汤或当归补血汤。由于气为血之帅,血为气之母,故而在补血时多兼以补气,以使气血双补。

3. 活血化瘀　凡瘀血内结,日久而不去,留而成块者,用桃核承气汤、抵当汤,以行血破结;若气血不足,气虚血瘀,瘀血阻滞者,用血府逐瘀汤,以行气活血祛瘀;若寒滞经脉,经脉阻滞不通,寒凝经脉、气滞血瘀者,以温经散寒,活血化瘀;若瘀血日久,留着不去,结而成积成块者,宜用大黄䗪虫丸。

有关血证治疗,临床上亦较为复杂,不能一概而论。一般而言,见出血当立即止血,以防出血过多,危及生命。化瘀时应注意不可活血太过,以防瘀血未除,新血又伤,导致新的气滞血瘀。见血虚而补血时,切忌不可滋补太过以碍胃,损伤脾胃的运化吸收功能,若此,则会导致气血更虚。

第七节　六经辨证治则

所谓六经,是指太阳经、阳明经、少阳经、太阴经、少阴经、厥阴经六条经脉而言。它是用来概括外感热病发展过程中六个阶段的变化,把复杂的临床表现归纳为六类不同性质的病证,成为外感热病辨证论治的纲领。由于在中医经典著作《伤寒论》以六经辨证为纲,对六经病证的发生、发展、变化规律及预后转归进行了详细的论述,因而本文不加以详细的论述,只就六经的一般规律进行概括。

一、太阳病治则

太阳经是人体一身之藩篱,头顶、项背、全身肌肉都属太阳经范围,因而,外感病初期以太阳病为主。感受寒邪,首先侵犯这些部位,太阳病分经证和腑证两种。其治法相应地以解表为主。

1.经证 为寒邪外袭,卫阳被束所致。

(1)解肌发表:适用于太阳中风证,即表虚证。以发热恶风,汗出,头项强痛,脉浮缓为主要临床表现。桂枝汤为代表方。

(2)辛温解表:适用于太阳伤寒证,亦称表实证。以发热恶寒,头项强痛,肢节疼痛,无汗而喘,脉浮紧为主要临床表现。麻黄汤为代表方剂。

2.腑证 为经证不解,内传膀胱而成。分蓄水、蓄血两种。

(1)解表利水:适用于太阳蓄水证,证见发热恶风,小便不利,消渴或渴欲饮水,水入即吐,脉浮。五苓散为代表方。

(2)攻逐瘀血:适用于太阳蓄血证,证见少腹硬满,小便自利,时或发狂。桃核承气汤为代表方。

二、阳明病治则

阳明经为多气多血之乡,也是外感病过程中的邪热炽盛阶段。临床上按部位而言属邪热入里而致的里实热证。邪热虽盛而肠中无燥屎者为经证;邪热内传与肠中糟粕互结而成燥屎者,称为腑证。

1.清热生津 适用于阳明经证,高热汗出,烦渴引饮,不恶寒反恶热,舌苔黄燥,脉洪大而数。白虎汤为代表方剂。

2.苦寒泻下 适用于阳明腑证,潮热汗出,腹部胀满疼痛,大便秘结,神昏谵语,脉沉实。承气汤类为其代表方。

三、少阳病治则

少阳经位于半表半里之间,既可由本经起病,又可由他经传来,故又称半表半里证。

1.和解表里 适用于少阳证,证见往来寒热,胸胁苦满,心烦欲呕,默默不欲饮食,口苦,咽干,目眩。以小柴胡汤为代表方。

2.和解透表 适用于太阳少阳合病,兼见头痛身痛,汗出等太阳经证,柴胡桂枝汤为代表方剂。

3.和解攻里 用于少阳阳明合病,兼见脘腹胀满,心中痞硬,便秘。大柴胡汤为其代表方剂。

四、太阴病治则

太阴病多由三阳病传变而来,也可由风寒之邪直接损伤脾阳而成。由于太阴病为邪入阴分的最早阶段,临床表现以脾胃虚寒为主要证候。

1. **温中散寒** 适用于太阴病,腹满而吐,食不下,自利,时腹自痛,脉缓弱。理中丸为其代表方剂。

2. 若太阴病兼表证,或表证未解的太阳病,若里证不急,则应先解表,后攻里,或表里兼治。

五、少阴病治则

少阴含心、肾二经,寄寓水火,病入少阴,多属危重阶段。本经证可由他经发展而来,也可直中发病。

1. **回阳救逆** 用于少阴虚寒证,证见神倦欲睡,畏寒,逆冷,小便清长,下利清谷,脉细微弱。代表方为四逆汤。

2. **温阳利水** 用于少阴水肿证,证见全身水肿,或四肢沉重疼痛,小便不利,畏寒肢冷,神疲欲睡,或腹痛,脉微细。代表方为真武汤。

3. **滋阴清热** 用于少阴虚热证,证见心烦,失眠,咽干口燥,舌红而干,脉细数。代表方为黄连阿胶汤。

六、厥阴病治则

厥阴病多为伤寒后期,病情复杂、病入厥阴,多寒热互见,虚实夹杂。

1. **温经散寒,活血通脉** 用于厥阴寒证,证见手足厥冷,巅顶冷痛,干呕,吐涎沫,脉微细欲绝。代表方为当归四逆加吴茱萸干姜汤。

2. **清热利湿** 用于厥阴热证,证见湿热下利,里急后重,口渴,脉数。代表方为白头翁汤。

第八节　卫气营血分证治则

卫气营血治则,是清代中叶温病学家叶天士根据温病的病因、病机变化的不同阶段和临床证候表现,系统提出来治疗温病的主要治疗原则。"大凡看法:卫之后方言气,营之后方言血。在卫汗之可也;到气才可清气;入营犹可透热转气……入血,就恐耗血动血,直须凉血散血。"遵循卫气营血中的汗、清、透、散这四条治疗原则,制定相应的治疗方法。选用恰当的方药,以祛除病邪,调整正气,扶助正气,从而促使患者恢复健康。这是温病辨证论治的关键,也是温病治则学发展和完善的崭新阶段。

温病是外感之邪致病,性属热,易耗津液伤阴。在卫气营血各个治疗阶段中,须时时注意保津、增液、养阴,正如叶天士所提出的"存得一分阴液,便有一分生机"。这是卫气营血治则中通用治则之一。

温热病易耗伤胃液。加之在卫气营血各个治疗阶段中,苦寒、寒凉药物应用较多,这些均易损害脾胃功能,不利于疾病的治疗和恢复。因此,注意保护胃气,无论是攻邪的治疗中和疾病的恢复期,它都占有十分重要的地位。

"热由毒生,变由毒起,毒寓于邪,毒随邪入"。这是温病发病的主要病因之一。因此,在温病卫气营血各个病理变化阶段的治疗,必须掌握"解毒"这一根本思想。这也是最针对温病病因治疗的通用治则之一。

截断传变,扭转病机,是近代著名的中医临床学家姜春华在温病治疗实践中总结提出来治疗温病的新的治疗原则。温病在人群中有一定相互易感性,传变迅速凶险。因此,在卫气营血各个阶段,特别是病变的早期,应用好截断扭转治则。从而顿挫病势,截断传变,扭转病机,避免发生危证,有着非常重要的意义。所以截断扭转也是卫气营血治则中的通用治则之一。

一、卫分证治则

卫气是人体阳气之一。主要敷布于人的体表,有温养肌肤,抵御外邪侵袭和祛邪外出的作用。它内与肺通,外司毛孔、汗腺的开合。"温邪上受,首先犯肺。"使肺卫失宣。出现发热微恶风寒,无汗或少汗,头痛,咽痛,咳嗽,口微渴等卫分证。"在卫汗之可也。"辛凉宣通为其治则。它具有疏泄腠理,宣通肺气,使气血通畅,营卫调和,透邪于表,祛邪于外的作用。

1. 辛凉解表,疏风透热 辛凉解表,疏风透热是汗法治则中的基本内容。"盖伤寒之邪留连在表,然后化热入里,温邪则热变最速。未传心包,邪在肺,肺主气其合皮毛,故云在表。在表初用辛凉轻剂……"。就是以银翘散、桑菊饮为代表方治疗。用于发热,微恶风寒,无汗或少汗,口微渴,咳嗽等为主的卫分证。

2. 透表清暑 透表清暑是针对外有表寒,内有暑湿,证见头痛恶寒,身形拘急,发热无汗,口渴心烦等表现的卫分证,如应用新加香薷饮为代表方剂,外透散表寒,使卫气得宣,内清暑利湿,使郁于卫气之热得解。

3. 宣表化湿 湿热之邪郁于肌表,腠理闭郁,证见首如裹,身重痛,汗出胸痞,恶寒发热,口渴不饮,舌苔白腻,应用宣表化湿治则,以藿朴夏苓汤为代表方剂。

4. 疏表润燥 温燥伤于肺卫,证见咳嗽痰少,身热咽干,唇鼻干燥,舌苔薄白少津的肺卫燥热证。应用疏表润燥治则,以桑杏汤为代表方剂。

二、气分证治则

气是人体赖以生活的物质之一,是由物质转化为最高能量成为有机体生命活动的动力,它包括了人体脏腑、经络的各种功能活动。气分证,是温热深入于里,疾病较为深重的阶段。病邪侵犯的部位,包括了肺、心包、膈、胆、胃肠等。出现了不恶寒但恶热,口渴,汗多,或腹满,便秘,苔黄,脉滑数或洪大等气分证、"到气才可清气"。"清"则是用辛凉或苦寒一类药物,以"热者寒之,温者凉之",来清泄气分的邪热。气分是温病发展的一个重要阶段,范围较广,因此,根据病邪所犯脏腑的不同,变化各有差异,清气也就各有侧重。

1. **清宣肺热** 温热毒邪郁于肺脏,气失宣降,证见咳嗽胸痛,身热汗出,口渴,苔薄黄,脉滑数等。应用清宣肺热治则,以麻杏石甘汤为代表方剂,宣开肺气,清泄热毒。

2. **轻清宣气** 温邪犯气,气机被郁,热扰胸膈,证见发热口渴,心烦不安,胸闷不舒。应用轻清宣气治则,以栀子豉汤为代表方剂。透泄热邪,宣畅气机,使心烦自除,胸膈之热得清。

3. **辛寒清气** 温热犯于阳明气分,胃热炽盛,证见壮热,汗出,心烦,口渴。苔黄燥,脉洪数等。应用辛寒清气治则。以白虎汤为代表方剂。透肌热、泄气热、滋胃燥,达到清热解肌,除烦,生津止渴的目的。

4. **苦寒泻火** 温热之邪在气分,郁而化火,证见身热不退,口苦而渴,烦躁不安,小便黄赤,舌红,苔黄等。应用苦寒泻火治则,以黄连解毒汤为代表方剂。直清里热而泄火邪,使热清毒解。

5. **通下泄热** 温病热结肠腑,或湿热积滞交结肠胃,以及血蓄下焦气分证。应用通下泄热治则。代表方如承气汤。具有通腑泄热,荡涤积滞,通瘀破结作用。

6. **和解疏泄** 温热之邪不在表,又非里结,而是郁于少阳或留连三焦,郁于募原等处,解表清里均难直达病所。应用和解疏泄治则,清泄少阳,开泄三焦,开达膜原,就可起到透解邪热,宣通气机,以致外解里和的作用。代表方如达原饮。

7. **清气化湿** 清气化湿(利湿)治则,具有宣通气机,运脾和胃,通调水道和化湿泄浊等作用。它用于湿热浸淫三焦的气分证。如宣气化湿、泄热燥湿、分利湿邪等治法属于清气化湿治则的范畴。代表方如三仁汤。

三、营分证治则

营是水谷的精气,为血之清者,流注脉中,有化血作用;并有营运营养物质,调和五脏,洒陈六腑,入脉而灌输全身,平衡阴阳,增强抵抗力,化气排邪的功能。营分证是温热之邪侵入人体的深重阶段。温热之邪侵袭营分,就能直接灼伤阴液,毒害营气,营气通于心,与脉相贯,于是上犯心包,则热扰神明而神识异常,外窜血络则可使血溢于外。所以可见心烦,灼热或夜甚,或斑疹隐隐,或神昏谵语、舌绛、脉数等营分证。虽然温邪入营,病位较深,但营连气血,毕竟营在血前,在气之后,所以仍当逆流挽舟,防止病邪进一步深入。"入营犹可透热转气"。因此,清营泄热,透热转气,实为营分证的主要治则。

1. **清营泄热** 温邪侵袭营分,出现心烦不眠,身热夜甚,时有谵语,或斑疹隐隐,舌质红绛,脉数等营分证。应用清营泄热治则,以清营汤为代表方,起到清解营分热毒,透泄热邪出气的作用。

2.清心开窍　邪入心包或痰浊内蒙心窍的营分证,应用清心、泄热、开窍治则,以安宫牛黄丸、至宝丹、紫雪丹或菖蒲郁金汤为代表方剂,能起清心开窍和豁痰开窍的作用,使热退神志苏醒。

3.气营并清　邪热在气分留连不解,营分邪热炽盛,证见壮热,口渴,烦躁,外发斑疹,或神昏谵语,两目昏瞀,口秽喷人,周身骨节疼如被杖,苔黄燥或焦黑,舌质红绛等气营两燔证,应用气营并清治则,以清瘟败毒饮、化斑汤为代表方剂。

四、血分证治则

"血"即血液,为人体最主要的体液之一。它运行脉中,周流全身,有输气布津,营养五脏六腑、肢体百骸的功能。血分证,是温热邪气深入阴分,损伤人体营养物质的深重阶段,主要特点是温热邪气消耗或鼓动血液,导致阴液损伤或出血。血热则动血,血热则伤阴,阴耗则动风,临床表现为发热夜甚、躁扰或昏狂,或下血,或斑疹稠密紫赤,或痉厥,舌质深绛,脉数等。"入血恐耗血动血,直须凉血散血。"因此,凉血散血、凉血息风即为血分证的主要治则。

1.凉血散血　血热动血,热搏血瘀,证见身热夜甚,斑紫出血,甚至昏厥谵狂,舌质紫绛等临床表现,应用凉血散血治则。具有凉解血分热毒,散血消瘀化斑止血的作用,如以犀角地黄汤为代表的一类治法,正是凉血散血治则指导下临床血分证具体治法的应用。

2.凉血息风　凉血息风治则,具有清热凉肝,滋阴息风等作用,适用于热极动风,热引肝风内动,热伤阴液而致阳亢风动等证,另外如清热息风法、凉肝息风法、滋阴潜阳息风法等属于凉血息风治则范畴。

第九节　三焦辨证治则

三焦概念自《黄帝内经》以后,历代医学家论述发挥颇多,认识颇有分歧。总的来看,一般都认为三焦是人体上焦、中焦、下焦三个部位的总称;是人体阳气和水液运行的通道。饮食物的受纳、腐熟,其精微的运化及糟粕的排泄,均与三焦的气化功能有关。吴鞠通根据历代文献对三焦的论述,并吸收了前人对三焦病变的辨证方法,创立了三焦辨证,作为温病,特别是湿温热病的辨证纲领,为后世对温病和湿热病的辨证施治开创了新的途径。他根据温邪、湿热之邪侵入人体三焦不同病机特点,在《温病条辨·治病法论》中提出的"治上焦如羽,非轻不举;治中焦如衡,非平不安;治下焦如权,非重不沉"三原则,正是三焦辨证治则的基本治则。

一、治上焦如羽，非轻不举治则

上焦证候是病邪侵入人体的初起阶段。邪在上焦，主要侵袭于肺卫，使肺的宣发、肃降功能障碍，出现卫外功能失常及水液代谢障碍等一系列临床表现。治上焦如羽，非轻不举，即《黄帝内经》"其在皮者，汗而发之"，以及叶天士"在卫汗之可也"之意，治上焦温病立辛凉解表之法，以其味辛气薄而能入上焦肺经，《黄帝内经》云："辛走气……其气走于上焦"，"因其轻而扬之……其高者，因而越之"。

上焦湿温，湿热邪气客于上焦，因肺为华盖，其位最高，主宣发肃降，外合皮毛，故需因势利导，选用辛温芳香，轻扬宣透，宣通肺气，宣化湿浊，像羽毛那样轻扬升浮之剂，使腠理通达，微微有汗，湿邪从汗而解，湿去则热随之而散，而达治疗目的。治上焦如羽，非轻不举治则，它主要包括辛凉解表、疏散表湿、解表清暑、化湿涤暑、宣化湿热、芳香开窍等治法。

二、治中焦如衡，非平不安治则

中焦病证，病变中心在于脾胃，脾胃位居中焦，是人身气机升降之枢纽。温邪侵犯中焦，脾胃受病，主要表现为运化失职，升降失调。其治疗不管是清热泻火，或攻下热结，或护养胃阴，或清化湿热，都是为了达到恢复脾胃升降平衡，斡旋运化的目的。

湿热之邪侵犯中焦，其病变中心也在脾胃。脾属阴，主湿；胃属阳，主燥。脾虚则邪以湿化，湿郁则气机阻滞。阳旺则邪从燥化，湿热酝酿于气营之间，而呈气郁，无论是湿或热偏重偏轻，郁久必化火，而为湿热熏蒸，胃肠升降失司。以致中焦运化功能障碍，动态平衡失常。以辛开苦降，芳香化湿，苦寒清热燥湿为治。用药既不能失之太薄，亦不可过于重厚。祛除湿热之邪，和调中焦气机，使之恢复升降平衡，正所谓"补偏救弊，臻于中和"，此即"治中焦如衡，非平不安"治则之意也。

三、治下焦如权，非重不沉治则

"治下焦如权，非重不沉"，正是"因其重而减之""其下者引而竭之"。下焦温病，是病变的末期，以肝肾阴亏，邪少虚多为主要特征。治疗应以滋阴潜镇为主。《素问·至真要大论》云："补下治下制以急，急则气味厚。"故需"如权"之重坠味厚之品，方能直达病所。

湿热之邪侵犯下焦，其病变主要在膀胱、大肠，以大小便不通或排出不畅为其特征，治以通利为主。总之，下焦部位最低，下焦病证在治疗上，无论是扶正或攻邪，都宜用重浊味厚犹如秤锤那样沉重之品，才能直达病所，发挥疗效。

第十节 六淫辨证治则

风、寒、暑、湿、燥、火,本是自然界的六种气候变化,即"六气"。人类在长期和自然界作斗争的过程中,逐渐了解"六气"的变化规律,并对它有一定的适应能力。当人体由于某种原因而致抗病力下降不能适应气候变化,或气候的急剧异常变化,超越人体的适应能力时,"六气"就成为致病的条件和因素,侵犯人体而引起发病。这种情况下的"六气"就称为"六淫"。因此,六淫在习惯上泛指一切外感病的致病因素。此外,由于脏腑功能活动失调,出现类似外感六淫的病。分别被称为:内风、内寒、内湿、内燥、内火,即内伤"六淫"。外感六淫治以祛邪为主。如:外风宜散,外寒宜祛等。内伤六淫治以扶正为主,如,内风宜息,内寒宜温等。因此,扶正祛邪为内外六淫的基本治则。

一、风邪治则

1. 外风宜散、宜祛　风为阳邪,其性开泄,具有升发、向上、向外的特点,所以风邪伤人,容易侵犯人体上部和肌表,"热淫于内,治以辛凉,佐以苦,以甘缓之,以辛散之"(《素问·至真要大论》)。因此,外感风邪应散之而表,祛之而外。

如寒热头痛,鼻塞之外伤风邪轻证,应辛平疏解而治之。头痛发热微恶风,咳嗽,外感风邪。肺气不宣,应疏风宣肺而治之。头面红肿,目赤口干,外感风热证,应疏风清热而治之。寒热呕吐,胸胁满闷,身重肢怠的伤风夹湿证,应疏风化湿治之。身重关节肿痛,有时游走不定的风湿痹证应祛风通络治之。风中经络,偏瘫语謇,口眼歪斜的真中风证,应搜风通络治之。

2. 内风宜息　风性主动,善行数变,肝藏血、主筋。内风常由肝肾阴虚,风阳上扰,或高热不解,伤津耗液,或由血虚筋脉失养所致。内风以虚为主。养血,滋阴,潜阳,才能使内风平息。血虚津伤,筋脉失养,神昏痉厥,身热脉虚大的血虚动风证,应养血息风治之。肝肾阴亏,肝风上旋,头目晕眩,心中烦热,目胀耳聋的肝风上扰证,应镇肝息风治之。血虚肝阴不足,肝风内动,神倦瘛疭,脉虚细,舌绛的阴虚阳亢风动证,应滋阴潜阳治之。

二、寒邪治则

1. 外寒宜祛　寒为阴邪,易伤阳气,其性主凝滞、收引。寒邪束于肌表,卫阳不得宣发达表,出现表寒证。寒邪直中脾胃,损伤脾胃阳气,致使升降失调,出现脾胃中寒证。"寒淫于内,治以甘热,佐以苦辛,以咸泻之,以辛润之,以苦坚之","寒者温之",祛寒于外为外感寒邪的基本治则。

恶寒甚,发热轻的外感伤寒表寒证,应以辛温发表祛除寒邪。寒邪盛,阳气不通,气下利,脉微肢厥中寒证,应逐寒通阳治之。寒湿伤阳,恶寒身重,骨节疼痛,身黄的寒湿证,应逐寒祛湿治之。

2. **内寒宜温(补)** 阳气虚弱,寒从内生。内寒实际上是机体的功能衰退,阳气不足的反映。因此,治疗上主要是温补阳气,尤其是以温补脾肾阳气,从而达到旺盛脏腑功能,扶正以祛邪的目的。所以内寒证宜温补为其基本治则。

素体阳虚,寒邪内侵的脾胃虚寒证,应以温中祛寒治之。素体阳虚,饮停胸胁的寒饮证,应以温阳化饮治之。命门火衰,肢冷腰重的虚寒证,应以温阳补火治之。水不化气,腰痛,小便不利,肾阳虚寒证,应温肾化气治之。

三、暑邪治则

暑为阳邪,其性炎热,升散,易耗气伤津。暑为夏令之邪,多有夹湿的特点,暑邪伤人无内外之分,主要表现在暑温、暑湿、中暑三方面。因此清暑益气、清暑利湿、芳香开窍为治暑的基本要则。

暑令感冒,皮肤蒸热,恶寒头重,头痛无汗的伤暑外感证,应以疏风祛暑治之;暑热伤气,胸闷气促,口渴恶寒的暑热伤气证,应以清暑益气治之;暑温身热,息高心烦,尿黄,肢倦神疲,口渴自汗,脉虚暑温证,应以清热涤暑治之;暑兼湿邪,郁闭气分,身热头晕,心烦口渴,溲赤泛恶的暑湿证,应以清宣暑湿治之;中暑神昏谵语,应以芳香开窍治之。

四、湿邪治则

1. **外湿宜祛风胜湿** 湿为阴邪,遏阻阳气,阻碍气机,其性重浊、黏滞,湿邪伤人主要与季节,工作、生活环境有关。"湿淫于内,治以苦热,佐以酸淡,以苦燥之,以淡泄之。"外湿宜祛风胜湿,调理气机,以苦燥之,以淡泄之,祛除湿邪。风湿袭表,寒热无汗,身重体痛的表湿证应以宣化表湿治之。湿温,湿偏重,头痛身重,胸闷烦乱,午后身热,不渴,苔白的湿温证,应以辛开淡渗治之。湿热并重,身热口渴,身重倦怠,自汗,脉洪大的湿温证,应以清热除湿治之。湿困中焦,胸闷泛恶,苔腻纳呆等脾湿证应以芳香化湿治之。湿热下注,小便不通,淋浊等膀胱湿热证,应以清利湿热治之。

2. **内湿宜健脾益气,温阳利湿** 内湿,主要与脾气虚衰,失其健运,或脾肾阳虚,火不化气,水湿停聚所致,因此,补脾温阳为治疗的根本。咳嗽痰多,色白而稀的痰湿证,应以燥湿化痰治之。脾虚,内湿重,大便濡泄,四肢困倦,胸闷腹满等脾虚湿证,应以健脾益气,苦温燥湿治之。肾阳虚,膀胱气化不利,水湿内蕴,小便不利,下肢浮肿等阳虚水湿证,应以温阳利水治之。

五、燥邪治则

1. **外燥宜轻宣辛润** 燥邪为阳邪,其性干燥,易伤津液。由于有感受寒温二邪的不同,外燥通常又分为凉燥、温燥两种。"燥淫于内,治以苦温,佐以甘辛,以苦下之"。轻宣辛润为外燥的基本治则。外感凉燥,应以辛宣温润治之。外感温燥,应以辛凉润肺治之。温燥伤肺,头痛身热,干咳无痰,气逆而喘,咽干鼻燥,心烦口渴,苔白,舌红少津的肺燥证,应以清燥润肺治之。燥气化火,耳鸣目赤,眼肿咽干痛的火燥证,应滋燥清火治之。

2. 内燥宜滋润 内燥是由津亏血燥所致,因此,内燥以滋润、养血、滋阴、生津为其根本。血虚生燥,皮肤皱褶,筋急爪枯等血燥证应养血滋燥治之。热病后胃津未复,舌燥唇干,不思饮食,舌红无苔的胃燥证(胃阴虚),应生津益胃治之。热病后,津液枯竭,口燥作渴,便秘不通的肠燥证,应增液润燥治之。热邪深入,真阴耗伤,心中憺憺,甚至痉厥,脉细促的阴虚阳亏(即虚燥证)。应滋阴潜阳治之。

六、火(热)邪治则

1. 实火宜清、泻、散 火热同性,火为热极,其性炎上,具有消灼津液,迫血妄行等特点。"热淫于内,治以咸寒,佐以甘苦,以酸收之,以苦发之。""火淫于内,治以咸冷,佐以苦辛,以酸收之,以苦发之。"实火宜清、宜泻,郁火宜散,此为火邪的主要治则。外感六淫化火,燔灼三焦,身大热,烦渴发狂等实火证,应苦寒泻火治之。过用寒凉,郁火内伏等郁火证,应以泻热散火治之。五脏的火热证治则见脏腑辨证治则篇。

2. 虚火宜降、宜引 虚火多见阴伤,或阴不敛阳所致,因此,滋阴降火,引火归原为虚火的主要治则。肝肾阴虚,相火妄动,虚热熏蒸等阴虚火热上扰证,应滋阴降火治之。阴不敛阳,浮阳上越。面时赤,呃逆,足寒的浮火证,应引火归原治之。

第三章 辨病治则

第一节 内科疾病治则

内科疾病种类繁多,特点不同,治疗方法各异。但是,总体来看,还是有其共性特征的,作者将其概括为以下几点。

一、治病宜早

治病宜早有两层意思:一是早期治疗,轻病防重,即疾病的早期应及时治疗,防止病情发展。一般情况下,疾病的发展总是由轻到重,由比较单纯到错综复杂。

疾病的早期,机体正气比较盛,及时地予以早期治疗,容易收到较好的疗效,能尽快地解除病人的疾苦。否则随着疾病的发展,病情复杂多变,虚实互见,寒热错杂,给治疗带来许多困难,甚至产生严重的后果。正如《素问·阴阳应象大论》说:"邪风之至,疾如风雨,故善治者治皮毛,其次治肌肤,其次治筋脉,其次治六腑,其次治五脏。治五脏者,半死半生也。"《素问·八正神明论》也说:"上工救其萌芽……下工救其已成,救其已败",即不仅把早期治疗视作应该遵循的基本治疗原则,也把它作为衡量医生服务态度和业务水平的一个标准。

二是预治其疾病将影响的脏腑气血等,即治疗"务在先安未受邪之地"(《温热经纬·外感温热篇》),这一精神亦称"治未病"。脏腑经络是相互联系的,疾病也是不断变化的,机体某一部位发生病变,必然要向相邻的部位或有关脏器发生传变。这种传变一般是有规律的,如《素问·玉机真脏论》指出:"五脏受气于所生,传之于其所胜,气舍于其所生,死于其所不胜。"治未病的原则,就是要求医生根据疾病的传变规律,从全局的观点、动态的观点,对可能受到传变的脏器和可能受到影响的气血津液,采取预防性的治疗措施,阻断和防止病变的转移、扩大和传变,把病变尽可能控制在较小的范围内,以利于病变的最终治愈。如《金匮要略》"见肝之病,知肝传脾,当先实脾"的治法,即体现了这一治疗精神。[1]

二、标本缓急

标本,是指疾病的主次本末和病情轻重缓急的情况。一般认为,标是疾病表

---

[1] 宋素艳,刘善京.现代实用临床医学研究(中医学).北京:知识产权出版社,2013:12.

现于临床的现象和所出现的证候,本是疾病发生的病机,即疾病的本质,或者相对地指先病的脏腑及其病理表现。

在病情变化过程中,一般是按照"急则治其标,缓则治其本"和"间者并行,甚者独行"的原则,进行治疗。

急则治其标,是指出在疾病的发展过程中,如果出现了紧急危重的证候,影响到病人的安危时,就必须先行解决,而后再治疗其本的原则,如脾虚所致的鼓胀,则脾虚为本,鼓胀为标,但当鼓胀加重,腹大如釜,二便不利,呼吸困难时,就应攻水利尿,俟水去病缓,然后再健脾固本。

缓则治其本,是一般病情变化比较平稳,或慢性疾病的治疗原则。如阴虚燥咳,则燥咳为标,阴虚为本,在热势不甚,无咳血、咯血等危急症状时,当滋阴润燥以止咳,阴虚之本得治,则燥咳之标自除。

间者并行,甚者独行,就是说在标本俱急的情况下,必须标本同治,以及标急则治标、本急则治本的原则。如见咳喘、胸满、腰痛、小便不利、一身尽肿等证,其病本为肾虚水泛,病标为风寒束肺,乃标本均急之候,所以就必须用发汗、利小便的治法,表里双解。如标证较急,见恶寒。咳喘、胸满,而二便通利,则应先宣肺散寒以治其标,如只见水肿腰痛,二便不利,无风寒外束而咳嗽轻微,则当以补肾通利水道为主,以治本之急。[1]

三、扶正祛邪

扶正即是补法,用于虚证,祛邪即是泻法,用于实证。疾病的过程,在某种意义上可以说成是正气与邪气相争的过程,邪胜于正则病进,正胜于邪则病退。因此扶正祛邪就是改变邪正双方的力量对比,使之有利于疾病向痊愈转化。

用于扶正的补法有益气、养血、滋阴、助阳等,用于祛邪的泻法有发表、攻下,渗湿、利水,消导、化瘀等。扶正与祛邪,两者又是相辅相成的。扶正,使正气加强,有助于抗御病邪,而祛邪,祛除了病邪的侵犯,则有利于保存正气和正气的恢复。

在一般情况下,扶正适用于正虚邪不盛的病证,而祛邪适用于邪实而正虚不显的病证。扶正祛邪同时并举,适用于正虚邪实的病证,但具体应用时,也应分清是以正虚为主,还是以邪实为主。以正虚较急重者,应以扶正为主,兼顾祛邪,以邪实较急重者,则以祛邪为主,兼顾扶正。若正虚邪实以正虚为主,正气过于虚弱不耐攻伐,倘兼以祛邪反而更伤其正,则应先扶正后祛邪,若邪实而正不甚虚,或虽邪实正虚,倘兼以扶正反会更加助邪,则应先祛邪后扶正。总之,应以扶正不留邪,祛邪不伤正为原则。

---

1 张伯臾. 中医内科学. 北京:人民卫生出版社,1988:23.

四、脏腑补泻

由于人体是有机的整体,脏腑之间是相互联系、相互影响的,生理如此,病理也如此。因此,往往一脏有病就会影响到他脏,而他脏的情况有了改变,也会反过来影响原发病的脏腑。临床上就应用脏腑之间的生克表里关系,作为治疗上补泻的原则。这些原则可概括为虚则补其母,实则泻其子;壮水制阳,益火消阴;泻表安里,开里通表和清里润表三个方面。

1. 虚则补其母,实则泻其子　是根据脏腑生克关系运用于临床的治疗原则。所谓虚则补其母,就是当某脏虚弱时,除了直接对该脏进行补法治疗外,也可间接补益它的母脏。如脾与肺是母子相生的关系,脾为肺之母,肺为脾之子。若肺气不足,就可影响其母脏,虚劳病人久咳肺虚,会出现脾胃不振、食减便溏等证,治疗时就可按照虚则补其母的方法进行治疗。待脾胃健全,食欲增进,不仅便溏自止,而且因肺得谷气的滋养,久咳等症状也能减轻或痊愈。这就是常用的"培土生金"法。

实则泻其子,就是某脏之病由于子实而引起时,可泻子之实以治母病。如肝火偏盛,影响肾的封藏功能,而致遗精梦泄,在治疗上就应清泄肝火之实,使肝火得平,则肾的封藏功能也就恢复,遗精梦泄可随之而愈。

2. 壮水制阳和益火消阴　是从脏腑病机上着手的一种根本治法。壮水制阳,适用于肾之真阴不足的证候。以峻补肾之真阴来消除因肾阴不足不能制阳所引起的一系列阳亢之证。如头晕目眩,舌燥喉痛,虚火牙痛等证,可用六味地黄丸滋肾水以制虚阳。滋水涵木以抑肝阳上亢,也是由这一治法推衍而出的。

益火消阴,适用于肾之真阳不足的证候。以峻补肾之真阳来消除因肾阳不足、无力温化所引起的一系列阴凝之证。如腰痛脚软、身半以下不温,少腹拘急,小便频多,或小便不利、水肿等,可用《金匮》肾气丸益肾中之阳以消阴翳。

3. 泻表安里、开里通表和清里润表　是根据脏腑的表里关系,运用于治疗上的方法。适用于脏与腑之间表里俱病的情况。如肺与大肠互为表里,当阳明实热,大便燥结而致肺气壅阻时,只从肺治很难见效,就可采用凉膈散泻表(大肠)而安里(肺)。又如因肺气壅阻不宣,致大便结燥者,只从大肠施治亦难见效,在治疗上就可采用栝蒌桂枝汤加减以开里(肺)通表(大肠)。再如肺阴虚而生燥,津液被耗所致大便秘结,在治疗上就可采用二冬汤加减以清里(肺)润表(大肠)。

五、异法方宜

异法方宜,是指治疗疾病要根据季节、地区以及人体的体质、性别、年龄等不同而制定适宜的治疗方法。由于疾病的发生、发展与转归受多方面因素的影响,如时令气候、地理环境等,尤其是患者个体的体质因素,对疾病的影响更大,因此,在治疗疾病时,必须把这些方面的因素考虑进去,对具体情况作具体分析,以制定出适宜的治疗方法。

1. 因时制宜 四时气候的变化,对人体的生理功能、病理变化均产生一定的影响,根据不同季节气候特点,来考虑用药的原则,即为"因时制宜",如春夏季节,气候由温渐热,阳气升发,人体腠理疏松开泄,应避免开泄太过,耗伤气阴;而秋冬季节,阴盛阳衰,人体腠理致密,阳气敛藏于内,此时若非大热之证,当慎用寒凉药物,以防伤阳。

2. 因地制宜 根据不同地区的地理特点,来考虑治疗用药的原则,即为"因地制宜"。如我国西北地区,地势高而寒冷少雨,故其病多燥寒,治宜辛润;东南地区,地势低而温热多雨,故其病多湿热,治宜清化,说明地区不同,患病各异,治法应当有别。即使患者相同病证,亦应根据不同地区的特点来选用治疗用药。如外感风寒证,西北严寒地区,用辛温解表药量宜较重,常用麻桂,东南温热地区,用辛温解表药量宜较轻,多用荆防。

3. 因人制宜 根据病人性别、年龄、体质等不同特点,来考虑治疗用药的原则,称为"因人制宜"。如性别不同,妇女患者常有经、带、胎、产等情况,治疗用药应加以考虑,如在妊娠期,对峻下、破血、滑利、走窜伤胎或有毒药物,当禁用或慎用,产后应考虑气血亏虚及恶露情况等。年龄不同则生理功能及病变特点亦不同,老年人气血衰少,生机减退,患病多虚证,或虚实夹杂,治疗虚证宜补,而邪实须攻者亦应慎重,以免损伤正气。小儿生机旺盛,但气血未充,脏腑娇嫩,易寒易热,易虚易实,病情变化快,故治小儿病忌投峻攻,少用补益,用药量宜轻。个体素质有强弱、偏寒偏热之分,所以虽患同一疾病,治疗用药亦应有所区别,阳热或阴虚之体,慎用温热之剂,阳虚或阴盛之体,慎用寒凉伤阳之药。

第二节　外科疾病治则

外科疾病治疗包括内治与外治两种方法,两者或单独应用,或联合应用,当根据临床实际情况具体问题具体分析。但是,无论内治还是外治,都应该把握各自的三大原则,我们称之为外科疾病治则。

一、内治三总则

(一)消

消法是用消散的药物,使初期尚未化脓的一切肿疡消散于无形的治疗大法,是治疗肿疡初期的总纲。本法可使病人免受溃脓、手术之苦,而又能缩短病程,故古人有"以消为贵"的说法。具体方法有清热、解毒、消瘀、解表、通里、疏肝、行气、和营、祛痰、温通等。其适应证是没有成脓的肿疡和非化脓性疾病。若疮形已成，或已成脓，则不可概用之，以防毒散不收，气血受损，迁延难愈。

1. 清热解毒消瘀法

(1)本法是用清热解毒的药物使热毒消散，得以清解的方法。适用于痈、有头疽、疖、疔等证，凡有实火、热毒见证者。在内痈中，凡热毒炽盛或热入营血之高热、烦躁不安、神昏谵语，以及邪热迫血妄行而见吐衄发斑等出血证时均可使用。这类里热证候一般可分为气分郁热(里热轻证)、毒热炽盛(里热重证)和热入营血三大类型。在皮肤病有热毒见症者，如脓疱疮、漆疮、药物性皮炎、严重多形红斑等也均可使用，具体应用时可根据病情分别选用清热解毒、清热泄火、清热凉血和养阴清热等方法。常用代表方为黄连解毒汤、五味消毒饮、犀角地黄汤、白虎汤、大黄牡丹皮汤、知柏地黄丸、清骨散。常用药物有金银花、紫花地丁、蒲公英、野菊花、连翘、黄芩、黄连等。

(2)有瘀血者，用活血化瘀的药物，使经络疏通、血脉流畅，从而达到疮疡消散目的的方法。适用于疮疡或溃疡肿块不消，有气血凝滞之证候者。活血化瘀法在内痈中应用更为广泛，凡有瘀血见症如舌质紫黯，有瘀斑、瘀点，腹腔肿块和局部瘀血者，皆可用之。

1)急腹症的早期：肠痈(急性阑尾炎)、胆瘅等。

2)各种类型的包块：炎性包块、出血性包块、腹腔的包裹性积液、阑尾周围脓肿、腹腔脓肿、子宫外孕的血肿包块等。

3)出血性疾病：子宫外孕破裂、消化道出血、血尿等。皮肤病中凡有瘀血见症，如皮肤结节(瓜藤缠等)、赘生物(疣、瘤等)、肿块以及局部皮肤肥厚、硬化性皮损等亦可应用。活血化瘀有行气活血、凉血活血、清热活血、通络活血等具体方法，临证时可据证选用。

常用代表方为桃红四物汤、少腹逐瘀汤、复元活血汤、活血散瘀汤等。常用药物有归尾、赤芍、川芎、桃仁、红花、郁金、丹参、三棱、莪术等。

2. 温通法 温通法是用温阳散寒、通经活络的药物，使阴寒凝滞之邪得以消散的方法。适用于风寒痰湿侵入筋骨，阳气失和，疮形平塌漫肿，不红不热等证，如流痰、脱疽、附骨疽等。常用代表方为阳和汤、独活寄生汤、阳和通脉汤等。常用药物有附子、麻黄、桂枝、白芥子、细辛、川芎等。

3. 通里攻下法 攻下法是用泻下的药物使蓄积在脏腑内部的邪毒得以疏通排出的方法。适用于疮疡初期或中期，表证已解，热毒入腑，出现便结里实证候者。本法在内痈(急腹症)中适用范围非常广泛。各种肠结，凡无血运障碍者；各种腹腔急性炎性疾病，如肠痈、胆瘅等，凡出现便结里实者；驱虫时或腹部损伤而无大出血者。在外科中用攻下法时，一般常用寒下法和润下法，温下法使用较少。凡有里实证，如伴有疼痛剧烈，口干饮冷，壮热烦躁，呕恶便秘者，宜用寒下配合清热解毒药物。若阴血虚、肠燥便秘,伴有口干食少、脘腹痞胀、舌干质红、脉细数者,宜用润下法。常用代表方为大承气汤、大柴胡汤、内疏黄连汤、凉膈散、润肠汤等。常用药物,寒下者有大黄、芒硝、番泻叶、甘遂等;润下者有火麻仁、郁李仁、当归、肉苁蓉、桃仁等。

4. 解表法 解表法是用发汗的药物,使停留于肌表的毒邪,随汗而泄,从表而解的方法,从而达到疮疡消散的目的。本法适用于疮疡初期或皮肤病中有表证者。解表分为辛凉解表和辛温解表。辛凉解表用于外感风热的表热证,如疮疡焮红肿痛,恶寒轻,发热重,口渴,小便短赤,苔薄黄、脉浮数者;或皮肤斑疹色红,泛发全身,瘙痒难忍等。辛温解表法适用于外感风寒证,如疮疡肿痛,恶寒重,发热轻,无汗,头痛,身痛,苔白、脉浮紧者;或皮肤斑疹色白,剧痒,恶风怕冷,遇寒加剧的风疹块等。常用代表方,辛凉者有牛蒡解肌汤、消风散,辛温者有桂枝汤、荆防败毒散等。常用药物,辛凉者有金银花、连翘、薄荷等,辛温者有桂枝、麻黄、荆芥、防风等。

5. 祛痰法 祛痰法是用咸寒化痰散结的药物,以达到消肿散结,软坚化痰的方法。凡是痰浊留滞于肌肉经隧之内,致生肿块的疾病,如瘰疬、颈痈、乳癖、瘿、瘤等均可配合此法治疗。临床上一般有疏风化痰法、解郁化痰法、软坚化痰法。常用代表方为牛蒡解肌肠、逍遥蒌贝散、海藻玉壶汤等。常用药物有夏枯草、牛蒡子、瓜蒌、海藻、昆布、海浮石、贝母等。

6. 理湿法 本法是用淡渗、燥湿的药物清除湿邪的方法。在外科中,单纯的湿病较少,多与其他外邪结合而侵犯人体成病,如湿热、风湿、寒湿等。因此,理湿之法,也少单独使用,必须结合清热、祛风、散寒等法应用。常用代表方为萆薢渗湿汤、五神汤、龙胆泻肝汤等。常用药物有萆薢、薏苡仁、茯苓、苍术、车前子等。

(二)托

托法是以补益和透脓托毒的药物,促使疮疡早成脓、透脓、排脓的治法。它是疮疡中期的一种缩短病程,防止毒邪内攻的治疗大法。托法适用于脓将成至腐肉脱落阶段的疮疡中期,正虚毒盛,不能托毒外达,疮形平塌,难溃难腐的证候。根据疮疡发展阶段的不同和相应方药组成的区别,托法又可分为清托、透托和补托三类。古人云:"无补不成托",而托法又多用于虚实夹杂证,故应注意防止犯实实之戒,尤其是风温、疔疮等阳实证,以免补早之弊。即使是补托之时,也须注意余毒的清理,方能使疮口愈合,不致反复。

1. 清托法 清托法是用补气养血、透脓和清热解毒的药物治疗热毒壅盛,开始化脓的疮疡,既有消散之效,又有托毒之功的治法。其适应证是疮疡发散疏利之后,疮形已成,脓尚未熟者,表现为色赤、肿高、焮痛、发热、作脓等。常用代表方为托里消毒散、四妙勇安汤、四妙汤等。常用药物有金银花、生甘草、白芷、赤芍、黄芪、党参、当归、穿山甲等。

2. 透托法　透托法是用补气养血、托毒透脓的药物治疗疮疡脓成,促其早溃的方法,具有排脓泄毒、消肿止痛、托里护疮的作用。其适应证是成脓之后。毒邪深沉散漫,不能高突破溃者。对年高体弱畏惧刀针者尤宜。常用代表方为透脓散、托里透脓汤等。常用药物有穿山甲、皂角刺、黄芪、当归、川芎、升麻等。

3. 补托法　补托法是用扶助正气、托毒排脓的药物治疗疮疡溃后脓出不畅、腐肉不脱的方法。具有提深就浅、祛腐生新的功用。其适应证是疮疡溃后脓毒不畅,根盘不散,疼痛不减,腐败不脱者。常用代表方有补益气血以提毒的托里排脓汤、滋阴养血以提毒的内托黄芪汤、温阳扶正以提毒的神功内托散等。常用药物有生黄芪、当归、附子、肉桂、桂枝、薏苡仁、白芷、红藤、蚤休、败酱草、炮山甲炭等。

(三)补

补法是滋补人体阴阳气血,从而消除或减轻一切虚损证候的疗法。此法适用于疮疡溃后,毒邪消退,正气不足者。症见脓水清稀,肉芽不生,久不敛口等。也用于少数疮疡虽然未溃,但正气已虚者,如某些慢性疮疡及消渴、肺痨而并发痈疽者。在内痈中多用于疾病后期,术后及年老体弱出现阴阳虚损、气血不足者。补法种类很多,如滋阴法、壮阳法、益气养血法、健脾和胃法、生津润燥法等。应用时要注意病情有单纯气虚、血虚、阴虚、阳虚,但也有气阴两虚,阴阳互伤者,所以也要辨证施治,灵活应用。如果毒邪炽盛,正气未衰之时,若用补法,不仅无益,反而有助邪之弊,造成延长病程,甚或病情反复。

1. 补益法　补益法是用补虚扶正的药物,消除各种虚弱现象,恢复人体正气,助养新肉生长,使疮口早日愈合。本法通常分为益气、养血、滋阴、温阳四个方面。益气用于肿疡疮形平塌散漫,顶不高突,成脓迟缓,破溃困难,或兼见呼吸气短,语声低微,疲倦乏力,自汗,饮食不振,舌淡苔少,脉虚无力者。养血用于溃疡脓水清稀,难于生肌收口,或兼见面色苍白,头晕眼花,心悸失眠,手足发麻,脉细无力,舌淡者。或皮肤病皮肤干燥,脱屑,肥厚,粗糙,皲裂宜养血润燥。滋阴用于外科病兼见口干咽燥,耳鸣目眩,手足心热,午后低烧,形体消瘦,舌红少苔,脉细数者。温阳用于疮疡肿形软漫,不易酿脓腐烂,溃后肉色灰黯,新肉难生;或肠痈脓成溃后,大便稀溏,小便频数。肢冷自汗,脉细弱,苔薄质淡等。常用代表方益气方有四君子汤,药如党参、黄芪、白术等;养血方有四物汤,药如当归、熟地、川芎、鸡血藤、白芍等;滋阴方有六味地黄丸,药如熟地、山萸肉、玄参、麦冬、女贞子、旱莲草等;温阳方有肾气丸或右归丸等,药如附子、肉桂、仙茅、仙灵脾、巴戟天、鹿茸等。

2. 养胃法　本法用调补脾胃的药物,使脾胃健运、纳谷旺盛,从而促进气血生化的来源。一般分为补脾和胃、清养胃阴两个方面。补脾和胃用于脾胃虚弱,运化失职,如溃疡兼见纳呆食少,大便溏薄,苔薄质淡,脉濡等;清养胃阴用于胃阴不足,如疔疮走黄、有头疽内陷、大面积烧伤等,症见口干少液,不喜饮水,胃纳不香,舌质光红,或伴口糜,脉象细数者。常用代表方中补脾和胃有异功散,药如党参、白术、茯苓、陈皮、砂仁等;清养胃阴有益胃汤,药如沙参、麦冬、玉竹、细生地、天花粉等。

二、外治三总则

(一)消

箍围消散法是运用行气、活血、消肿、定痛等消散药物箍贴围敷疮疡的方法。此法可使疮毒收束,不致扩散。证势轻者可以消散,证势重者可使毒气结聚,疮形缩小高突,促使早日成脓和破溃。本法运用得当,能使疮疡消散于无形,缩短疗程,是最能体现外科"以消为贵"的方法。所以此法在外治法中占有重要位置。消散法适用于外科疾病初期,凡肿势散漫不聚而无集中之硬块,或有明确肿块者,均可使用本法。若溃后,肿势仍存,余毒未尽者,亦可用之。

在选择药品时,因痈疽阴阳各异,所生部位不同,药物寒热有别,在具体应用时,又当随证选用,效果才好。各种药品选用原则如下:

1. 阳证 凡疮疡初期,红肿热痛,烦渴,脉数有力者,可敷药性寒凉,功能清热消肿、散瘀化毒的如意金黄散、玉露散等;或贴药性清凉,功能消肿、清火解毒的太乙膏、千捶膏等;或同时掺以活血止痛、化痰解毒的红灵丹、阳毒内消散等;或以清热解毒、消肿散结之剂煎汤淋洗,如漏肿升麻汤,浅静脉炎洗剂等。

2. 阴证 凡疮形平塌漫肿,色黯不痛,不红不热,脉象微软细弱者,可敷药性温热,功能温经活血、散寒化痰的回阳玉龙膏;或贴温经和阳、祛风散寒、化痰通络的阳和解凝膏;掺以破坚化痰、散风逐寒的阴毒内消散或桂麝散;或以温经散寒、化痰通络之剂煎汤淋洗,如升麻漏肿汤、椒艾洗药等;或用附子饼灸法。

3. 半阴半阳证 凡疮疡肿而不高,痛而不甚,微红微热,脉虽洪数而无力者,可敷药性平和,功能行气疏风、活血定痛、散瘀消肿的冲和膏;或以活血散风、通络消肿之剂煎汤淋洗,如深静脉炎洗剂等。

(二)溃

透脓祛腐法是用手术方法和使用提脓祛腐的药物,制成适当的剂型,促使疮疡内蓄之脓毒早日排出,腐肉迅速脱落的方法,古称追蚀法。本法是疮疡中期一种基本外治法。

凡肿疡后期,脓毒不泄,及溃疡早期,脓栓未落,死肌腐肉未脱,或脓水不净,新肉不生,或形成瘘管,久久不愈者,均可选用本法。

1. 腐蚀药疗法 本法是运用具有提脓祛腐作用的药物,使疮疡内蓄之脓毒,得以早日排出,腐肉得以迅速脱落;或使过长之肉芽、赘生物等腐蚀枯落的一种方法。"腐不去则新不生",只有腐肉脱落,脓液极少,才能长出肉芽,迅速愈合。所以腐蚀药是疡科要药。目前,代刀破头法已逐渐少用,但代刀散、咬头膏等仍为体弱病人或畏惧手术患者的妥善治法。用枯痔钉等治疗痔疮的枯痔法,疗效仍然较好。用于溃疡提脓祛腐的药物,可分为含汞和无汞两大类型。含汞的主要药物有红升丹和白降丹(当前常用的是小升丹,又名三仙丹),这些药物腐蚀性强,药性太猛,须加赋形剂使用,常用的药物如九一丹、七三丹、五五丹、九黄丹等。另有一种用于疮疡腐蚀恶肉的吊药,也属白降丹一类丹药。不含汞的腐蚀药如黑虎丹等,对汞剂过敏者,使用本类药物更为适当。

2.药捻法 本法是将腐蚀药制成线香状的药捻,易于插入细小的疮口中或瘘管内,发挥提脓祛腐,引导脓水外流的中医外科药线引流法。凡溃疡疮口过小,脓水不易排出者,或已成漏管者均可使用。用法有:①外粘药物法。一般多用五五丹、七三丹或黑虎丹等,粘在药线上,插入溃疡既深溃口又小的疮口,发挥提脓祛腐的作用。②内裹药物法。将药物预先放在纸内,裹好搓成纸线备用。药物多选白降丹、枯痔散等。多用于瘘管或窦道已成者,发挥腐蚀化管、脱管的作用。③将腐蚀药加米糊或面粉制成锭状、线香状的药捻,插入细小的瘘管,如三品一条枪能腐蚀漏管,也可以蚀去内痔,攻溃瘰疬。

提脓祛腐法使用的药物,大都具有刺激作用,凡对药物有过敏者,均应禁用。患于眼部、唇部、外阴、肛门等处,都宜慎用。红升丹、白降丹应用陈久之品,则可缓和药性,减少患者痛苦。这类药物的使用不宜过量,以免引起汞中毒。药捻插入疮口中,应留出一小部分于疮口之外,便于换药;如脓水已尽,流出淡黄色液体时,即使脓腔尚深,亦不宜再插粘腐蚀性药物成分的药捻,否则会影响收口的时间;腐蚀药物作用峻猛,腐去管化即停,否则易伤好肉或筋骨。

(三)敛

生肌收口法是用能够促进生肌长皮的药物,使疮口迅速愈合的一种外治法。凡溃疡腐肉已脱,脓水将尽时,如果肉芽生长迟缓者,可以使用本法。

生肌收口的方药很多,临床应用应从疮面情况及整体出发,进行选择。常用的方药:偏于生肌者有生肌散、生肌玉红膏;偏于收口长皮者如生肌象皮膏等。

脓毒未清,腐肉未尽时,若早用生肌收口药,则不仅无益,反增溃烂,延缓愈合,甚至引起迫毒内陷之变。若溃疡肉色灰淡而少红活,新肉生长缓慢,则宜配合内治,使脾胃健壮,气血充沛,内外并施,以助愈合。

第三节 妇科疾病治则

概言之,妇科疾病可统分为经、带、胎、产四大类,妇科疾病治则基本上也是围绕这四者展开的。

一、调经固本

调经治本之法是"谨守病机""审证求因""谨察阴阳所在而调之,以平为期"。治疗原则又有调理气血,补肾,扶脾,疏肝,调固冲任,综合调治"肾—天癸—冲任—子宫"等。

1. 调理气血 病在气者当治气,佐以理血;在血者当治血,佐以理气。理气调血常为治经病始终之法。

2. 补肾 "经水出于肾""养肾气以安血之室",调经治本,归根在肾,平补肾气以资天癸。若阴阳有偏颇,偏于肾阴虚者,当以填补精血为主,但"资水更当养火",故又当少佐补阳之品;偏于肾阳虚者,又当以补阳壮火为主,但补火又当滋水守阳,故应当稍佐养阴之品。总宜使肾中阴阳平衡,经血俱旺,经水方能如期而至。

3. 扶脾 "补脾胃以资血之源"。以健脾升阳为主,使脾气健运,统摄有权,生化有常,血海充盈,并以后天养先天,使月经量有常。

4. 疏肝 "肝司血海",藏血而调血量,以疏肝养肝为主,意在调其疏泄功能,使肝气调达。又肝肾同源,治肝亦佐辅肾共司其能,使血海蓄溢有其常度。

5. 调固冲任 "任脉通,太冲脉盛,月事以时下"。调经的最终目的是使冲任通盛,功能正常。或求肝脾肾之治以调固冲任,或直接补、调、理、固、清、温冲任,冲任得以调固,自无经病之虑。

《医学入门》说:"必先去其病,而后可以调经也。"肖慎斋为此在《女科经纶》中加按语说:"妇人先有病而后致月经不调者,有因经不调而后生诸病者。如先因病而后经不调,当先治病,病去则经自调;若因经不调而后生病,当先调经,经调则病自除。"具体来说,如先患痨瘵、虫积病而后出现月经不调者,当先治痨瘵、虫积病,病愈则月经可望恢复。若先月经过多,崩漏失血而引起的怔忡、心悸等病证时,则应先治月经病。

月经病,其见证常随经前、经期、经后或经间期而有所变化,不易断然划分治标治本,若以治标为急,但又须热则清之,寒则温之,虚则补之,实则泻之以治本;虚证痛经以温经养血治本,又宜兼以和血止痛。

临证治经病,常分经前、经期、经后、经间期不同阶段论治。治法既各有侧重,又应当有所联系。

调经用药,勿伐脾胃,勿伤肾气,勿劫肝阴;补肾不可呆填;扶脾不宜过于辛燥或者滋腻;调肝不宜过于疏散;月经过少或者闭经,不可以通为快;月经过多,亦不可以执一固涩。

二、除湿固带

带下病是一种最常见的妇女病。健康的妇女外阴道湿润光滑,经常有少量清彻透明、如涕似唾无味的液体流出。在青春期、经期前、排卵期和妊娠期略有增多，不会引起不舒服的感觉，这就是带下，属于正常生理现象。如果带下的量明显增多，经常觉得阴部不舒服，甚至会湿透内裤；带下颜色有的发黄，有的粉红色，有的稀薄像水一样，有的很黏像脓一样，也有的像豆腐渣似的；有时还有腥臭味，并伴有全身不适症状，这就是得了带下病。带下病的原因很多，比如滴虫性阴道炎、霉菌性阴道炎、老年性阴道炎、子宫颈糜烂、子宫颈息肉和子宫颈癌等许多妇女病，都有带下增多的现象。中医认为，带下病是由于湿邪引起的。

1.白带量多，质清无臭，兼有肾虚证候者，为肾虚下元不固。

2.白带量多，质稠无臭，兼有脾虚证候者，为脾虚湿陷。

3.若带下如米泔水，或带下呈灰白色痰唾状，或呈豆腐渣样，有秽臭，伴有阴痒，或痒痛难忍者，多为湿热或虫蚀。

4.黄带量多，质或清或稠，有臭，兼有脾湿肝热证候者，多为湿热。

5.赤白带量多，质清或稠，或有臭，兼有阴虚证者，多为阴虚湿热。

6.脓血带或夹血色，有臭，兼湿热证，少腹痛，或兼有发热者，多为湿热、湿毒。

7.带下似血非血，似脓非脓，质清恶臭，兼形体有大衰之候，多属恶性病证溃窜所致。

湿邪外溢为带浊，故"治遗浊者，固不可以兜涩为能事也"(《沈氏女科辑要笺正》)，当因势利导之治。"夫带下俱是湿证"，故治带以除湿为主。除湿之法，根据病因，有健脾除湿、温阳除湿、清热利湿等。"阴虚而兼湿火者"，治当以养阴清热佐以除湿。对带下清冷、滑脱无禁，又当补肾、涩精、固任止带。

此外，带秽溃遏，可成毒、生"虫"，故当在内治服药的同时，配以外治法，或采用熏洗法，或用冲洗法、纳药法以祛邪除秽。带下病以湿邪为患，故其病情缠绵，反复发作，不易速愈，并且常常伴有月经不调、闭经、不孕、癥瘕等疾病，是中医妇科领域中仅次于月经病的又一种常见病、多发病，临床必须重视。

三、益母安胎

(一)治病安胎

妊娠期中，无论患何病，治病当固胎。若为妊娠病，胎伤未殒者，宜当治病与安胎并举。安胎之法，以补肾培脾为主，补肾为固胎之本。培脾乃益血之源，固本血充，可望胎安。

(二)养胎安胎

《金匮要略》提出了养胎学说，所谓的养胎是指用药物调养以养护胎元，以达到防病、足月和顺产的目的，其中包含了祛病、预防的精神。妇人妊娠，肝脾两脏甚为重要，肝主藏血，血以养胎，脾主运化，而输送精微。妊娠之后，阴血聚于冲任以养胎元,致使阴血相对偏虚,阴血虚则生内热。脾不健运则水湿停滞,血虚湿热内阻,影响冲任则胎动不安。

(三)去胎益母,急以下胎

亦有胎死腹中,或葡萄胎、或坠胎难留者,安之无益,反而有损母体,要当机立断,应从速下胎以宜母。对于下胎之法,多采取妇科以现代流产,刮宫等法处理,一般不再服用中药坠胎。

(四)有故无殒,亦无殒也

妊娠期间用药宜注意妊娠禁忌,但根据病情必须注意,迫不得已需要应用一两味妊娠慎用药时,应在掌握标本缓急同时,严格选择和掌握用药剂量,"衰其大半而止"。不可拘泥于古人"有故无殒"之言,草率使用妊娠慎禁药物。

四、勿拘产后

由于分娩带来的产创和出血,以及临产用力,产妇元气受损,正气减弱,产后百脉空虚。阴血骤虚,阳易浮散,故古有"产后宜温"之说,但临床对于产后病的治疗,不可拘泥。《景岳全书》云:"产后气血俱去,诚多虚证。然有虚者,有不虚者,有全实者。凡此三者,但当随证随人,辨其虚实,以常法治疗,不得有诚心概行大补,以致助邪。"因此,产后治疗虽以补虚为主,但不可胶柱鼓瑟,应以辨证施治为主,有是证则用是药,以免贻误病机,致使病势加重。

临证时须明辨虚实,细心体察,针对病情,本着"虚则补之,实则泻之,寒则热之,热则清之"的原则,邪正兼顾,通补并用,切不可一味峻攻猛伐,反更伤正气,变证由生。

《沈氏女科辑要笺正》云:"此证多血虚,宜滋养,或有风、寒、湿三气杂至之痹,则养血为主,稍参宣络,不可峻投风药。"遣方用药应照顾多虚多瘀的特点,勿拘于产后,亦勿忘于产后,既要知其常,又要明其变,审证求因,治病求本,方能获得满意疗效。如:虚则补气养血,补肾益精为主,佐以行血和血、祛风散寒、理气通络之品,以防补虚滞邪;实则养血化瘀、祛风散寒、除湿通络为主,适当配养血补肾之品,以扶正祛邪,并注意散寒勿温燥,除湿勿通利过度,使瘀化不伤血,邪去而不伤正。

若产后受风寒,仍可使用疏风解表发汗药,可选用防风、荆芥之类,量宜少,防过汗重劫阴液,戕伤阳气。若产后不慎感寒或过食生冷而出现小腹及四肢凉痛之症,治疗应温经散寒,但不能过用温燥之药,以免劫阴。若产后因情志所伤,致肝郁气滞之疾,治疗宜用开郁行气之品,药物可选香附、郁金等行气又兼活血疏肝之品。

总之,治疗产后病应结合产妇生理特点(亡血伤津、瘀血阻滞、多虚多瘀),本着"勿拘于产后、亦勿忘于产后"的治疗原则,据证求因、审因论治。虚则补气养血为主,瘀则活血化瘀为法,因人而异、灵活掌握。遣方用药常顾气血,补虚不要滞邪、助邪;化瘀佐以养血、不要伤正;散寒不宜过于温燥;清热不要过于寒凉;开郁勿过于耗散;消导须兼扶脾;谨守病机,勿犯三禁。

五、勿忘产后

分娩之时,劳倦用力,失血颇多,汗出如洗,故产后气血精津液皆大为亏损。又泌乳以养产儿,耗气耗血,其虚更甚,故产后宜大补气血精津液,以复产妇之耗损。故傅青主云:"凡病皆起于血气之衰,脾胃之虚,而产后尤甚。"丹溪云:"产后为大补气血,即有杂病,从末治之。"

产后亡血伤津,古人有产后"三禁"的提法,即禁汗,禁下,禁小便,以防更伤经血津液。还要注意开郁勿过耗散,消导必兼扶脾,清热不宜过于寒凉,温燥不可耗劫津液,补虚不滞邪,化瘀不伤血。哺乳期间误伤脾胃并禁用有毒之品。《傅青主女科·产后编》有"产后用药十误"之说。提示后人用药要思虑周全,顾及产后气血亏虚的特点,不可鲁莽。

然产后虽气血亏虚,多虚亦多瘀,因此,产后宜补但不宜即刻峻补。因产后败血甚多,阻滞脏腑经络,气血流通不畅,若即以人参、黄芪等大补之品投之,壅塞气机,则旧之瘀血极易被壅滞于内,恋而不出,变生他症,后患无穷。故产后之妇应以祛瘀为先,俟瘀血已尽,气血通畅,再大补之,方无患矣。正如唐宗海所云:"虽产后大虚,仍以瘀血为急,去瘀生新计也。"然产后又多虚,故攻瘀不可用三棱、莪术等破血药,应攻中有补,方可万全。正如傅青主所言:"一应耗气破血之药,汗吐宣下之法,止可施诸壮实,岂宜用于胎产","妄用苏木、蓬(莪术)、棱,以轻人命。其一应散血方、破血药,俱禁用。虽山楂性缓,亦能害命,不可擅用"。因产后本元气亏虚,青皮、乌药之类行气药多耗散、克伐正气,故产后多不用之。正虚邪实之体,宜攻补兼施之法,扶正祛邪,中病即止,不可过剂。产后为饮食所伤者,当健脾、和胃、消食,使气血生化有源,但焦三仙之类应当慎用,特别是麦芽,以防影响乳汁的化生。

综上所述,产后病的治疗本着"勿拘于产后、也勿忘产后"的原则,勿拘于产后补虚,亦勿忘于产后多瘀,慎勿犯"虚虚实实"之戒。治疗产后病,无论虚实,总宜调和气血,使得补而不滞,泻而不伤。虚则补,实则攻,寒则温,热则清。选方用药,必须照顾气血,开郁勿过于耗散,消导必兼扶正,寒不宜过用温燥,热不宜过用寒凉,灵活运用,务求平和。

第四节　儿科疾病治则

小儿脏腑娇嫩,形气未充;生机勃勃,发育迅速。患病易虚易实,易寒易热。治疗时必须形神兼顾,治养结合,时时以顾护生机为第一要义。

一、脏腑娇嫩，顾护形神

脏腑，指五脏六腑；娇嫩，指娇弱稚嫩。脏腑娇嫩，概括了小儿五脏六腑与成人相比，显得相对娇弱稚嫩的特点。小儿脏腑娇嫩，以五脏而言，其形体与功能都是未曾健全成熟的。形，指机体的形体结构，包括脏腑经脉、筋肉骨骼、精血津液等一切物质构成。气，指各项生理功能活动，如肺司呼吸、脾主运化、心主血脉、肝主筋、肾主生长，神、魂、魄、意、志、思、虑、智等。形气未充，就是说小儿的形体结构虽已基本形成，但尚未健全；是指小儿时期机体各系统和器官的形态发育都未曾成熟，生理功能都不完善。小儿初生之时，五脏六腑成而未全，全而未壮，需赖先天元阴元阳之气生发、后天水谷精微之气充养，才能逐步生长发育，直至女子 14 岁，男子 16 岁左右，方能基本发育成熟。因此，在整个小儿时期，都是处于脏腑娇嫩，形气未充的状态，而且，这种生理特点在年龄越小的儿童身上，表现越突出。小儿的生理功能虽已初步具备，但尚未成熟。这一生理特点，指出了小儿在各方面与成人相比，都是相对不足的。

从脏腑娇嫩的具体内容看，五脏六腑的形和气皆属不足，其中又以肺、脾、肾三脏不足表现尤为突出。肺主一身之气，小儿肺脏未充，主气功能未健，而小儿生长发育对肺气需求较成人更为迫切，称肺脏娇嫩。小儿初生，脾禀未充，胃气未动，运化力弱，除了正常生理活动之外，还要不断生长发育，对脾胃运化输布水谷精微之气的要求更为迫切，故显示脾常不足。肾为先天之本，主藏精，内寓元阴元阳，甫生之时，先天禀受肾气未充，需赖后天脾胃不断充养，才能逐渐充盛，这又与儿童时期迅速长养的需求不相适应，故称肾常虚。

鉴于小儿脏腑娇嫩的生理特点，在治疗上应当形神兼顾，形神共养。顾护形神，一方面小儿脏腑娇嫩，若刺激过大或过强，超过了正常限度，即超过了小儿正常的忍耐力，或是刺激过久，而个体又缺乏移情易性的能力，不会或不能转移客观环境的不健康刺激，那么就可能导致阴阳失调，气血失和，经络阻塞，脏腑功能失调而使机体发病。另一方面，应根据中医的"天人相应""形神合一"的学术思想，重视形神兼顾。形神兼顾就是注意治神与治形相结合。在对于小儿疾病的治疗中，由于患儿主观症状表述不清，更需要医生细心观察其整体的状态和变化，有效地进行诊断和治疗。

二、稚阴稚阳，培补气血

清代医家吴鞠通通过长期临床观察，提出："稚阳未充，稚阴未长者也。"稚阴稚阳学说进一步说明，小儿时期，无论在物质基础还是生理功能方面，都比较幼稚娇嫩和尚未完善，随着年龄的逐步增长，才能不断地趋向于健全和成熟。小儿体属稚阴稚阳，发病容易，变化迅速，故小儿一旦患病，必须做到及时诊断、正确治疗、用药适当、剂量准确，若是失治、误治，极易造成轻病转重、重病转危。儿科用药,一定要随时注意到小儿的体质特点,使祛邪而不伤正,扶正而不腻滞,洞悉病情发展变化规律,勿留邪、不损正,固护胃气,维护生机。如《温病条辨·解儿难》所说:"其用药也,稍呆则滞,稍重则伤,稍不对证,则莫知其乡,捉风捕影,转救转剧,转去转远。"对大苦、大寒、大辛、大热,特别是有毒之药物、有损伤之治法,一定要审慎应用,必须使用时也当中病即止。就是说,儿科治疗与成人相比,更要强调及时、正确和谨慎,要特别注意对小儿气、血的培补和顾护,以促进疾病向愈和促进小儿的生长发育。

三、发育迅速,呵护生机

由于小儿脏腑娇嫩,形气未充,在生长发育过程中,从体格、智慧,以至脏腑功能,均不断向完善、成熟方面发展。年龄愈幼,其生长发育的速度也愈快。古代医家把这种现象,称为"纯阳"。《颅囟经》首先提出,孩子三岁以内,呼为"纯阳"。所谓纯阳即指小儿的阳气相对比阴气旺盛而言,《解儿难》更阐明纯阳并非有阴无阳的盛阳,生机属阳,阳生则阴长,就是说小儿生机蓬勃,有如旭日初升,草木方萌,蒸蒸日上,欣欣向荣。但小儿生机旺盛,发育迅速,又特别需要乳汁、水谷精气不断加以补充,方能促进其健康地成长。

由于小儿生长发育迅速,又是稚阴稚阳之体的生理特点。儿科疾病发病容易,变化迅速。治疗上要把握住这一点。同时,小儿由于脏腑娇嫩,形气未充,加以寒暖不能自调,乳食不知自节,故外易为六淫所侵,内易为饮食所伤。且年龄愈幼,发病率愈高。吴瑭说:"脏腑薄,藩篱疏,易于传变;肌肤嫩,神气怯,易于感触。"概括地描述了小儿发病容易,变化迅速的病理特点。并且,小儿发病容易,变化迅速,容易轻病变重,重病转危。吴瑭所谓"盖小儿肤薄神怯,经络脏腑嫩小,不耐三气发泄。邪之来也,势如奔马;其传变也,急如掣电",就是很形象的描述。总之,小儿患病,寒热虚实的变化,比成人更为迅速而复杂,可以朝呈实热之阳证,暮转虚寒的阴证;也有实热内闭的同时,转瞬出现虚寒外脱之危候。因此,认真掌握小儿病理的特点,以帮助正确的辨证和及时的治疗,在临床上是有重要意义的。

另一方面,小儿脏气清灵,易趋康复。儿科病在病情发展转归的过程中,由于脏腑气机清灵,反应敏捷,活力充沛,恢复容易。因此,对于小儿的病理机转,既要掌握其寒热虚实易变,病情易转恶化的一面;也应看到脏腑清灵,病因比较单纯,极少情欲的伤害,患病之后,只要及时处理,用药恰当,护理得宜,病情向愈迅速,又比较容易康复的一面。正如《景岳全书·小儿则》中所说:"其脏气清灵,随拨随应,但确得其本而摄取之,一药可愈。"所以儿科疾病的治疗中,要充分考虑到小儿生长发育迅速,遣方用药要处处谨慎,用药宜轻,用药时间不宜过长,中病即止,要充分注意到呵护小儿之生机,以免药物过用而造成损伤。

四、防治并重,医养结合

由于小儿的生理特性和病理特点,在儿科疾病的治疗中,尤其要注重防治结合和医养结合。防治结合,指的是小儿疾病要预防和治疗相结合,未病先防,既病防变。平时要求小儿做到讲卫生,预防疾病。小儿要注意勤洗澡,勤换衣服,勤换尿布,保持皮肤清洁。小儿皮肤娇嫩,洗澡后须将水擦干,在皮肤皱褶处,可扑些六一散或爽身粉,还要注意勤理发,勤修指甲。对较大儿童,教育他们养成饭前便后洗手,早晚刷牙漱口等卫生习惯。同时,应对小儿作定期的体格检查,以便掌握生长发育等健康情况,及时发现问题,及时正确处理。要注意防止小儿的意外伤害,防止误吞及吸入有害物品,烧伤,烫伤等。年龄渐大,要注意防止溺水、跌伤、触电、车祸等意外事故。这些预防观念和措施是保证孩子健康成长的重要条件。

医养结合,是指除了正常的疾病诊疗过程之外,小儿的日常养护尤为重要。首先,婴幼儿时期,应注重乳母的饮食营养,生活起居和精神情欲等养护,关注婴儿的喂养状态、喂养时间、辅助食物添加情况、断乳准备等,以保证小儿生长发育迅速的需要。其次,要注意小儿的寒温调节。小儿卫气不固,对气候的适应能力较差,容易受风、寒、暑热所影响和病邪的侵袭。故小儿衣服应随气候变化而适当增减,《诸病源候论》提出,小儿初生,肌肤娇嫩,衣着不可过多,致令出汗,汗后则易感冒,但又不可穿着过少,以免感受风寒。再次,要注意小儿的作息起居,保证充足睡眠,按时入睡,是健康的征象。小儿所居室内应保持空气流通,日光充足,冷暖燥湿要适宜。同时也要保证一定的户外时间和游戏活动等,使其筋骨坚强,呼吸畅利,食欲增加,排泄通调,以助长其身体正常的发育,有利于预防疾病,增进健康。能够做到这些,就能保证小儿不生病或者少生病,即使生病也较轻浅,容易恢复健康。

第五节　五官科疾病治则

人体是一个有机的整体,脏腑是人体生命活动的中心。并通过经络与五官相联系。中医五官科,主要包括眼科、耳科、鼻科、咽喉科、口腔科等。眼、耳、鼻、咽喉、口腔等,结构精细,具有视觉、听觉、嗅觉、吞咽、发声、咀嚼等功能。尽管病变的部位不同,疾病特点各异,但在中医治疗上却有着相同的治疗原则。

一、重视局部,着眼整体

1.眼能够视物辨色,古称"精明"。它虽为局部器官,但与整体有着不可分割的密切关系。在生理上赖脏腑为根本,经络为联络,精气血津液为物质基础,神为活动主导,才得以维持正常的功能。因此,在研究眼的生理、病理和诊治眼病时,不仅要看眼部的表现.还必须诊察全身的症情。

2.咽喉是呼吸、饮食、发音等的重要器官,上连口腔,下通肺胃,为十二经脉循行交会的要冲。咽在后,主吞咽,为胃之系,胃气的通道;喉在前,主呼吸,为肺之系,肺气的通道。《灵枢·忧恚无言》篇指出:"咽喉者,水谷之道也;喉咙者,气之所以上下者也。"此外,会厌在舌根之后,与发声和饮食吞咽有一定的关系。当呼吸、语言、谈唱发声时,会厌开启,以利呼吸和发声,犹如声音的门户,正如《灵枢·忧恚无言》篇说:"会厌者,音声之户也。"当饮食吞咽时,会厌则掩闭气道,防止饮食水谷等误入气道,故《儒门事亲》卷三说:"会厌与喉上下以司开阖,食下则吸而掩,气上则呼而出,是以舌抵上腭,则会厌能闭其咽矣。"

由此可见,咽喉、会厌、口腔等的生理特点,可概括为喉主呼吸出入和发声,为肺系,乃肺气的通道;咽主吞咽饮食水谷,为胃系,乃胃气的通道;舌辨五味;会厌司开阖,助发音等。咽喉的呼吸吞咽及发音等功能的正常与否,在一定程度上反映了脏腑功能的正常与否,特别是肺脏与胃腑的病理变化,常直接或间接影响咽喉的生理活动。因此,在治疗咽喉疾病时须树立整体观念,局部与全身相结合进行辨证论治。

3.鼻乃呼吸出入之门户,属肺系,有呼吸、嗅觉功能,并对语言发声起共鸣作用。鼻居颜面最高处,为阳中之阳,故古人谓之"明堂"。亦有因其为神气出之门户,而谓之"神庐"者。因鼻为人体清阳之气会聚、出入之清窍,故鼻窍之功能正常与否,在一定程度上反映了脏腑和经络功能的和调健旺与否。因而在治疗鼻科疾病方面,亦应树立整体观念,局部与全身结合,进行全面综合分析。

4.耳位于头面部,为人体清窍之一,其主要功能是司听觉(现代医学认为耳还有平衡功能)。耳系人体经脉会聚之处。由于经脉的沟通联络,使耳与全身各脏腑发生了密切的联系。脏腑健旺,气血调和则听觉敏锐;脏腑虚衰,气血失和则可引起耳部病症。因此,在临床诊治耳科疾病时,也应树立整体观念,局部与全身相结合,综合治疗。

二、脏腑相关,经络相连

五官与各脏腑密切相关,并通过经络与各脏相连。在治疗上,要充分考虑到这些脏腑、经络与各官窍之间在生理功能上的相互联系,在病理状态下的相互影响,有目的地综合考虑,治疗。分而述之如下。

1.《灵枢·大惑论》说:"五脏六腑之精气,皆上注于目而为之精。"五脏六腑的精气上输入眼,眼得到精气的滋养.才能明视万物,辨别颜色。由此可知,眼与五脏六腑的关系是很密切的。肝开窍于目,肝主藏血。又主疏泄,其经脉上连目系。肝血充足流畅,肝气冲和条达,眼部得到充分的营养,才能正常地发挥视物和辨色的功能。五脏之中。眼与肝的关系最为密切。此外,眼与心、脾、肺、肾等脏均有密切联系。眼科中的五轮学说,即是依据眼与脏腑密切相关的观点,将眼部组织分为 5 个部分,与五脏分别联属,并依其各自所属脏腑的生理特性命名,取类比象的冠以轮字,即肉轮、血轮、气轮、风轮、水轮。用以说明眼的解剖、生理、病理,指导眼病的诊断和治疗。此外,眼与脏腑之间正是依赖经络为之贯通。十二经脉中均与眼有密切的联系。因此,对眼病的治疗必须要充分考虑到其与脏腑经络之间的关系,保证整个机体的协调统一。

2. 咽喉是十二经脉循行交会的要冲,有司呼吸,行饮食,主发声的功能。咽喉与脏腑的关系非常密切。脏腑的生理活动及病理变化常直接或间接影响咽喉。在五脏六腑中,咽喉与肺、胃、脾、肝,肾等脏腑的关系尤为密切。尤其是肺脏,喉为肺系,为肺气出入的通道,气体的呼吸出入必须经过喉。喉与肺的关系极为密切,正如《重楼玉钥》所谓:"喉者空虚,主气息出入呼吸,为肺之系,乃肺气之通道也"。若肺气虚弱或肺为外邪所伤,致肺的功能失调,则可引起各种咽喉疾病,出现呼吸不利、咽喉干燥、声音嘶哑等表现。经络方面,咽喉、口、齿、唇、舌等是经脉循行交会之处。在十二经脉中,除手厥阴心包经和足太阳膀胱经间接通于咽喉外,其余诸经皆直接循行或分支通达于咽喉、口、齿、唇、舌等处,因此,对于咽喉疾病的治疗,也要与脏腑经络的功能相结合,全面治疗。

3. 鼻要完成正常之生理功能,须脏腑之功能健旺,反之脏腑功能失调亦可循经反映于鼻,因而鼻与脏腑之关系十分密切。其中,鼻与肺、胆、肾、脾、心等脏腑的关系最为密切。《灵枢·脉度》篇说:"肺气通于鼻,肺和则鼻能知香臭。"肺脏之功能正常与否,在一定程度上可从鼻窍之功能上表现出来。头为诸阳之会,精明之府。鼻居颜面高处,为清阳之气出入之道,为阳中之阳,十二经中循行于鼻之经脉皆为阳经,此外,还有督脉循行至鼻。因此,对鼻病的治疗也要考虑到相关脏腑和经络的生理功能和病理影响。

4. 耳要完成正常之生理功能,须脏腑健旺,气血和调,若外邪犯入,脏腑功能失调,常循经反映于耳,出现耳鸣,耳聋、耳胀、耳闭等症。因而耳与脏腑之关系十分密切,其中,耳与肾、胆、肝、脾等脏腑之关系尤为密切。耳的功能及形态、色泽的变化,在一定程度上反映了脏腑的生理情况和病理变化。在经络方面,耳为宗脉之所聚。《灵枢·邪气脏腑病形》谓:"十二经脉,三百六十五络,其血气皆上于面而走空窍……其别气走于耳而为听。"十二经脉中直接循行于耳之经脉、与耳有联系的经脉有足少阳胆经、手少阳三焦经、足阳明胃经、足太阳膀胱经等。因此,在治疗耳病时,要充分考虑到耳与肾,胆、肝、脾等脏腑,与足少阳胆经、手少阳三焦经、足阳明胃经、足太阳膀胱经等经脉之间的联系,针对性地进行治疗。

三、顾护气血,恢复功能

《灵枢》中明确记载,五官为"鼻者,肺之官也;目者,肝之官也;口唇者,脾之官也;舌者,心之官也;耳者,肾之官也"。五官,是人在活动(尤其是高级活动)中使用最多的外部器官,其功能十分重要,主要用来聆听、观看、呼吸、讲述和操作。其功能正常与否,取决于五官之气血是否调和。因此,在五官科的治疗中,顾护气血,维持五官的正常功能是非常重要的。

脾胃为气血生化之源,治疗中适当配伍调理脾胃药物,重视顾护脾胃、调养后天,脾胃功能健旺,气血生化有源,气机得以正常运行,能促进五官疾病的痊愈与正气的恢复。

四、中西并重,内外同治

随着中医五官科学的发展,传统的方法并不能完全解决治疗的需要。因此,需要既继承和发扬传统中医五官学科的精髓,又要结合现代医学先进技术,方能取得长足发展,要形成以中医为主、中西医并重,以内治为主、内外治相结合的治疗原则和思路。要开展现代的中医五官学科建设,提倡辨证内服中药、中成药,并配合喷鼻、喷喉、耳针、穴位注射、穴位贴药、针灸、局部离子导入、耳鸣治疗、嗓音矫治、物理治疗等多种中医药综合治疗手段。在内外同治方面,也要进行各类耳鼻咽喉科手术以及围术期的中医药特色治疗,明显提高手术的疗效,缩短恢复时间,减少复发率。

第六节 骨伤科疾病治则

骨伤科疾病有各种不同类型,其病因各不相同,其发展变化在各个阶段中也有不同的特点,因此在治疗中要贯彻局部与整体兼顾(内外兼治),骨与软组织并重(筋骨并重),固定与活动相结合(动静结合)及医疗措施与患者的主观能动性互相结合(医患合作)等观点,对损伤进行详尽辨证而选取恰当的治疗方法。虽然治疗方法很多,但总的治疗原则不外有以下几个方面:

一、首重气血

骨伤科疾病在临床上的种种表现不论其受伤的部位在外之皮肉筋骨,或在内之经络脏腑,都是由于气血运行的紊乱所造成的。其引起的肿痛,根本的病理变化就是血凝和气滞。

气伤痛、形伤肿,说明气血损伤可以有不同病理变化,或伤气,或伤血。在临床上多表现为气血两伤。

治疗时首先要判断损伤是属于伤气还是伤血,或气血俱伤。软组织损伤的辨证施治要首先重视气血的辨证,而其损伤的病理变化常是气滞血瘀,气血俱伤,肿痛并见。

气滞是伤后气机失于宣畅,其特点为外无肿形以胀痛为主症。由于气时聚时散,其痛每无定处,范围较广泛,多见于岔气等损伤。治宜理气止痛为主,佐以活血化瘀。常用复元活血汤、柴胡疏肝散等加减治之。

血瘀是伤后血运受阻,或血留脉外,造成离经之血停滞于体内而为瘀。主要表现为局部肿胀疼痛,痛有定处。按瘀血轻重、部位、时间长短的不同,其症状也表现复杂,亦可由局部涉及全身。如滞于肌表可青紫肿胀,阻于营卫则郁而化热,积于胸腹则满而作痛等。

其治疗就应该以活血理气为基本法则。治宜活血祛瘀随症加减,如桃红四物汤、桃核承气汤、复元活血汤等。但在整个疾病的演变过程中,由于受伤的轻重不同和人体差异,常有虚实寒热变化,在辨证时要考虑到这些因素的存在,根据气血的虚实寒热变化分别治之。

二、筋骨同治

筋、骨在生理功能上有着密切的联系。筋都附于骨上,肢体关节的活动是靠筋、骨密切合作来共同完成的。

伤筋时可使骨缝处于交锁错位状态,可以改变筋的正常生理位置。例如急性腰扭伤,因搬运扛抬重物时姿势不正,用力过猛,可致肌肉、韧带、筋膜损伤,同时也可以使椎间小关节受到过度牵拉或扭转,而致腰椎小关节错位产生疼痛。骨折、骨病的同时,筋肉同时受损。故在临床上对软组织损伤、骨折、骨病,要辨清其病理变化的关键所在,采用筋、骨并重的治疗方法,常可收到立竿见影的效果。这就是筋柔才能骨正,骨正才能筋柔的道理。

三、内外结合

骨伤科疾病的证候表现多种多样,病理变化也比较复杂,病情有轻重缓急之分。不同的时间、地点,不同的暴力性质,不同的个体差异,其反映出的病理变化与病情转化也不尽相同。

所以,骨伤科疾病的治疗,要内外结合。这一治疗原则主要是指局部与整体要兼顾,内损与外伤要兼顾。

由于暴力作用于肢体而引起骨伤科损伤,造成局部气血失调,从而导致脏腑经络功能失调,以致病变由外涉及于内,由局部影响到全身。人是一个内外统一的整体,就肢体而言,皮肉裹于外,筋骨连续于内,故皮肉受损,筋骨也会累及,筋骨俱伤,皮肉必然同病。所以在骨伤科的辨证治疗过程中,要考虑到损伤虽然是在局部的体表肌肤,或筋骨关节,但因气血不和可以引起内部脏腑经络功能的失调。因此在治疗时,应该从整体出发全面分析,做到局部与整体兼顾,内损与外伤兼顾。只有这样才能取得满意的疗效。

此外,在治疗时还应考虑到治疗方法上的兼顾,骨伤科疾病在治疗上可分为内治法与外治法两种,在临床上可根据病情有针对地选用。尽量做到内外兼治。这对于提高治疗效果,迅速减轻患者的痛苦是有显著作用的。

四、分期施治

骨伤科疾病有急性损伤和慢性损伤之区别。所以对它们的治疗原则也有不同之处。

1. 急性损伤 对于急性损伤,由于其创伤处仍有渗血及出血,疼痛及功能障碍较重,所以治疗时必须尽量减轻患者的痛苦,局部宜采用冷敷减轻肿胀及疼痛,或采用活血化瘀,行气止痛的外用药外敷。避免作粗暴的按摩,同时予以辨证施治配合内服药应用。对于小关节紊乱以及韧带、肌腱的撕裂伤,扭转成关节的半脱位,则必须及时给予整复,使关节的半脱位得以恢复正常或小关节紊乱得以纠正,使扭转、撕裂的韧带、肌腱得以理顺及复平,这样才能使症状迅速得到消失,功能得以恢复。

2. 慢性损伤 在损伤的后期及由于劳累所致的劳损治疗时,必须采用多方面的综合措施。根据病情,辨证施治地给予手法治疗、药物治疗及其他各方面的措施。而起到解除病灶,理筋壮骨,通经活络,恢复功能的目的。

3. 分期辨证治疗 在骨伤科疾病中,应根据疾病发生发展的不同时期进行辨证治疗。其中内治法主要是通过内服药物以达到全身治疗的方法。可按八纲、脏腑、经络、卫气营血、三焦、六经等辨证原则来选方择药。但骨伤科的辨证重点在脏腑、经络、气血与筋骨等方面,并多依据行气活血、消肿止痛,逐瘀攻下、清热解毒、通窍安神、接骨续筋、强筋壮骨、通经活络、补肝养肾、补益气血等法,而选用不同的方药。

(1)初期损伤,瘀血留内,机体气机失调,则治疗宜消宜下;损伤之后,经脉受损,气血流通受阻,血滞不散,形成血肿产生疼痛。瘀血不散则新血不行,影响损伤修复。在气滞血瘀情况下,当活血散瘀、消肿止痛。方如攻下逐瘀的大成汤,行气消瘀的顺气活血汤,消营凉血的犀角地黄汤,补气摄血的独参汤,清热解毒的黄连解毒汤,通窍安神的紫雪散等。

(2)损伤中期,筋骨未连,瘀血未尽,治疗则宜和宜续;患处局部肿胀消散,皮下瘀血变黄,损伤组织在逐渐恢复中,但瘀血尚未化尽,软组织内可有硬块,骨痂刚刚形成但不牢固。当进一步行气活血,并加以接骨续筋,方如和营止痛的和营止痛汤,接骨续筋的接骨紫金丹,舒筋活络的舒筋活血汤等。

(3)至损伤后期,筋骨未坚,功能未复,治疗宜补宜温。骨折连接、经络疏通、瘀血已去,但筋肉萎缩、肢体乏力、脾胃虚弱,所以当强筋壮骨,固本培元,健脾和胃,方如:补气养血的八珍汤;补养脾胃的健脾养胃汤,补益肝肾的补肾壮筋汤;

温通经络的独活寄生汤等。

如此方能有效地根据病情的变化选用有效的治疗原则和方法,有利于疾病向愈。

第七节 针灸治则

针灸治疗疾病的原则,是根据疾病发展变化的性质决定的。疾病的性质,虽然错综复杂,千变万化,但不越乎阴阳表里、虚实寒热,故而称为八纲。关于针灸对疾病的治疗原则,在《灵枢·九针十二原》说:"凡用针者,虚则实之,满则泄之,宛陈则除之,邪盛则虚之。"又《灵枢·经脉》也说:"盛则泻之,虚则补之,热则疾之,寒则留之,陷下则灸之,不盛不虚,以经取之。"

针灸治病,凡邪气盛满时,当用泻法,以泻其实邪;正气不足,身体虚弱时,应用补法,以补其不足,使正气充实。若属热邪,应用疾刺法或刺出血,以疏泻其邪热。若寒邪过盛,脏腑经络之气凝滞时,当用留针法,以使阳气来复而祛散寒邪,或用灸法以助阳散寒。若气血瘀滞,闭阻经络时,用出血法,以祛除其瘀。若阳气不足而脉陷下时,则宜用灸法,以升阳举陷,若非他经所犯而本经有病者,则取本经腧穴,以调其气血。

因此,在临床运用针灸治病时,必须根据中医基本理论,运用望、闻、问、切四诊配合其他方法,确立八纲,始能决定针灸治疗原则。

一、补虚与泻实

针灸的治疗原则之一为"盛则泻之,虚则补之"。

所谓盛则泻之,"盛"指邪气盛,病邪亢盛,正气未衰的某些急性或发作性病证。如高热、中暑、剧痛、各种急性炎症,在针刺治疗时,需用泻法。针刺泻法指两个方面:一是选取具有泻的特异性穴位,如十二井穴、十宣、委中、曲池等穴,二是采用泻的操作方法。

所谓虚则补之,"虚"指正气虚,津液气血亏虚,脏腑功能衰退的某些慢性病证。虚有阴阳之别,阴虚者阴液不足,阳虚者阳气不充。选穴应取具有补益之特异性穴位,如背俞、气海、足三里等穴,手法宜用补法或灸法。如心阴虚者,胸闷紧迫,艾灸心俞穴,可以振心阳,津液耗伤,舌红咳嗽,宜刺肺、脾、肾三经,可以育阴生津;肾气虚者,摄纳失常,动辄喘急,治不在肺,当益肾气,宜刺灸肾俞、太溪等穴,肝血虚者,两目昏花,筋肉拘急,宜取肝经、脾经之穴,以养营生血。

二、清热与温寒

有关寒热的问题上,针灸治疗的原则为"热则疾之,寒则留之"。

所谓"热则疾之"，"热"指邪气盛而热的病证，"疾"指快速进针，行针后不留针的刺法。"热则疾之"不指取穴，仅指刺法。这种刺法适宜于急性发作的热病，相当于《灵枢·官针》"十二刺"中"输刺"的操作法。《灵枢·官针》谓："输刺者，直出直入，稀发(慢出)针而深之，以治盛气而热者也。"根据《灵枢·官针》所介绍的操作法，直进针和直出针，深进针而慢出针，用来治疗邪气盛的热性病，和"徐疾补泻"法中疾进徐出的泻法是近似的，可以用于治疗热性病。"输"者"通"也，谓能输通热邪也。

在针灸临床上取十二井穴、十宣、涌泉等穴，用于治疗高热、中暑、中风闭症、神志模糊等，有其实用意义。

所谓"寒则留之"，"寒"有外寒、内寒之分。因于外者，肌腠"开阖不得，寒气从之"(《素问·生气通天论》)，因于内者，"阴盛生内寒"(《素问·调经论》)。不论外寒、内寒，均为阳气虚、阴寒盛。针刺之法，应进针后适当延长留针时间，以激发经气，使阳气复出，祛除寒邪，故"寒则留之"不指取穴，而指刺法。

在临床实践中对寒证适当延长留针时间，在留针期间内用小幅度捻转反复运针之法，常行之有效。如治疗外感寒邪发热，取大椎、曲池、合谷等穴，用上法操作后，常可使针刺局部产生热感，并渐渐扩展，甚至全身。又如治寒痹、肢体厥冷，用较长时间持续小幅度捻转运针，亦常能产生局部温煦之感。肾阳虚患者，少腹不温，自觉有冷气，取关元、中极、大赫等穴，患者亦常有少腹温热之感。

三、治标与治本

临床治病，在一般情况下，应该本着"治病必求其本"的精神，先治本病，后治标病。因为本病不先除去，则标病亦不能除，即或暂时缓解，亦不能根除。但在标病相当急重的特殊情况下，则应根据"急则治其标、缓则治其本"的精神，先治标病，后治本病。例如中满与二便不通，虽属后生的标病，但因中焦与二便，为受盛、运化、传导的要道，如果闭塞不通，就会发生危险，或变生他病。如先见中满，后又见二便不通时，则又当先通二便而后治中满，因为二便不通，则浊气不得下降，中满亦不能消除。

在决定治本治标的时候，还需要掌握病者的体质。如正气未伤，可见本病虽先伏而日程未久，标病也不甚严重，则应先治本病，后治标病。如果正气已亏，可见本病已相当深重，非一时可解，则当先治标病，防其互相影响，更加危殆。如果标病本病两者俱轻，可以同时治疗；如两者有一是急重的，应先独治其急重的一面，这是病分轻重缓急、治分先后的原则。

综上，《素问·标本病传论》曰："知标本者，万举万当，不知标本，是谓妄行"，强调标本在辨证论治中的重要性。应用治标与治本的原则是：缓则治其本，急则治其标和标本兼治。一般常指的标本有正气与病邪的标本关系、病因与症状的标本关系和旧病与新病的标本关系。正气与病邪的标本关系中，"正"指身体素质，"邪"指病邪侵袭。正与邪的标本关系。正气为本，邪气为标，这是中医重视人体内因为主的一个重要概念。《素问·上古天真论》载："精神内守，病安从来"，其中精神是以物质为基础的。《素问·阴阳应象大论》载："阳为气，阴为味，味归形，形归气"，就是阐述由于物质(味)为基础，才能"生血成形"(归形)，有形质为基础，才能旺盛功能(归气)。可见"正气"为人体立命安身之根本。如正气虚弱，外卫不固，病邪可乘虚而入，《素问·评热病论》载有："邪之所凑，其气必虚"。因此，疾病的发生与发展，就是正气与病邪相互拮抗的过程。

针灸治疗之扶正祛邪，就是激发精气，祛除病邪。用药治疗时，当外邪未去，虽正气已虚，应慎重掌握补益之尺度，可能因滋补之后，反而淹滞病邪；而针灸治疗之法则不同，因针灸既可直接激发脏腑之气，调整内在功能，同时还可以兼予泄邪之法，此不仅可以扶正祛邪，尚可标本兼顾，实为针灸治疗之特色。

四、治形与治神

治神或称调神，就是通过调整病人的心理状态和集中施术者的精神意识，使针下易于得气的方法，这又分为医者定神及患者调神两方面。

"治神法"又称守神法、本神法、调神法等。《素问·宝命全形论》说："凡刺之真，必先治神。"《灵枢·九针十二原》说："粗守形，上守神。"《灵枢·官能》篇说："用针之要，勿忘其神。"这些都说明了"治神"是在针刺治病过程中极为重要的方法和要领。

神是人体生命活动的外在表现，治神就是医患双方神志意念的交流过程，是针灸医师去粗存精的辨证思维过程，是直接影响针灸疗效的一个关键因素。

五、调气与调血

气血是人体各项功能正常运转的重要物质基础。针灸治疗中，尤其要重视气血的调和。针灸治疗，在于调血脉，通经络，人体的阴阳盛衰、气血虚实、经气流注、营卫的浮沉、穴位的开合与四季的循环往复、日月的盈亏、昼夜之更替等天时变化相应，所以针灸必须采取顺应天时、气血并调的治则。

气血是构成人体和维持人体生命活动的基本物质。人之生以气血为本，人之病无不伤及气血，而经络是运行气血的通道，穴位和经络也是邪气入侵和传变的重要部位与途径，此即《灵枢·九针十二原》所言之"神客在门"，《灵枢·小针解》释曰："神者，正气也；客者，邪气也；在门者，邪循正气之所出入也。"针灸相关的经络、穴位，通过补虚泻实，既可以调和人体自身的气血，又可以祛除入侵的病邪，起到扶正祛邪的作用。所以，《灵枢·九针十二原》说："欲以微针，通其经脉，调其血气，营其逆顺出入之会，令可传于后世。"

　　针灸治病不外乎扶助正气和祛除邪气两个方面,故《灵枢·刺节真邪》说:"用针之类,在于调气。"《灵枢·终始》也说:"凡刺之道,气调而止。"

　　对于邪气有余的实证,当用泻法以调气,邪祛则气自调;对于正气不足的虚证,当用补法以调气,正气足则气自调。针灸调和气血、扶正祛邪的作用也是通过疏通经络来实现的。《灵枢·九针十二原》说:"经脉十二,络脉十五,凡二十七气以上下。""所言节者,神气之所游行出入也。"说明十二经脉、十五络脉和经穴主要是运行气的,而络脉除十五络外主要是运行血的,故有"经主气,络主血"之说。

　　临床上用针灸调和气血也有调气、调血、调气血的不同,如《素问·三部九候论》篇说:"经病者治其经,孙络病者治其孙络血,血病身有痛者治其经络。"若病在气,以调经脉为主;若病在血,以调络脉为主;若病在气血,应经络并调。

下 篇

治疗方法

绪　论

第一节　"法"的含义

法,会意字,古字作灋,从氵从廌(zhì)从去。"廌"即解廌,是神话传说中的一种神兽,据说它能辨别是非曲直,在古代人们将它作为断案的工具。

在审理案件时,它能用角去触碰理曲或无理的人;当办案时出现多个嫌疑人的时候,人们通常把它放出来,它如果用犄角顶谁,谁就是罪犯。意思是以水之平、廌触不直者去之,后简化为法,从"水"。

1.东汉·许慎《说文解字》:"灋,刑也。平之如水。从水,廌所以触不直者去之,从去,会意。"表示法律、法度公平如水,能去曲就直。

2.《尔雅·释诂》:"法,常也。"《释名》:"法,逼也;逼而使有所限也。"表示"法"是不可以触犯、违反、逾越的。

3.在古代汉语中,"法"的含义复杂多样,其中最为主要的有:①法象征着公正、正直、普遍、统一,是一种规范、规则、常规、模范、秩序。②法具有公平的意义,是公平断讼的标准和基础。③法是刑,是惩罚性的,是以刑罚为后盾的。

4.佛教中也常常用到"法"字,而且含义众多。如"任持自性、轨生物解"就是"法"。意思是说每一事物必然保持它自己特有的性质和相状,有它一定规则,使人看到便可以了解是何物;佛教还把一切事物都叫做"法",如"一切法""诸法"。意思是"一切事物"或"宇宙万有"的意思。在《法华经·方便品》《维摩诘经》中,"法"还有真理、法则、规范的意思。

5.综合以上可知,中医治法之"法"的含义来自于刑法之法,就是指法则、规范。治法就是指临床治疗时应遵循的规范、规则与规矩,具有法典般的约束性与限制作用,必须遵守,不能背离。

第二节　中医治法源流回顾

治法是治疗疾病的基本方法,是辨证论治体系的重要环节。理、法、方、药(治)是临床诊疗的基本层次和步骤。其中的"法"即治法,是在治则指导下结合辨证论治制定的具体治疗方法。临床上有时为了突出治法的重要性,又称其为"治疗大法"。如张景岳所说:"治病之大法,无逾攻补,用攻用补,无逾虚实。"有时还习惯称治则为"治疗大法"。

一、肇始于《黄帝内经》

治法灵活多样,不一而足。在《黄帝内经》的《素问·阴阳应象大论》《素问·至真要大论》等篇中记载有一系列的治法。《素问·阴阳应象大论》:"故因其轻而扬之,因其重而减之,因其衰而彰之。形不足者,温之以气;精不足者,补之以味。其高者,因而越之;其下者,引而竭之;中满者,泻之于内;其有邪者,渍形以为汗;其在皮者,汗而发之;其慓悍者,按而收之;其实者,散而泻之。""血实宜决之,气虚宜掣引之";《素问·至真要大论》:"寒者热之,热者寒之,微者逆之,甚者从之,坚者削之,客者除之,劳者温之,结者散之,留者攻之,燥者濡之,急者缓之,散者收之,损者温之,逸者行之,惊者平之,上之下之,摩之浴之,薄之劫之,开之发之,适事为故";《素问·六元正纪大论》:"木郁达之,火郁发之,土郁夺之,金郁泄之,水郁折之"等具体治法。此外,还有一些特殊的治法,如移精变气法、祝由法、开导法等。

二、完善于仲景

其后,历代医家对《黄帝内经》的治法不断丰富完善,并进行了创造性的发挥,使得中医治法体系不断完善。《神农本草经》提出"治寒以热药,治热以寒药,饮食不节以吐下药";《难经》提出了"虚实补泻治则与五脏治则",这些都对《黄帝内经》的治法加以完善,为治法向临床应用过渡打下了坚实的基础。

张仲景《伤寒杂病论》开中医辨证论治的先河,建立起六经辨证、脏腑辨证治疗体系,被称为"方书之祖",理法方药的应用典范。书中可清晰地看到张仲景使用汗、吐、下、和、温、清、补、消等多种治疗方法,而且方药俱全。麻黄汤、桂枝汤、承气汤、小柴胡汤等诸多经典名方,成为中医解表、攻下、和解等治法的代表性方剂。一方体现一法,不同疾病体现不同的治法。张仲景所创立的理论与实践相统一的中医治法理论与实践体系,是治法具体化、实用化的代表。

三、补充于历代

两晋隋唐时期,中医治法理论得以充实与发展,主要表现在治法和方剂的紧密结合上。《小品方》《千金方》《外台秘要》等方书,在功用主治的描述上,多处都对方剂的治法有所体现。唐代王冰在注释《素问·至真要大论》:"诸寒之而热者取之阴,诸热之而寒者取之阳"时指出:寒之不寒,是无水也;热之不热,是无火也,所以要"壮水之主,以制阳光;益火之原,以消阴翳"。这个精辟论述,已经成为当今临床治疗阴虚、阳虚的常法。

宋金元时期中医治则治法理论渐趋完善,这个时期学术气氛活跃,各家学说纷呈,名医辈出,以刘完素、张子和、李东垣、朱丹溪为代表的金元四大家,创立了各具特色的治则治法流派。刘完素主火,提出用寒凉药物治疗火热病的学术思想。张元素在阐述各脏腑的治疗法则的同时,提出在治疗中应重视调理脾胃。张从正主攻邪,提出"攻邪已病,邪祛身安"的治疗理论,并提出了汗、吐、下攻邪三法。李东垣提出"内伤脾胃,百病由生"的观点,治疗上以调补脾胃为主,主张"升阳益气""甘温除热",创立了补中益气汤、生脉散等经典名方,为气虚下陷、气阴两虚诸证的治疗开拓治法,创立新方。朱丹溪力倡滋阴降火,主张"阳常有余,阴常不足""气血冲和,万病不生"。这些观点对于滋阴降火法、理气解郁法的临床应用,意义重大。成无己《伤寒明理论》中提出的"小柴胡汤为和解表里之剂"的论述,对于中医和法的形成起到决定性作用。

明清时期中医治则治法理论继续发展。李中梓在《内经知要》中,首先明确提出"治则"一词,并在书中专设"治则"一节,同时对阴阳、虚实之真假证候的辨析,以及对"正治""反治"的阐发作出了卓越贡献。张介宾倡导温补,治疗重在滋阴补阳,处方按照补、和、攻、散、寒、热、固、因分类,而用"古方八阵"命名,开以治法统领方剂之先河。

程钟龄在《医学心悟》中提出汗、吐、下、和、温、清、消、补八法,对治疗方法的完善起到了重要作用。指出:"论病之情,则以寒热虚实表里阴阳八字统之。而治病之方,则又以汗、和、下、消、吐、清、温、补八法尽之。"这是对多种方法做了由博而约的系统概括,并指出八法的制定是以八种辨证为依据的。

明清之际对于温病的治疗更是方法多样,吴又可提出"九传治法",认为:"疫之传法有九,疫之治法亦有九。知其所传,即如其法以治之,焉有不愈之理。治不如法,未有不误人性命者矣。"这些论述成为瘟疫治疗的重要原则与方法。叶天士详细论述了温病的卫气营血传变规律,提出了"在卫汗之可也,到气才可清气,入营犹可透热转气,入血直须凉血散血"的温病卫气营血辨证与治疗方法。

吴鞠通在《温病条辨》中提出温病的三焦辨证学说,对三焦病症的治疗,有"治上焦如羽,非轻不举;治中焦如衡,非平不安;治下焦如权,非重不沉"的经典论述,同时为后人留下了许多优秀的实用方剂。银翘散、桑菊饮、藿香正气散、清营汤、清宫汤、犀角地黄汤等都是吴鞠通所创,是后世医家极为常用的方剂。

雷丰所著的《时病论》主要论述四季之中因为感受六淫之邪所得的时令病,全书各卷之中先罗列常见疾病,再出示"拟用诸法",如辛温解表、凉解里热等,继而列举"备用成方",体现方即是法,法即是方的思想。

王清任确立了活血化瘀的治法为后世医家所推崇;王泰林总结出治肝三十法,丰富了中医肝病的治疗手段;唐容川提出了止血、宁血、消瘀、补血的治血四法,切合临床实际;张山雷提出了中风治疗八法等,都各具特色,对中医治法的丰富完善有着重要价值。

至民国初年,医学家祝味菊先生在《伤寒质难》中,称阴、阳、表、里、寒、热、虚、实八者为八纲。如是而病有八纲,治有八法。

四、创新于今朝

新中国的成立,中医事业的振兴,中医治则治法理论的研究也在不断进展。特别是近年来,不仅从临床角度加以研究,而且注重从理论上对治则治法进行探讨。对中医治则治法的含义、具体内容和范畴、与病机方药关系、层次的划分以及治则与治法的关系等问题展开了探讨,较深入地开展对经典与新的治则治法作用机制、不同治法比较及治则治法临床疗效研究。其中治法的研究异常活跃,取得了一系列引人注目的成果。如活血化瘀法治疗心脑血管病、通里攻下法治疗急腹症、通腑化痰法治疗中风病、扶正固本法治疗肿瘤等都取得了举世瞩目的成就。姜春华先生针对温热病治疗提出的截断扭转法,更是对中医治疗方法大胆创新。

截断扭转疗法是全国著名中医学家姜春华教授提出来的一种治疗方法,是针对温热病而自立的一种极有效的治疗方法,截断其去路,而扭转其变化,使病向好的方向转归。不像历代治温热病的思路,由卫→气→营→血,尾随其后进行诊治,是先发制人的一种超前治疗。它包含三个要点:一是重用清热解毒,抑制病原,使病程阻断或缩短;二则早用苦寒攻下,迅速排泄邪热瘟毒,能有效地截断、祛除病邪;三乃及时凉血化瘀,不使瘟毒热结血分,避免危症出现。这种治疗针对热邪,直捣病所,用大剂、重剂清热解毒之品,以截断病的去路,达到病愈的目的。

近年来,中医汲取了现代医学知识,又采用辨病与辨证相结合的治疗原则,创制了众多新法。此外,针灸方面头针、耳针、全息疗法的出现,更是中医治法原创性的具体体现;有学者提出治法药理学概念,认为中医药学的根本困境在于对治法的代表方剂的药效物质认识不清楚,认为其突破口在于进行方剂内成分谱、靶成分及其治疗药物监测研究[1]。

随着现代生物学技术发展与西方医学的影响,中医治法的现代作用机制研究逐步开展并取得可喜进步。在动物实验方面,开展治法对证的动物模型、病证结合的动物模型与疾病的动物模型的作用机制研究,从宏观症状与体征,到微观病理形态学、生物化学、分子生物学等多学科、多层次,甚至应用基因蛋白组学、干细胞分化来研究与阐述治法作用机制,取得一些有价值成果。如活血化瘀法、益气活血法、清热解毒法、通里攻下法等。在临床实验方面,开展某种治法对多种疾病作用机制研究,从临床疾病的局部症状与体征到诊疗评价体系,从细胞因

---

1 任平,黄熙. 治法药理学突破:研究方剂体内成分谱、靶成分及其治疗药物监测. 成都中医药大学学报,2000,23(2):4-6.

子水平到基因水平,开展较为全面的研究;对中医治法的验证性研究取得较大进展,如活血化瘀法治疗多种疾病作用机制研究,尤其是提出一些疾病新的治则治法,并对其作用机制进行较为深入的研究,同时开展对治法的代表方剂效用的物质基础研究,赋予治法新的内涵,具有重要理论与实践意义。

目前,基于治法对某种现代疾病临床疗效研究,治法代表方剂与西药结合对某种现代疾病临床疗效研究,同一疾病不同时期针对不同病机的不同治法连续性临床疗效动态观察研究等成为现在研究的热点。研究者从宏观临床症状与体征,到常规的临床指标的检查,再到分子生物学检测;从物理学、化学等自然科学领域,到行为医学、环境医学、心理医学等领域,直到近年来利用循证医学方法,多领域、多学科、多层次研究中医治法的临床疗效,为治法的临床疗效研究评价提供了新方法与途径,推动治法研究与临床合理运用,丰富与完善了中医病证治疗疗效评价体系。

第三节　治法概念扫描

历代医家对中医治法的定义基本一致,只是在表述上略有不同。查阅工具书可知,大体有如下几种表述方法:

1. 治疗疾病的方法,其内容包括两方面:①指治疗疾病的手段,如药物、针灸、导引、气功、推拿、外敷、手术、心理治疗等各种治疗疾病的手段。②治疗疾病的具体方法。指在治疗原则指导下,根据辨证论治精神而确立的治病方法,如汗、吐、下、和、温、清、补、泻、活血祛瘀、阳病治阴、阴病治阳、正治、反治等[1]。

2. 治法,是指在治则指导下治疗疾病的基本方法。由于疾病的变化较多,因此中医的治疗方法也是多种多样的。然总不外正治和反治两种(见"正治与反治"条)。由于用药途径的不同又有内治法和外治法之分。内治法以内服药物为主,是临床各科最普遍而又常用的一种治法。外治法则多应用于外科。包括手法外治法,配合器械外治法及采用药物外治法[2]。

3. 治法,是指在治则指导下治病的基本方法。因疾病的变化较多,故维吾尔医学的治疗法也较多。疾病有气质失调、形状改变、结构损伤,而前者有非体液型失调,也有体液性失调,还有虚和实[3]。

---

1 李经纬,余瀛鳌,欧永欣,等. 中医大辞典. 北京:人民卫生出版社,1995:1125.

2 中国医学百科全书编辑委员会,任应秋. 中国医学百科全书·七十七:中医基础理论. 上海:上海科学技术出版社,1989:226-227.

3《中国医学百科全书》编辑委员会,易沙克江·马合穆德,阿不都热依木·卡地尔,等. 中国医学百科全书:维吾尔医学. 上海:上海科学技术出版社,2005:53.

4.治法是在治则指导下制定的治疗方法。包括治疗大法和具体治法两个方面。治疗大法也叫基本治法,有八大法,即汗、吐、下、和、温、清、补、消八法。具体治法是针对具体病证的治疗方法,如汗法中的辛凉解表法、辛温解表法,和法中的调和肝脾法等[1]。

5.治法,即临床治疗疾病时采用的具体方法。如温肾利水、养阴润肺、宁心安神、助阳解表等法[2]。

6.治法,是依据辨证、诊断所确立的治疗大法。它是针灸理、法、方、穴的组成部分。针灸临床上常用的治法是补法、温法、泻法、清法、升法、降法、和法七种[3]。

7."治法"是在"治则"指导下采用的具体治疗方法。任何治疗疾病的具体方法,都是在治疗原则的指导基础上制订并从属于相关联的治疗原则。因此,"治则"和"治法"是有差异的,二者的概念有别,不应混淆[4]。

8.治法是在治疗原则指导下确立的具体措施[5]。

9.治疗方法是针对疾病本质,进行辨证施治的根本方法[6]。

10.治疗方法是根据疾病性质,在治疗原则指导下辨证施治的具体治疗办法,是治疗原则的体现[7]。

11.治疗方法是中医学对各科病证的临床处置方法。自先秦记载,经后世整理、发展、完善,中医治疗方法非常丰富,并成系统,常用的有药物疗法、针灸疗法、饮食疗法、按摩疗法、精神疗法、气功疗法等。它们的特点,一是使用原则和具体方法受中医理论的指导,即辨证论治。二是本自天然,如药物与饮食均来于自然,不加人工提取、化学合成物,按摩、精神、针灸、气功等疗法亦均利用人体本身能力,自我调节而愈病。三是强调各种疗法配合,综合治疗,如药物与针灸配合,药物内治与外用配合,各种疗法与精神疗法、思想工作配合,注意调动病人自身能动作用[8]。

1 林崇德,姜璐,王德胜.中国成人教育百科全书·生物·医学.海口:南海出版公司,1994:618.

2 李梢.李济仁 张舜华.北京:中国中医药出版社,2004:320-323.

3 杨元德.实用针灸经验处方手册.沈阳:辽宁科学技术出版社,2003:200-205.

4 陆维娜,陆峰.治则与治法辨析.北京:中国中医药出版社,2007:223-229.

5 王晓华,郑颖.现代简明中医中药.南京:江苏科学技术出版社,2005.

6 白清云.中国医学百科全书:蒙医学.上海:上海科学技术出版社,1992:28-29.

7 土旦次仁.中国医学百科全书:藏医学.上海:上海科学技术出版社,1999:64.

8 周树森.中国女性百科全书:医药保健卷.沈阳:东北大学出版社,1995:456.

第四节 治法概念述评

研读以上定义可知,学界一致公认,治法就是治疗疾病的方法。但是仔细研究表述方式,其中还蕴含着不同的理解:

1.在上述定义中,治法有时被称为"治疗大法",中医有时也把治则称为"治疗大法"。这两者表达的意思不尽相同,相同点都是强调治法之于临床的重要性,故言其"大";不同点在于所表达的内涵是不同的。建议今后不使用"治疗大法"一词,根据实际情况分别用治则、治法来表述。

2.上述定义中,有的强调治法是在中医治则指导下制定的治疗方法。从中医治则学角度来看,突出治则对治法的指导作用,这种提法符合中医临床的逻辑思维规律,使得治则与治法一以贯之。这对保证理、法、方、药的精准严密有规范限定作用。

3.认为是在治疗原则指导下的辨证施治的具体治疗办法,是治疗原则的体现。这个定义比较全面,突出了辨证论治的指导作用,强调了治则和治法的关系。这个定义既突出了望、闻、问、切四诊所收集的临床资料在确定治法中的不可或缺的作用,又体现了治则独立于辨证论治之外自成体系。这使得临床根据治法选择方剂药物时,准确度更高,更切于临床实际。

4.此外,还有一些具有鲜明专业、专科特色的定义。这些定义都在不同的角度对"治法"进行了阐述,可以说各具特色。

第五节 治法新定义及其解读

治法是在中医治则指导下,结合辨证论治制定的治疗疾病的具体方法。与其他治法定义相比,这个定义有如下特点:

1.把治疗原则和治疗方法结合论述,体现治则治法的一以贯之特性,明确治则在治法确定中的地位和作用。

2.明确治则对治法的规范指导作用,同时强调和辨证论治的相互补充,突出望闻问切四诊获取的资料在治法制定中的重要性,使其原则性和针对性更强。

3.明确治法只针对疾病。至于说养生、保健、预防、亚健康等领域,建议不使用"治法"一词。

4.对于治法的表述没强调治病求本。因为在疾病的不同阶段有时会出现标本的相互转化,治法就是在当时情况下采取的治疗措施,可能治标,也可能治本,要具体问题具体分析,不能一概而论。

5.治法不局限于药物、针灸、按摩等方法。一切对患者身心有益的方法都可称之为"治法"。这个定义,应该说是比较全面准确的。

第六节　治法特性归纳

与治疗原则相比,治法的特性更加鲜明,内容更加广泛,表达形式更加多种多样,形象生动。首先是适用范围广泛,无论内、外、妇、儿、骨伤、肛肠、皮肤科,还是眼、耳、鼻、喉、口腔科,也不论急性病还是慢性病,在其治疗过程中都必须采用一种或几种治法。

从治疗方法的分类来看,方法众多,手段多样。从治疗途径来看有内治法、外治法;从治疗手段来看有药物治疗、心理治疗、针灸治疗、推拿治疗、刮痧疗法、拔罐疗法等;在药物治疗方面,又根据给药途径不同,有内服、外敷、吹喉、点眼、敷脐、灌肠、药浴等;从治法的功用主治来看,又有清热、平肝、活血、补虚、内病外治、冬病夏治等不同。

从表达形式来看,治法所用的语言简明扼要,形象生动。如提壶揭盖法、增水行舟法、逆流挽舟法、培土生金法、滋水涵木法、泻南补北法、以毒攻毒法、以脏补脏法、情志相胜法等。

从内容来看既抽象又具体。治法通常具有一定的抽象性,任何一种治法都是对相关同类配伍的一种概括或抽象,包含了多组药物配伍形式。不同的中医师根据治法选定的处方不尽相同,但具体的方药类别却大同小异,尽管使用的具体药物可能有些出入。

中医治法发展活跃,具有不断创新性。治则的内容相对固定,大多数的医家认识相同,甚至取得专家共识。治法则非常活跃,不断发展,不断创新。具体表现在传统治法的适应证不断拓展,主治病证日益增多,如活血化瘀法治疗冠心病,通里攻下治疗急腹症,通腑化痰治疗中风等;还表现在新治法的不断发明创造上,如截断扭转法、经络平衡法、蜂疗法以及各种医疗仪器的治疗方法等。

第七节　研究治疗方法的意义

治法通常指治病的方法和方式,如汗、吐、下、和、温、清、消、补八法,就是最常见的治法。中医治法是在中医治则指导下产生的具体方法。在治疗思想、治疗原则、治疗方法三者中,治法是最活跃、发展最快的。

中医古有"同病异治""异病同治"的治则,但对"同病异法""异病同法""一法治多病""一病多治法"等具体问题的研究相对较少。这又为治法、方药的相关研究提出了新的研究方向和创新点。

临床实践过程中发现,有些不同疾病可以采用相同的治疗方法。如某些支气管哮喘与红斑狼疮都可以用温补肾阳的方法治疗,而且往往都可以取得较好的疗效。为什么呢?原来这两种病都有肾阳虚弱的共同病理基础,临床针对肾阳虚弱这个共同病机故能奏效。可见,不同疾病采取相同的治法,仍然需要"透过病证现象看疾病本质""具体疾病、病证具体分析"。

不同的疾病只要有共同的病理基础,就可以用相同的治疗方法治疗。假如这两种病的病理基础不一样,如红斑狼疮是由热毒引起,而支气管哮喘是由肺虚引起,这时就不可以用同一种方法治疗这两种病了。因为这两个疾病的本质不一致。

这种基于治法探寻核心病机,研究疾病证候演变规律、处方用药规律的研究思路,更能体现中医学特点。因为在研究医案、古典医籍时,主诉、症状体征的提取人为影响因素很大,脱离治法开展的用药规律研究不能完全体现组方用药思路,不能体现方有"合群之妙用",得出的结果值得推敲。

治疗方法的选择与应用离不开治则的指导,而治法应用的结果,又回过头来检验治则与治疗思想决定的正确与否。应该指出,治则治法代替不了具体的方剂药物。例如,明末苏州名医吴有性创造了"宣通"治法,他治疗疾病常用下法。

据《急证急攻》篇记载:"温疫发热一二日,舌上苔如积粉,早服达原饮一剂,午前舌变黄色,随现胸膈满痛,大渴烦躁,此伏邪即溃,邪毒传胃也。前方加大黄下之……午后复加烦躁发热,通舌变黑生刺,鼻如灼煤,此邪毒最重,复瘀到胃,急投大承气汤。"

吴氏日三易方,二用下剂,确实体现了其治法特色。这种治法,正是在他治病"导引其邪,打从门户而出,可为治法之大纲"的治疗原则指导下的具体应用。而吴氏这种独特的治则治法,也正是他"病邪从口鼻传入""治病以祛病邪为主"治疗思想的具体体现。但是,并非所有医生都有这种见识,更不一定先用达原饮,次加大黄,终用大承气汤[1]。

喻嘉言《寓意草·治叶茂卿小男奇证效验并详诲门人》一案中,尽管患者危重,但喻氏针对"肺热而津不行"核心病机,初诊"取梨汁入温汤灌之,少苏";复诊"以黄芩二两煎汤,和梨汁与服,痛止";三诊"以黄芩阿胶二味,日进十余剂。三日后始得小水,五日后水道清利,脐收肿缩而愈",体现了喻氏谨守病机,坚守治法而又适度变换方药的高超技艺,实在是深得辨证论治、治病求本之精髓[2]。

中医的治疗思想对中医治则、治法起着指导作用,而中医治疗思想又必须通过中医治则、治法而体现。中医治则治法是中医学术创新的突破口。

"金元四大家"的出现,使得中医治法流派纷呈,日臻完善。

---

1 周超凡,周长发.中医治疗思想决定中医治则治法与疗效.中国中医药信息杂志,2006,13(2):6-8.

2 于智敏."谨守病机"与"守法守方"——从喻嘉言一则医案谈起.中国中医基础医学杂志,2017,23(1):85.

　　刘完素在《黄帝内经》运气学说和临床实践的基础上提出火热论,创立寒凉派,善用寒凉保阴之法治疗火热病证;

　　张从正推崇刘完素,善用汗、吐、下攻邪三法,创立攻邪派;

　　李东垣在研究《黄帝内经》《难经》等典籍基础上创立补土派,认为"内伤百病,脾胃由生",善用温补脾胃之法,提出"升阳散火""甘温除热"治法;

　　朱丹溪继承刘、张、李等诸家学术思想,认为"阳常有余,阴常不足",提出相火论,创立滋阴派。

　　清·王清任确立活血化瘀的治疗原则,被后世医家所推崇。

　　清·王泰林总结治肝三十法,丰富了中医治疗肝病的临床手段。

　　清·唐容川提出止血、宁血、消瘀及补血的治血四法等,都具有鲜明的创新成分,都是通过对具体治疗方法的丰富完善而成为一代宗师,名垂青史的。

　　当今中医药传承工作在全国各地如火如荼地开展。我们在继承老中医经验,做好传承工作的同时,应该借鉴以"金元四大家"为代表的创新思维,在传承工作中既重视知名专家的诊疗经验与用药特色,更应该重视对老中医的治则治法治疗思维规律的继承,从一药一方,上升到一法一则一理,突出其创新思想与创新思维,把对老中医治疗思想、学术思想的继承落实到实处。

第一章　中医八法述要

治法是治疗疾病的基本方法,是中医理、法、方、药的重要环节,是诊断、辨证明确后指导处方用药的纲领和原则,是联结基础理论和临床的纽带、中医治则和治法,特别是第二层次的治则和治法有密切的关系,即交叉现象。近年来,有关治法的研究较多,也较深入,为了更好地阐述中医治则,更好地符合临床应用,今就常用治法,特别是传统的治病八法,介绍如下。

所谓八法,即汗、吐、下、和、温、清、消、补八种治疗方法的简称。其理论源于《黄帝内经》,经历代医家的补充完善和发展,逐渐形成体系。清代程钟龄根据历代医家的治法研究结果,结合自己的临床实践,明确提出八法一词。程氏在《医学心悟》中说:"论病之源,从内伤、外感四字括之;论病之情,则以寒热虚实表里阴阳八字统之;而治病之方,则又以汗、和、下、消、吐、清、温、补八法尽之。"其内容的高度概括性和临床实用性,有效地指导着临床实践。

第一节　汗　　法

汗法又称解表法,它是通过宣发肺气、开泄腠理、调和营卫等作用,通过人体的絷絷汗出,使在肌表的外感六淫之邪随汗而解的一种治法。《素问·阴阳应象大论》说:"其在皮者,汗而发之。"就是汗法的理论依据之一。

汗法不是以人汗出为目的,主要是汗出标志着腠理开、营卫和、肺气畅、血脉通,从而能祛邪外出。汗法不仅能发汗,凡欲祛邪外出、透邪于表、畅通气血、调和营卫,皆可酌情用之。临床上常用于解表、透疹、祛湿、消肿。

一、解表

通过发散,以祛除表邪,解除恶寒发热、鼻塞流涕、头项强痛、肢体酸痛、脉浮等表证。由于表证有表寒、表热之分,因而汗法又有辛温、辛凉之别。辛温用于表寒,以麻黄汤、桂枝汤、荆防败毒散为代表方;辛凉用于表热证,以桑菊饮、银翘散等为代表方。

二、透疹

通过发散,以透发疹毒。如麻疹初起、疹未透发,或难出而透发不畅,均可用汗法透之,使疹毒随汗而透之于外,以缓解病势。透疹之汗法,一般多用辛凉,少用辛温,且宜选用具有解表作用的药物组成。如升麻葛根汤、竹叶柳蒡汤。必须注意,麻疹虽为热毒,宜于辛凉清解,但在初起阶段,应避免过早使用苦寒沉降之品,以免疹毒冰伏,不能透达而致变证百出。

三、祛湿

通过发散,以祛风除湿。放外感风寒而兼有湿邪,以及风湿痹证,均可酌用汗法。素有脾虚蕴湿,又感风寒湿邪,内外相合,风湿相搏,发为身体烦痛,并见恶寒发热、脉浮紧等表证,法当发汗以祛风湿,兼以燥湿健脾,宜用麻黄加术汤;如有湿郁化热之象,证见一身尽疼,发热,日晡加剧者,则当宣肺祛风,渗湿除痹,用麻杏苡甘汤之类。

四、消肿

通过发散,既可逐水外出而消肿,更能宣肺利水以消肿。故汗法可用于水肿实证而兼有表证者。对于风水恶风、脉浮、一身悉肿、口渴、不断汗出而表有热者,为风水夹热,法当发汗退肿,兼以清热,宜越婢汤或越婢加术汤,如与五皮饮合方。疗效更高。对于身面浮肿,恶寒无汗,脉沉小者,则属阴虚而兼表证,法当发汗退肿,兼以温阳,宜以麻黄附子甘草汤加减。

五、汗法的注意事项

汗法终属祛邪之法,用之不当,不但不能祛病,有时还会致害,因此,使用时必须注意患者体质与适应证,严格掌握用药剂量、时机及用药时间。

1. 发汗不可太过 运用汗法治疗热病,要求达到汗出热退,脉静身凉,以周身微汗为度,不可过汗和久用。发汗过多,甚则大汗淋漓则耗散津液,可致伤阴或亡阳。张仲景在《伤寒论》中说:"温服令一时许,遍身漐漐微似有汗者益佳,不可令如水流漓,病必不除。"可见汗法应中病即止,不必尽剂,同时对助汗之理也甚重视。凡方中要求用桂枝发汗者,要求啜热粥或温服以助药力;若与麻黄、葛根同用者,则一般不需要温服或啜热粥。即药轻则需助,药重则不助,其意仍在使发汗适度。

2. 注意用药缓峻 使用汗法,必须根据病情的轻重与正气的强弱而定用药之剂量及缓峻,一般说来,表虚用桂枝汤调和营卫,属于轻汗法;表实用麻黄汤发泄郁阳,则属于峻汗法。此外,尚有麻桂各半汤之小汗法,桂二麻一汤之微汗法等。使用汗法,还应根据时令及体质而定峻缓轻重。暑天炎热,汗之宜轻,宜配用香薷饮之类;冬令严寒,汗之宜重、酌选麻黄汤之类;体质弱者,汗之宜缓,用药宜轻;体壮实,汗之可峻,用药宜重。

3. 注意兼夹病证 由于表证多有兼夹证候,因而在汗法时又当配以其他治法。兼气滞者当理气以解表,用香苏散;兼痰饮者,当化饮解表,以小青龙汤;对于虚人外感,务必照顾正气,采用扶正解表;兼气虚者,益气解表,以参苏散,人参败毒散;兼阳虚者,当助阳解表,如麻黄附子细辛汤;兼血虚者,当养血解表,以葱白七味饮;兼阳虚者,当滋阴解表,以加减葳蕤汤。

4. 注意禁忌证,不可妄汗 《伤寒论》中论述不可汗的条文很多,一言以蔽之,就是汗家、淋家、疮家、衄家、亡血家、咽喉干燥、尺中脉微、尺中脉迟以及病在里者,均不可发汗。究其原因,或是津亏、或是血虚、或是阳弱、或兼热毒、或兼湿热、或种种原因兼而有之,尽管有表证,仍不可随便使用辛温发汗,必须酌情兼用扶正或清热等法。此外,对于非外感风热导致的头痛,亦不可妄汗。仍不可随便使用辛温发汗,必须酌情兼用扶正或清热等法。此外,对于非外感风热导致的头痛,亦不可妄汗。

近代以来,运用现代实验手段和研究方法对汗法进行深入研究,初步了解汗法的作用机理和实质。

汗法的主要功用,就是能通过发汗,促进人体汗腺的分泌,从而祛邪外出。有研究发现,在汗腺排泄孔内,有免疫球蛋白 A(IgA),能阻止细菌与病毒从汗孔进入体内。人体表面约有 500 万个汗腺,每人每天排汗 0.3~0.7L,汗腺内的 IgA 对防止病毒进入体内有重要作用。而发汗药能刺激、促进汗腺分泌,从而使 IgA 分泌增加,增强体表屏障的抗病祛邪能力。这和中医所认为:腠理是人体卫外的第一道屏障,腠理致密,皮肤调柔,汗孔开合适宜,则屏障巩固,邪不能害;反之则外邪入侵而致病有相似之处。日本久保氏观察到:桂枝汤能使注入小鼠脾中的碳的半衰期缩短。除被肝、脾吞噬外,大部分附着于皮肤、肌肉下层结缔组织的血管壁内,久保氏认为,小鼠无汗腺,若在人体则会通过发汗把异物排出体外。因此,桂枝汤发汗解表作用可能是加速了免疫系统处理异物,并通过发汗排出体外,减少了抗原量。

中医还认为:服桂枝汤后要啜热稀粥,温覆,才能发挥其发汗解表作用。免疫学的研究亦证明了使用汗法方剂时助热法有一定科学内涵。服桂枝汤后必须温覆发汗,才能使免疫系统发挥处理异物的功能,排出异物而减少抗原量。研究结果表明辛凉解表多呈免疫促进或调节作用;辛温解表多呈免疫抑制作用。

第二节 吐 法

吐法是通过涌吐,使停留在咽喉、胸膈、胃脘等部位的痰涎、宿食或毒物从口中吐出的一种治法。《素问·至真要大论》说:"其高者,因而越之。"就是吐法的理论依据之一。

凡是痰涎窒塞在咽喉，或顽痰蓄积在胸膈，或宿食停滞在胃脘，或误食毒物停留在胃中而未下等，都可及时使用吐法使之涌吐而出；由于吐法能引邪上越，宣壅塞而导正气，所以在吐出有形实邪的同时，往往汗出，使在肌表的外感病邪随之而解，正如程钟龄在《医学心悟》中说的："吐法之中，汗法存焉。"吐法大体上可分为峻吐法、缓吐法、外探法三种。

一、峻吐法

用于体壮邪实，痰食留在胸膈、咽喉之间的病证。如证胸中痞硬，心中烦躁或懊恼，气上冲咽喉不得息，寸脉浮，按之紧者，是痰涎壅于胸中，或宿食停于上脘之证，宜涌吐痰食，用瓜蒂散之类。如痰涎壅塞胸中导致的癫痫，以及误食毒物，尚在胃脘者，宜涌吐风痰，用三圣散之类。如中风痰闭，内窍被阻，人事不省，不能言语，或喉闭紧急，宜斩关开闭，用急救稀涎散之类。

峻吐法属于用于实证的吐法，如属中风脱证者当禁之。

二、缓吐法

用于虚证催吐，虚证本无吐法但痰涎壅塞，非吐难以祛邪，只有用缓和的吐法，祛邪扶正兼顾以吐之，参芦饮为其代表方。

三、探吐法

以鹅翎、压舌板或手指探喉以催吐，或助吐势，称为探吐法，它属于中医外治法的范畴。多用于开通肺气而通癃闭，或助催吐方药以达到迅速致吐的目的。对于误食毒物的患者，探吐法尤为首选。

吐法是劫邪外出的一种治法，易损胃气，所以多用于实邪壅塞，病情急剧的病人。若病情虽急，却有体虚气弱，尤其是孕产妇，尤当慎用。如果情势危急，非吐法不可以祛邪者，可酌情选用缓吐法或探吐法。

吐法毕竟是一种祛邪之法，不可过用滥用，中病即止，以防伤正；催吐之后，要注意调理胃气，糜粥以自养，不可恣食油腻、煎炸、生冷等不易消化之物，以免更伤胃气。

近现代以来，由于医疗手段不断提高，方法日趋多样化，吐法的临床应用有日渐冷落之势。但是，现代应用进行吐法机制的研究，仍取得一些可喜的成绩。例如，有人应用免疫法研究吐法，发现瓜蒂能增加淋巴细胞转化率、OT 试验阳性率，增强双链霉素皮试反应，对机体细胞免疫功能有明显增强作用。瓜蒂散中的赤小豆也能增强细胞免疫功能；用于体内患者的涌吐药人参芦对活性玫瑰花环形成有促进作用，但对总 T 花环形成则呈抑制作用，这种调节作用与其对淋巴细胞中的 cAMP、cGMP 的不同影响有关。

第三节 下　法

下法是通过荡涤胃肠,泻出肠中积滞或积水、衄血,使停留于胃肠的宿食、燥屎、冷积、瘀血、结痰、停水等从下窍而出,而达到祛邪除病邪的一种治疗方法。《素问·至真要大论》说:"其下者,引而竭之""中满者,泻之于内",就是下法的理论依据之一。

凡邪在胃肠而致大便不通、燥屎内结,或热结旁流,以及停痰留饮、瘀血积水等邪正俱实之证,均可使用下法。由于病情有寒热,正气有虚实,病邪有兼夹,所以,下法又有寒下、温下、润下、逐水、攻补兼施之别。

一、寒下

里热实证,大便燥结,腹满疼痛,高热烦渴;或积滞日久化热,腹满胀痛;或肠痈为患,腑气不通;或湿热下痢,里急后重特别严重;或血热妄行,吐血衄血或风火眼痛,牙龈红肿焮痛,均宜寒下之。常用寒性泻下药如大黄、芒硝、番泻叶等,但当根据不同的病机选方,如阳明胃家实用大承气汤;阳明温病,津液已伤用增液承气汤;肠痈用大黄牡丹皮汤;吐血用三黄泻心汤。

二、温下

脾胃虚寒,脐下硬结,大便不通,腹痛隐隐,四肢逆冷,脉沉迟;或阴寒内结,腹胀水肿,便秘不畅,皆可用温下法。常用温阳散寒的附子、干姜之类与泻下药并用,如温脾汤、大黄附子汤;也有用巴豆以温逐寒积的,如三物备急丸。

三、润下

热盛伤津,或便后津亏,或年老津涸,或产后血虚而便秘,或长期便结而无明显兼证者,均可使用润下法。常用润下方药如五仁丸、麻子仁丸等。

四、逐水

水饮停聚体内,或胸胁有水气,或腹肿胀满,或水饮内停,腑气不通,凡脉证俱实者,皆可逐水,常选十枣汤、舟车丸、甘遂通结汤等。

五、攻补兼施

适用于里实正虚而大便秘结者。此时不攻则不能祛实,攻实则正气更虚;不补则无以救其虚,补虚则里实愈壅,唯有用攻补兼施之剂,使攻不伤正,补不助邪,才为两全之策。如属里实便秘而兼气血两虚、阴液大亏者,常用泻下药如大黄、芒硝与补气血、养阴液药如人参、当归、生地、玄参等组成方剂。代表方如新加黄龙汤、增液承气汤等。

通里攻下法的发扬光大,始于中西医结合治疗急腹症。天津医学院吴咸中教授自1958年起,开始了通里攻下法治疗急腹症的研究,通过30年的理论研究与临床探索,取得了重大成绩:大多数急腹症患者引入并采用本法治疗,获得满意疗效,扩大了非手术疗法的范围,丰富了非手术疗法的内容。肠梗阻、肠套叠、胆囊炎、胆石症、胆道蛔虫、胰腺炎、阑尾炎、上消化道出血、支气管扩张、肝硬化腹水、渗出性胸膜炎、脑卒中、流行性出血热、中毒性菌痢、急性传染性肝炎、宫外孕、中风等危重疾病,都借鉴本法的研究成果,取得了举世瞩目的成就。现代科学实验,又为本法提供了科学依据。实验表明,本法通过增强胃肠道运动,调节胆道功能与利胆效应、增加肠血流量、促进肠吸收、抑菌消炎、活血止血等多种作用产生药理反应。

六、注意要点

1. 严格把握泻下时机　使用下法,意在祛邪,既不宜迟,也不宜过早,总以及时为要。只要表解里实,选用承气汤,釜底抽薪,顿挫邪势,常获良效。临床上每见通便二三次后,高热减退、谵语即止,舌润津复。如邪虽陷里,尚未成实,过早攻下,则邪正相扰,易生变证。如伤寒表证未罢,病在阳也,下之则会转为结胸;或邪虽入里,而散漫于三阴经络之间,尚未结实,若攻下之,可成痞气。但临床若胶执"下不厌迟""结粪方下"之说,致邪已入里成实,医者仍失时不下,从而使津液枯竭,攻补两难,势难挽回。故吴又可又在《温疫论》中强调:"大凡客邪,贵乎早逐,乘人气血未乱,肌肉未消,津液未耗,病人不至危殆,投剂不至掣肘,愈后易于平复……勿拘于下不厌迟之说。"他又说:"承气本为逐邪,而非专为结粪而设也。如必俟其粪结,血液为热所搏,变证迭起,是犹酿痈贻害,医之过也。"

2. 严格注意用药峻缓　使用下法,当度邪之轻重,察病之缓急,以此确定峻下、缓下。如泻实热多用承气汤,但因热邪之微甚而有所选择。大承气汤用于痞、满、燥、实俱全;小承气汤用于痞、满、燥而实轻者;调胃承气汤则用于燥、实而痞、满轻者,所用泻之剂量也与峻缓有关。一般量多剂大常峻猛,量少剂小则和缓。

此外,泻下之峻缓尚与剂型有关,攻下之力,汤剂胜于丸散,如需峻下,反用丸剂,亦可误事;如欲缓下,则宜丸剂,如麻仁丸之用于脾约证等,若用汤剂,则津血更伤。

3. 必须分清病证虚实　实证当下,已如前述。虚人虚证慎下禁下,古人早有明示。如病人阳气素微者不可下,下之则呃;病人平素胃弱,亦不可下,下则变证百出。对于虚弱之人患病,非下不可时,则当酌选轻下之法,或选润导之法,或选和下之法;也可采取先补后攻,可暂攻而随后补。此皆辨虚人之下,下之得法之需也。近年来,古之泻下法日益发扬光大,临床各科疾病,都可用通里泻下法而取效。如中风心血管意外、流行性出血热等病前已述及,其研究之深度、广度均大有突破。有人从免疫学角度,对下法进行了专题研究,认为下法对免疫功能的影响,可能是其作用机制之一。如大黄能增强非特异性免疫功能,抑制特异性免疫功能,还能促进诱生免疫调节物质干扰素,对机体的免疫功能具有调节作用,显示了中医下法治疗的优点。

第四节　和　　法

和法是通过和解或调和的作用,以祛除病邪为目的的一种攻邪方法,主要适用于半表半里证。

和法是中医学中一种比较特殊的治疗方法,它不同于汗、吐、下三法的专事攻邪,又不同于补法的专事扶正。《伤寒明理论》说:"伤寒邪在表者,必渍形以为汗;邪气在里者,必荡涤以为利。其为不内不外,半表半里,既非发汗之所宜,又非吐下之所对,是当和解则可以矣。"可见和法专治病邪在半表半里之证。和法之义,正如戴北山所云:"寒热并用之谓和,补泻合剂之谓和,表里双解之谓和,平其亢厉之谓和。"可见,凡脏腑气血不和,或寒热混杂,或虚实互见之证,均为和法所宜。如邪在少阳,当和解少阳;邪伏募原,当和解以透达募原之邪;肝脾不和,当调和肝脾;肠寒胃热,当以半夏泻心汤类调和肠胃;气血失调,当调和气血;营卫不和,当调和营卫,代表方如桂枝汤等。祛除寒热、调其偏性、扶其不足,使病邪去而人体安是其主要功效,其中最常用的有和解少阳、透达募原、调和肝脾(胃)、调和胆胃、调和肠胃等。

一、和解少阳

外感之邪,伏于半表半里之间,邪正相争,证见往来寒热,胸胁苦闷,心烦喜呕,口苦咽干,苔薄脉弦等,法当和解少阳,以扶正祛邪,清里达表的小柴胡汤为代表方。

二、透达募原

膜原外通肌腠、内近肠胃,为三焦之门户,居一身半表半里之处,痰湿之邪阻于募原,证见胸膈痞满,心烦懊侬,头眩口腻,咳痰不爽,间日发疟,舌苔白如积粉,扪之粗糙,脉弦而滑。治当宣湿化痰、透达膜原,代表方如柴胡达原饮。

三、调和肝脾(胃)

情志抑郁、肝脾失调,证见两胁作痛,寒热往来。头痛目眩,口燥咽干,神疲食少，月经不调，乳房作胀，脉弦而细者，宜选用逍遥散疏肝解郁、健脾和营；传经热邪，阳气内郁，而致手足厥逆，或脘腹疼痛，或泻痢下重者，又宜以四逆散疏肝理脾、和解表里；如胁肋痛甚者，当首选柴胡疏肝散；若因肝木乘脾，证见肠鸣腹痛，痛则泄泻，脉弦而缓者，宜泻肝补脾，用痛泻要方类。

四、调和胆胃

胆气犯胃，胃失和降，证见胸胁胀满，恶心呕吐，心下痞满，时或发热，心烦少寐，或寒热如疟，寒轻热重，口苦吐酸，舌红苔白，脉弦而数者，法当调和胆胃，以蒿芩清胆汤为代表方。

五、调和肠胃

邪在胃肠，寒热失调。腹痛欲呕，心下痞硬者，治宜寒温并用，调和肠胃，宜半夏泻心汤；胃气不调，心下痞硬，但满不痛，或干呕，或呕吐，肠鸣下利者，宜半夏泻心汤，以和胃降逆，开结除痞；伤寒胸中有热，胃中有寒，升降失常，腹中痛，欲呕吐者，又宜用黄连汤，以平调寒热。和胃降逆。

和解剂方药虽然比较平和，且常与扶正之品相配，但终是祛邪之剂，因此，临床应用，也应该有所禁忌。

1. 辨清偏表偏里　邪入少阳，病在半表半里，固当用小柴胡汤和解之，但有偏表偏里，偏寒偏热之不同，又当适当增损，变通用之。一般而论，寒邪外袭，在表为寒，在里为热，在半表半里，则为寒热交界之所，故偏于表者则寒多，偏于里者则热多，用药须与之相称。

2. 兼顾偏虚偏实　邪不盛而正渐虚者，固宜用和法解之，但有偏于邪盛和偏于正虚之不同，治宜适当变通用之。如小柴胡用人参，所以补正气，使"正气旺，则邪无所容，自然得汗而解；亦有表邪失汗，腠理致密，邪无出路，由此而传入少阳，热气渐盛，此非正气之虚，故有不用人参而和解自愈者，是病有虚实不同，则法有所变通。仲景有小柴胡汤之加减法，对出现渴的，去半夏，加人参、瓜蒌根；若不渴而外有微热者，去人参，加桂枝，即是以渴与不渴辨是否伤津，从而增减药物，变通用法。

3. 不可滥用和法　由于和法适应证广，用之得当，疗效甚佳，且药性和平，用之平稳，常为医者所采用，但又不可滥用。如邪已入里，燥渴、谵语诸证丛集，而仅以柴胡汤主之，则病不解；温病在表，病未入少阳，误用柴胡汤，则变证迭生。

此外，内伤劳倦、气虚血虚、痈肿瘀血诸证，皆可出现寒热往来、似疟非疟，均非柴胡汤所能去之。但柴胡汤也并非不可用于内伤杂病，若能适当化裁，斟酌用之，也常能收到良效。如此审证加减，则不属于滥用之列。

总之，和法是目前争论较多的一个治法，现代有将和法理解为调整人体阴阳平衡,协调脏腑功能的,即凡人体阴阳失调的病证均可采用和法治疗。

现代免疫学研究,也部分揭示了和法的本质。如著名的和解剂小柴胡汤能激活巨噬细胞,释放白细胞介素及干扰素,增加 NK 细胞和 LAK 细胞活性,并具有抗过敏作用。通过免疫功能的和解作用,许多疾病都可通过和法奏效。经对小柴胡汤主证少阳病研究发现,其中绝大多数是感染性疾病,但本方并无明显的抗病原作用。可见,小柴胡汤的和解治疗作用与其提高或调节机体免疫功能有关。

第五节 温 法

温法是通过温中、祛寒、回阳、通络等作用,使寒邪祛,阳气复,经络通,血脉和,适用于脏腑经络因寒邪为病的一种治法。《素问·阴阳应象大论》所说的"寒者热之""治寒以热"就是温法的理论依据。《医学心悟》中也有:"温者,温其中也。脏受寒侵,必用温剂(法)。"

寒病的成因有外感、内伤的不同,或由寒邪直中于里,或因治不如法而误伤人体阳气,或人阳气素弱,以致寒从中生。寒病部位有在脏、在腑、在经、在络的不同,因此,温法又有温中祛寒、温经散寒、回阳救逆的不同。

一、温中祛寒

由于寒邪直中脏腑,或阳虚内寒,证见身寒肢冷,脘腹冷痛,呕吐泄泻,舌淡苔润,脉沉迟而弱,此时当温中散寒,方用理中汤、吴茱萸汤之类。若见腰痛水肿,夜尿频繁,则属脾肾虚寒,阳不化水,水湿泛滥,当酌选真武汤、济生肾气丸等,以温肾祛寒,温阳利水。

二、温经散寒

由于寒邪凝滞于经络,血脉不畅,证见四肢冷痛,肤色紫黯,面青舌瘀,脉细而涩等,法当温经散寒,养血通脉,常选用当归四逆汤等;如寒湿浸淫,四肢拘急,发为痛痹,亦当温散,方用乌头汤。

三、回阳救逆

阳虚内寒可进而导致阳气虚衰,证见四肢厥逆,畏寒蜷卧,下利清谷,冷汗淋漓,气短难续,口鼻气冷,面色青灰、苔黑而润,脉微欲绝等,急当回阳救逆,并辅以益气固脱,常酌选四逆汤、参附汤、回阳救逆汤等。

由于寒证有其共性,亦有其个性,故而在治疗时当区别病位、病性及病之新久,或以温补,或以温下,或以温渗,以切中病机,利于病体之康复。

1.温补法 寒常兼虚,虚寒相因而生,此时,若纯用滋补之法常不能运化,若加入温药,更好地发挥作用。十全大补汤中加入肉桂即含温补之意。

2.温下法　若沉寒痼疾日久,单纯下法不能奏效时,加入温药,可促进药物下行。《伤寒绪论》说:"近世但知寒下一途,绝不知有温下等法,盖暴感之热邪可以寒下,若久积之寒结亦可寒下乎?"三物备急丸中之用巴豆,即温下之意。

3.温渗法　当虚寒性水肿,单纯渗利无效时,可加入温性药,如五苓散、猪苓汤内加入附子、黄芪等药以助药力即温渗之意。

由于温法所使用的药物大多药性辛温燥烈,因此临床治疗时,必须注意以下几点:

1.确认病情　使用温法必须针对寒证,勿为假象所迷惑,对真寒假热尤需辨明,而真热假寒若误用温法,则无异于火上浇油,必致贻误,使病热逆变。

2.掌握缓急　对于寒邪严重的,当重用温法;若寒证轻浅,温之宜缓。由于温性药物辛香燥烈,若温之太过,寒虽去而阴血亦随之而耗,反致津血耗伤之证。故应用温法,当根据症、证、体质、季节等情况,合理使用,方能取得较好疗效。

3.若素体阴虚,舌红,口干,咽痛者,当慎用温法。

4.真热假寒证,或有吐血,衄血,便血等出血倾向者,禁用温法。

现代免疫药理学研究表明,温里剂代表方理中丸,能明显提高呈寒证表现的脾阳虚小鼠的 PFC 和特异性 RFC 反应,增强机体细胞免疫和体液免疫功能,对内分泌—免疫系统具有调节功能,温里祛寒的实质亦在于此。

第六节　清　　法

清法是通过清热泻火,以清除火热之邪,适用于里热证的一种治法。《素问·至真要大论》所说的"热者寒之""温者清之""治热以寒",则是清法的理论依据之一。

由于里热证有热在气分、营分、血分、热甚成毒以及热在某一脏腑之分,因而清法之分,又有清气分热、清营分热、气血两清、清热解毒、清脏腑热等的不同。清法应用范围很广,在温热病治疗中尤为常用。火邪最易伤津耗液,大热又能耗气,故而清法中常和生津、益气之品为伍。若温病后期,热灼阴伤,或久病阴虚而热伏于里,又当清法与滋阴并用;若苦寒直折,热必不除。常用清法有:

一、清热生津

温病而见高热烦躁,汗出蒸蒸,渴喜冷饮,舌红苔黄,脉洪大等证,是热在气分,法当清热生津,常用白虎汤之类;若正气虚弱,或汗出伤津,则用白虎加人参汤;温病后期,余热未尽,津液已伤,胃气未复,当用竹叶石膏汤,以清热生津,益气和胃。

二、清热凉血

温病热入营血,证见高热烦躁,神昏谵语,全身发斑,舌绛少苔,脉细数;或因血热妄行,引起咯血、衄血及皮下出血等,宜清热凉血;营分热甚者用清营汤;血分热甚用犀角地黄汤,血热发斑用化斑汤。

三、清热养阴

温病后期,阴亏津伤,夜热早凉,热退无汗;或阴虚,午后潮热,盗汗咳血,宜清热养阴。若温病后期、阴虚发热,当以青蒿鳖甲煎养阴清热;虚劳骨蒸发热,当用秦艽鳖甲煎。

四、清热解暑

暑热证,发热汗出,心烦口渴,气短神疲,倦怠乏力,舌红脉虚;或小儿疰夏,久热不退,治宜清热解暑。解暑清热如清络饮;清暑益气如清暑益气汤;暑热耗气伤阴则可用生脉饮。

五、清热解毒

丹毒、疔疮、肿痈、喉痹、痄腮、各种温疫、内痈等热毒之证,治疗时均应清热解毒。痈肿疔毒宜五味消毒饮;泻实火如黄连解毒汤;疏风消肿解毒用普济消毒饮。

六、清热除湿

古人形容湿与热结如油之入面,难于清利。由于湿热所结部位之不同,治疗亦有所不同。如肝胆湿热之龙胆泻肝汤;湿热黄疸用茵陈蒿汤;湿热下痢用香连丸或白头翁汤;湿热痹证用桑枝汤等。

七、清泻脏腑热

脏腑诸热,均当清泻。心火炽盛,烦躁失眠,口舌生疮,小便短赤,大便秘结,舌红苔黄脉数者,用大黄泻心汤;心火移热于小肠,兼见尿赤涩痛者,用导赤散;肝胆火旺,面红目赤,头痛失眠,烦躁易怒者,用龙胆泻肝汤;胃火炽盛,口舌生疮,用清胃散;肺热咳嗽,用泻白散;肾阴虚、阴虚火旺者,用知柏地黄丸。

清法临床应用时多无明显的禁忌证,主要在于辨明寒热真假及虚实。

1. 辨明寒热真假 使用清法,必须针对实热证而用,临床必须辨明真寒假热之象,勿为假象所迷惑。若寒证误用清法,会造成严重后果。

2. 辨明虚火实火 使用清法,必须辨明外感与内伤,虚火与实火一般而言,外感多实,内伤多虚。外感之火,当散而清之,湿热之火,当渗而泻之,燥热之火当清润等,必须辨明。

3.因人而异　体虚者不可过用寒凉;体壮者,可用重剂。

4.中病即止　患实热证之患者、应用清法,中病即止,不可过服,否则治热未已,寒证已生,变生他证。

5.审明证型,适可而止　药轻病重,难以取效;药重病轻,易生变证。大热之证而用轻剂则热不除;微热证而用重剂清之,则寒证生,故而当辨明。

由于热必伤阴,进而耗气,因而要注意清法与滋阴益气诸法配合应用。

现代研究表明,热证患者大多存在着机体免疫功能的失调,而许多免疫性疾病中多有热证表现,而清法及其方药则对机体免疫功能有多方面的影响,在治疗热证中呈现出增强或抑制,更多见的是调节作用。如代表方剂白虎汤能增强巨噬细胞的吞噬功能,提高血清溶菌酶含量,促进淋巴细胞转化率,显著提高二次免疫抗体形成,对机体免疫功能有多方面的增强作用。此外,不少清热剂具有免疫调节作用。大部分清热剂未能证实有较强的抗病原体作用,而它们治疗呈热证表现时的感染或非感染性疾病有效的机制,可能主要在于其增强或调节免疫功能的作用。

第七节　消　　法

消法是通过消食导滞和软坚散结作用,对气、血、痰、食、水、虫等积聚而形成的有形之结,使之渐缓消散的一种治法。《素问·至真要大论》所说的"坚者削之""结者散之"是消法的理论依据之一。

由于消法的病证较多,病因也各不相同,故而消法又分为消积导滞、消痞化癥、消痰、利水、活血化瘀等。现代也有专家认为,活血化瘀法也应该属于消法的范畴。

一、消积导滞

用消食化滞的方药以消积导滞。适用于饮食不节,食滞肠胃,纳差厌食,上腹胀满,嗳腐吞酸,舌苔厚腻等证,保和丸为常用方剂。若病情较重,腹痛泄泻,泻下不畅,可用枳实导滞丸消积导滞、清热利湿。脾虚兼有食滞者,用枳术丸。

二、消痞化癥

气积宜行气,用良附丸,兼火郁用越鞠丸;肝郁气滞用柴胡疏肝散;兼血瘀者用丹参饮子;血积宜活血;寒凝血瘀之痛经用温经汤;热入营血而有瘀滞,用清营汤加味;瘀血、蓄血、癥块用血府逐瘀汤、桃核承气汤、大黄䗪虫丸等。

三、消痰

风寒犯肺，痰湿停滞，宜祛风化痰，用止嗽散、杏苏散；痰热壅肺，宜清肺化痰，用清气化痰丸；痰湿内滞，肺气上逆，则祛痰平喘，用射干麻黄汤、定喘汤；脾失健运，聚湿生痰，用二陈汤。

四、利水

阳水宜清利，用疏凿饮子；阴水宜温散，用实脾饮。浮肿者宜淡渗利水，湿热宜清而散之等。

五、活血化瘀

活血化瘀是指用具有消散作用的、或能攻逐体内瘀血的药物治疗瘀血病证的方法。本法有通畅血脉、消散瘀滞、调经止痛的作用，适用范围很广，如瘀阻于心所致的胸闷心痛、口唇青紫；瘀阻于肺所致的胸痛咳血；瘀阻于肝所致的胁痛痞块；瘀阻于胞宫所致的小腹疼，月经不调、痛经等；瘀阻于肢体所致的局部肿痛青紫；瘀阻于脉络所致的半身不遂等。常用川芎、桃仁、红花、赤芍、丹参、蒲黄、乳香、没药等药物组成方剂，代表方剂有桃仁承气汤、血府逐瘀汤、复元活血汤、温经汤等。活血化瘀常同补气、养血、温经散寒、清热、行气、攻下等治法配合使用。

消法与下法虽是治疗蓄积有邪之方法，但在具体应用时却有所不同。下法所治病证，大抵病热急迫，形证俱实，邪在脏腑之间，必须速除，并可从下窍而出。消法所治，主要是病在脏腑、经络、肌肉之间，病邪坚固而来势较缓，且多虚实夹杂，尤其是气血积滞而成之癥瘕痞块，不能迅速消除，必须渐缓消散。

六、注意要点

1. 注意病位　由于病邪郁积部位有在脏、在腑、在经络、在气血的不同，消法亦当按其所在部位而论治，用药应使其达病所，收效快而不伤正。

2. 注意虚实　消法虽不及下法剧烈，但总属祛邪之法，治疗时务必分清虚实，以免贻误病情。如脾虚所致水肿，皆由脾虚不能运水所致，不补土而一味消之，脾土愈虚而水肿愈重，水肿难愈。

现代研究表明，化痰消积导滞利水的方剂能促进巨噬细胞吞噬性，抑制变态反应，提高非特异性免疫功能等，为消法提供了科学依据。

广义而言，活血化瘀属于消法。活血化瘀治疗某些疑难病方面效果显著，因而深得国内外医药界关注。新中国成立后由于国家重视、各种现代化检测手段的逐步建立，特别是伴随中国中西医结合学会活血化瘀专业委员会的成立，血瘀证及活血化瘀众多研究被列入国家级重点研究课题,多年来在庞大研究队伍的共同努力下取得了长足进步,其中某些项目获国家发明或进步奖、卫生部重大科技成果奖,尤其是 2003 年,血瘀证及活血化瘀研究获得国家科技进步一等奖,该奖项是新中国成立以来中医、中西医结合科研取得的最高奖项,标志着血瘀证及活血化瘀研究已成为当前中医、中西医结合领域中最为活跃、最为深入,而且最富有成效的研究领域之一。

血瘀证及活血化瘀临床研究在心血管系统、脑血管系统、SARS、呼吸系统疾病、消化系统疾病、泌尿系统疾病、免疫系统疾病以及恶性肿瘤、抗衰老等领域都取得了诸多进展。可以说,活血化瘀是当今治疗方法中最受瞩目的研究领域,近十年来有近 10 万篇的研究论文发表,此处不再赘述。如欲了解相关研究,请参看相关研究论文论著。

第八节 补 法

通过补养人体气血阴阳,适用于人体某一脏腑或几个脏腑,或气、血、阴、阳的部分或全部虚弱的一种治疗方法。《素问·三部九候论》:"虚则补之。"《素问·至真要大论》:"损者益之。"《素问·阴阳应象大论》:"形不足者温之以气,精不足者补之以味。"都是补法的理论依据。

补法的目的,在于通过药物的补益作用,使人体脏腑、气血之间的失调重归于平衡,同时,在正气虚弱,不能祛邪时,也可借助补法扶助正气,或配合其他治法,达到扶正祛邪的目的。常用补法有补气、补血、滋阴、温阳。

一、补气

气虚为虚证中常见的证候,但有五脏偏重之不同,故补气亦有补心气、补脾气、补肺气、补肾气等不同。因少火生气,故在补气时,酌加补阳药则收效更佳。

二、补血

临床常见血虚证的临床表现是头晕目眩,心悸怔忡,月经量少、色淡,面唇指甲色淡失荣,舌淡脉细等,当用补血之法,代表方如四物汤。由于气为血帅,阳生阴长,故补血时勿忘补气。

三、滋阴

阴虚为虚证中的常见证候,表现复杂,故补阴时要分清部位,方能药证相对,收效显著。若不分清阴虚之所在,没有针对性,临床疗效不会很好。

四、温阳

阳虚表现为畏寒肢冷,冷汗虚喘,腰膝酸软,腹泻水肿,舌胖而淡,脉沉而迟。常用右归丸治肾阳虚,理中丸治脾阳虚,甘草桂枝汤治心阳虚。

五、注意要点

1. 补益时兼顾气血　气血都是人体重要的生命物质,气为血之帅,血为气之母,气虚可致血虚,血虚可导致气虚。故补气当兼顾补血,如补中益气汤之用当归;当归补血汤用黄芪等都是此意。

2. 注意调补阴阳　阴阳相互依存,一方虚损常可以导致对方的失衡。肾阴虚会损及肾阳,肾阳虚也会累及肾阴,因此,在治疗时,诚如《景岳全书》所说:"善补阳者,必于阴中求阳,则阳得阴助而生化无穷;善补阴者,必于阳中求阴,则阴得阳生而源泉不竭。"

3. 分补五脏　每一脏各有其生理功能,其虚损亦各其特点。如脾为后天之本,肾为先天之本,补脾补肾,根据情况各得所宜。

4. 注意补之缓急　补法有缓有急,应量证使用。若阳气暴衰,其气骤脱,血崩气脱,津枯液涸,法当峻补;若邪气未消,宜用缓补之法,不可求速效。如若求补,亦当以平补为主,只宜缓图,不可速求。

5. 不可乱用补法　虚证用补无可非议,但大凡补阳药易伤阴,补阴药易碍胃,故临床应用补法时,必须辨明证型,因病施补;若无虚之证,妄加以补,不仅无益,而且有害。此外,若迎合患者心理,一味乱补,为害尤甚。

现代研究表明:虚证中多存在着免疫功能低下,体液免疫处于紊乱状态,而扶助正气,治疗虚证的补法及补益剂确有提高和调整"虚证"中免疫功能低下或紊乱的作用。补阴、补血以提高机体免疫功能为主;补气、补阳的免疫功能作用较广,以调节机体免疫功能为主,气血双补较单纯补气、补血对免疫功能的作用为强,并多呈免疫调节作用。

总之,八法各有特点,在理解八法时,要在掌握各法的基础上,进一步灵活运用,所谓"运用之妙,存乎一心",又要反对孤立地、片面地对待每一种治法。正如《医学心悟》所说:"一法之中,八法备焉;八法之中,百法备焉。病变虽多,而法归于一。"诚能精思熟虑,自然会融会贯通,临床上收到满意效果。

第二章　六邪驱逐法

六邪来源于大自然的六气,为风、寒、暑、湿、燥、热。正常情况下,六气组成大自然。人体亦有六气,若六气过盛,而表现出对人体有害的一面,即为六邪。风、暑、湿、燥、寒是四时气候变化的主气。通过循环往复的四季更替,万物才得以浮沉于生长之门。如果气候异常,出现太过不及,机体不能适应,即会产生疾病。故《金匮要略》说:"风气虽能生万物,亦能害万物,如水能浮舟,亦能覆舟。"若由常气变为异气,即成风、寒、暑、湿、燥、火六种致病因素,针对这些病因病机,就产生了祛风、散寒、祛暑、除湿、润燥、清热泻火等不同治法。由于这些治法不能确切反映病位,只能属于第二、三层次的治法。

一、祛风法

风为春季的主气,但四季都有风,故风邪引起的疾病虽以春季为多,但不仅限于春季,其他季节也均可发生。中医学认为风邪为外感发病的一种极为重要的致病因素。风邪外袭多自皮毛肌腠而入,从而产生外风病证。祛风,即指疏散外风,指辛散以祛除入中经络之风邪的治疗方法。适用于肢麻身重、口眼歪斜、半身不遂、牙关紧闭、角弓反张等风中经络之证。风邪入中多因正气不足、营卫亏虚,又极易导致气血津液升降失调,运行障碍,故本法以祛风散寒为主以祛邪外出,同时配以宣畅气机、活血行瘀、除湿祛痰、补气补血,使邪去正安,营卫固密,气血津液升降出入正常而诸症自除。

中风脉络空虚,风邪入中经络之证,治宜活血祛风,通经活络,若为正气不足、风邪初中经络而兼内热者,宜用大秦艽汤;若阳气虚弱,风寒湿邪侵袭经脉,则宜选小续命汤;若为风痰阻闭头面经络,可用牵正散;营卫空虚,风中腠理之风痹,治宜扶正祛风、调和营卫,方用古今录验续命汤;破伤风治宜祛风镇痉,方用玉真散或合五虎追风散;小儿脐风可用撮风散;感染邪毒之产后痉证,亦可用撮风散加桑寄生、白芍,或用止痉散合华佗愈风散;小儿暑温风邪留络,则宜搜风通络,养血舒筋,方用止痉散加味;腕管及跗管综合征,均宜祛风通络,方用大活络丹。

本法在应用时,可与清热、化痰、活血等法配合应用。

二、散寒法

寒邪为病有外寒、内寒之分。外寒指寒邪外袭,其致病又有伤寒和中寒的区别。寒邪伤于肌表,郁遏卫阳,称为"伤寒";寒邪直中于里,伤及脏腑阳气,则为

"中寒"。内寒则是机体阳气不足,失却温煦的病理反映。外感六淫之寒邪致病,多属外寒。治疗外感寒邪伤于肌表,郁遏卫阳,多用辛温解表法以散寒;寒邪直中于里,伤及脏腑阳气者,则用温阳祛寒法以治之。

1. 辛温解表法 辛温解表法是用辛温药物疏散在表之风寒,使邪从汗解的一种治法。本法取其辛能疏散肌表,开泄腠理,温以胜表寒,助卫阳,辛温发散,以除风寒之邪,并常配以宣降肺气、疏利血脉、燥湿化痰之法,以调理脏腑功能,疏通气血津液。主要用于风寒外邪客于皮毛,腠理闭塞,肺气失于宣肃,肺窍闭塞不通之证。

风寒邪袭太阳,卫阳被遏,营阴郁滞之表实证,治当解表散寒,方用麻黄汤;若发为刚痉当配益阴养津,用葛根汤加味;对肌腠疏松,营阴不足之表虚证,应祛风解肌,调和营卫,方用桂枝汤;若发为柔痉,当配和营养津,用栝蒌桂枝汤;风寒感冒宜宣肺散寒,方选荆防败毒散;咳嗽当佐以宣肺止咳,方用止咳散;咳血当佐以肃肺止血,方用金沸草散加减;喘因风寒袭肺者,佐以宣肺平喘,选方麻黄汤或华盖散;哮喘用三拗汤加味;风寒头痛则当疏风散寒止痛,方用川芎茶调散等。

2. 温阳祛寒法 治疗寒邪直中入里,可选用温阳祛寒法。旨在祛除寒邪和温复阳气。治以温热性药物为主,组成具有祛除脏腑经络间沉寒痼冷等作用的方剂,称为温阳祛寒剂。

温阳祛寒法,是为阳气衰微,阴寒内盛而设。适用于寒邪留滞三阴的里寒证候。里寒证的成因,或因阳气素虚,寒从内生;或因外寒直入于里;或因误治损伤阳气等。但不外乎寒邪直中与寒从内生两个方面。寒邪可以伤阳,阳虚又可生寒,二者互相关联。所以里寒证候,如形寒肢冷、喜暖蜷卧、四肢厥逆、吐利腹痛等,既为寒邪之盛,又为阳气衰败。而这类证候,采用温阳祛寒法治疗,就具有祛寒与温阳、扶正与祛邪的双重作用。

三、祛暑法

祛暑清热法是运用辛凉芳香与清热解暑药以清解在里之暑热的治法。适用于夏月感受暑邪、暑热内盛之证。

由于暑热之邪所在部位有所不同,本法在临床上也有几种不同的用法,暑热犯于肺经气分,或暑热之势已减而余邪未解,治宜解暑清肺,方用清络饮;暑热盛于阳明,宜用白虎汤辛寒清热,并酌加西瓜翠衣、荷叶、银花、连翘、竹叶等以助清暑透热;暑耗津气,治宜清热涤暑,益气生津,方用王氏清暑益气汤;暑湿兼气虚者,则宜清暑燥湿益气,方用李氏清暑益气汤;暑热夹湿犯肺之冒暑,宜用清凉涤暑法以涤暑清热,化湿宣肺。

本法用药注重透泄,一般少用苦寒沉降之品;暑热易兼夹湿邪,故每与祛湿药配伍使用;暑热亦易伤津耗气,故又常伍益气养阴法。

四、除湿法

湿为长夏主气。夏秋之交,阳热下降,氤氲熏蒸,水气上腾,潮湿充斥,故为一年之中湿气最盛的季节。湿邪为病,亦有外湿、内湿之分。外湿多由气候潮湿,或涉水淋雨,居处潮湿等外在湿邪侵袭人体所致。内湿则是由于脾失健运,水湿停聚所形成的病理状态。外湿和内湿虽有不同,但在发病过程中又常相互影响。伤于外湿,湿邪困脾,健运失职则易形成湿浊内生;而脾阳虚损,水湿不化,亦易招致外湿的侵袭。

祛湿法是通过辛燥、芳化、苦燥、淡渗、温化等以祛除湿邪的方法,属于《素问·至真要大论》所言"湿淫所胜,平以苦热,佐以酸辛,以苦燥之,以淡泄之"的治则范畴。祛湿法总的作用是祛除湿邪,具体则包括了燥湿化浊、宣通气机、运脾和胃、通利水道等作用,适应于水湿内停外犯所致的各种病证。

祛湿须给水湿以出路,体表之湿多祛风胜湿使从毛窍而出,腠理三焦之湿以淡渗利湿,利湿于前阴,水饮内停胸腹宜泻下逐水,使其从后窍而泻。且因湿邪易阻气机,气滞则湿更难化,所以祛湿之时每佐理气之品。祛湿之法多为治标,宜配合调理脏腑功能以治本。根据湿邪所在部位以及兼夹病邪不同,祛湿法又可分为祛风除湿法、燥湿化湿法、温化寒湿法、宣气化湿法、清热燥湿法、清利湿热法、清暑利湿法、宣肺行水法、健脾除湿法、泻下逐水法、理气利水法、化瘀利水法、温阳利水法、滋阴利水法等。

五、润燥法

燥是秋天的主气。燥邪伤人多见于气候干燥的秋季,故又称秋燥。燥邪多从口鼻而入,其病常从肺卫开始。燥邪致病干燥且易伤津液,表现为体表肌肤和体内脏腑缺乏津液,干枯不润的症状,如口鼻干燥、皮肤干燥皲裂等。燥易伤肺,肺为娇脏,外合皮毛,外感燥邪,最易伤肺,而致干咳少痰、口鼻干燥。燥邪所致的燥证常分内燥和外燥两类。

疏表润燥法是用辛散性润之品以疏解在表燥邪的治疗方法。因燥有凉燥、温燥之异,故本法又分为辛开温润和辛凉甘润两种。前者宣肺疏表,温润化痰,适用于深秋外感风寒燥邪之凉燥;后者辛凉宣透,甘润肺津,适用于初秋外感温热燥邪之温燥。本法主要用于秋燥病,温燥者方选杏苏散;凉燥及风燥伤肺之咳嗽,方用桑杏汤;外感燥邪之流行性感冒,可用苦温平燥法加减。疏表润燥法用药当以轻清之品为主,常配以宣肺止咳,润肺化痰之品,辛开温润虽用辛温,但宜温润不燥,辛凉甘润用药应注意寒凉而不凝滞,生津而不滋腻。

六、清热泻火法

火热为阳盛所生,故火热常可混称。但火与温热,同中有异,热为温之渐、火为热之极,热多属于外淫,如风热、暑热、湿热之类病邪;而火常由内生,如心火上炎、肝火亢盛、胆火横逆之类病变。火热为病也有内外之分,属外感者,多是直接感受温热邪气之侵袭;属内生者,则常由脏腑阴阳气血失调,阳气亢盛而成。"阴虚生内热,阳盛生外热"(《素问·调经论》),以及朱丹溪所说"气有余便是火"等,就是指的这一类病证。另外,感受风、寒、暑、湿、燥等各种外邪、或精神刺激,即所谓"五志过极",在一定条件下皆可化火,故又有"五气化火""五志化火"之说。

辛寒清气法指用辛寒之品大清气热,以透热外达的治法。本法清热之力较强,但作用仍在透达邪热,故主用辛寒解肌之品,有退热、生津、除烦、止渴之效,适合于阳明气分邪热亢盛之证。

伤寒及风温、春温等外感热病见阳明气分热盛,方用白虎汤;若热伤气阴,则宜用白虎加人参汤以清泄里热、益气生津;湿热或暑温见热重于湿,宜用白虎加苍术汤以辛凉清热、苦温燥湿;温疟及风湿热痹,可用白虎加桂枝汤;若热病后期,余热未清,气津两伤,治宜清热降逆,益气生津,方用竹叶石膏汤。

本法在应用中亦常与其他治法相配伍,如兼有表邪,与辛凉解表法并用以清热透邪,方如银翘白虎汤;兼阳明腑实,配以通腑泻热,方如白虎承气汤;若邪盛引动肝风,宜兼以凉肝息风,方如羚麻白虎汤。

第三章 七情相胜法

七情相胜法,也就是情志相胜疗法,又称为以情胜情法、五志相胜疗法、以情志克制情志疗法、情态相胜疗法等,名称不同,意义却相同或相近,"情志"是对七情五志的简称,相当于现代心理学中的情绪情感。

古代的七情学说有几种,中医所说的"七情"指喜、怒、忧、思、悲、恐、惊七种情绪。在五行学说的影响下,《黄帝内经》将七情归纳为喜、怒、忧、思、恐"五志"。

情志相胜疗法,就是根据五行相克的理论,利用一种或多种情绪去调节、控制、克服另外一种或多种不良情绪的心理疗法。《黄帝内经》将喜归心而属火,忧(悲)归肺而属金,怒归肝而属木,思归脾而属土,恐归肾而属水。《黄帝内经》指出:金克木,怒伤肝,悲胜怒;木克土,思伤脾,怒胜思;土克水,恐伤肾,思胜恐;水克火,喜伤心,恐胜喜;火克金,悲伤肺,喜胜悲。情志相胜疗法始创于《黄帝内经》,以后不断得到发展。

一、怒胜思疗法

思维与情绪的关系非常密切,故古代医家把"思"列为七情之一。思伤脾,思虑过度可令人神疲、懒言、失眠、健忘、心悸、不思饮食、腹胀等。木克土,故可以利用愤怒情绪来调节治疗。

《儒门事亲》载:"一富家妇女,伤思虑过甚,二年不寐",张子和采用"多取其财,饮酒数日,不处法而去"的方法来故意激怒病人,结果"其人大怒汗出,是夜困眠"。

名医华佗也善于出其不意地使用情志相胜疗法。《独异志》载,华佗用书信指责痛骂郡守,令其恼怒得"吐黑血升余"。黑血排出体外,疾病也就痊愈了。

《续名医类案》载:韩世良治疗一位"思母成疾"的女病人时,叫女巫告诉患者,她母亲因女儿之命相克而死,在阴间准备报克命之仇。患者大怒,骂道:"我因母病,母反害我,我何思之!"痛恨、怒骂亡母之后,女病人"病果愈"。

二、思胜恐疗法

恐伤肾,过度恐惧可令人惶惶不安、提心吊胆、二便失禁、遗精、腰膝酸软等。土克水,故可以采用说理开导等方法,使患者神志清醒,思维正常,理智地分析产生恐惧的原因,逐渐克服恐惧情绪。

如《续名医类案》所载卢不远治疗沈君鱼"终日畏死"之法和《儒门事亲》所

载张子和对因惊恐致病的卫德新之妻采用的疗法等。

三、恐胜喜疗法

喜伤心、过度喜悦、高兴可令人心气涣散、神思恍惚、健忘、嬉笑不休等。有人因做股票交易突然大发横财,高兴过度而忘乎所以,被送进了精神病院。水克火,故可以利用恐惧情绪来克制过度喜悦的情绪。

清代名医徐灵胎治疗新中状元因喜伤心的病,他对病人说:"病不可为也,七日必死。"那状元受了惊吓,冷静下来,过喜之情得到缓解,只七天,病就好了。

四、喜胜忧疗法

悲忧伤肺,悲痛、忧愁可令人形容憔悴,悲观失望,沮丧,厌世,长吁短叹,咳嗽气喘,生痰生瘀,毛发枯萎等。火克金,故愉快、喜悦的情绪可以驱散忧愁苦闷的情绪。

《儒门事亲》载,息城司侯听说父亲死了,"乃大悲哭之",胸口疼痛。张子和模仿巫医的滑稽动作,又说又唱又跳,令病人"大笑不忍"。

《医苑典故趣谈》载,清朝一位巡抚抑郁寡欢,家人请来名医为其治病,名医沉思良久,诊断的结果说巡抚患了"月经不调"。巡抚认为这个诊断荒唐可笑,一想起名医的诊断就大笑不止,于是心情逐渐好转。

五、忧胜怒疗法

怒伤肝,愤怒情绪可令人冲动,打人毁物,烦躁,面红耳赤,头晕目眩,吐血,昏厥等。金克木,故悲痛、忧愁情绪可以控制、克服愤怒情绪。

《景岳全书》载,两个女人发生口角后,燕姬"叫跳撒赖",大怒装死。张景岳对装死的燕姬说,要对她进行令人痛苦且有损美容的火灸。燕姬感到悲痛、忧伤,便结束了"气厥若死"的装病行为。

第四章　五行生克法

第一节　五行相生法

五行相生法,指根据五行相生规律确定的基本治则,包括补母或泻子两方面,即"虚则补其母,实则泻其子"。补母,适用于母子关系失调的虚证;泻子,适用于母子关系失调的实证。五行相生法,主要有滋水涵木法、培土生金法、金水相生法、益火补土法等。

一、滋水涵木法

是滋养肾阴以养肝阴的方法。又称滋肾养木法、滋补肝肾法。适用于肾阴亏损而肝阴不足,以及肝阳偏亢之证。

按五行相生规律,肾为肝之母,肾水生肝木。肾阴亏损,则不能滋养肝木,而致肝阴不足。肾阴亏损,水不涵木,又常引起肝阳上亢。凡此,均可用滋水涵木法治之,补肾阴以滋养其肝阴,平息其上亢之肝阳。即"肝肾同治"之义。代表方如大补阴丸、青蒿鳖甲汤、知柏地黄丸、滋水生肝饮之类。肝肾阴亏而呈阴虚风动者,则加入阿胶、钩藤之类以滋阴息风,方如大定风珠之类。

二、培土生金法

是用补脾益气的方药补益肺气的方法。也称补脾益肺、补养脾肺法。适用于脾胃虚弱,不能滋养肺气,以致肺脾皆虚者。脾土为母,肺金为子,脾土生肺金。脾胃健运,肺气也充足。故补脾气,可以益肺气。

补土生金法的运用,一般有两种情况,即甘温建中以补肺气,复肺阳,方如四君子汤、补肺汤、干姜甘草汤之类;二是甘淡柔润以充肺阴,实肺津,如参苓白术散。

三、金水相生法

是指用补益肺之气阴,来滋养肾阴的方法。又称补肺滋肾法,滋养肺肾法。适用于肺虚不能输布津液以滋肾或肾阴不足,精气不能上滋于肺,而致肺肾阴虚者。肺金为母,肾水为子,肺金生肾水,所以补益肺之气阴,可以滋养肾阴,滋养肾阴亦有助于肺阴,即所谓金水可以相生也。

当肺阴不足时,阴虚火旺耗灼真阴(肾阴),以致阴液更虚,虚火更旺,表现出骨蒸劳热,腰膝酸软等金水两虚(母病及子)的症状。此时单用滋肺阴不能制止虚火,必须同时滋肾水,肾水充足,肺金得肾水的滋养则虚火得以平息。代表方如八仙长寿丸、大补阴丸等。

四、益火补土法

是指用温肾阳以补脾阳的一种治法。又称温肾健脾法,温补脾肾法。适用于肾阳衰微以致脾阳不振的"火不生土"之证。

按五行相生规律,心属火,脾属土,火生土则是心为脾之母。"火不生土",应当为心火不生脾土。但在实际应用时,多指命门之火(肾阳)不能温煦脾土的脾肾阳虚之证。所以,补母治则的应用,也不能绝对按照五行相生规律,而应根据临床实际情况,结合藏象学说的有关内容,灵活加以应用。代表方剂为四神丸、附子理中丸。

第二节 五行相克法

根据相克关系确定的基本治则,包括抑强、扶弱两个方面,即泻其乘侮之太过,补其乘侮之不及。抑强,适用于相克太过引起的相乘和反侮。扶弱,适用于相克不及引起的相乘和反侮。根据五行相克规律确定的治法,主要有扶土抑木法、佐金平木法、泻火清金法、泻南补北法等。

一、扶土抑木法

是用疏肝泻肝和健脾补中两法结合治疗肝旺脾虚的一种方法,又称疏肝健脾法、平肝和胃法、调理肝脾法。适用于木旺乘土之证。肝木能制约脾土,肝气条达,脾司运化而不致壅滞;若肝木过亢,过克脾土,脾失运化,饮食水谷壅滞于内,又致胃气不降,浊阴不能下行。

治疗时,既要抑制过旺之肝木,又要扶助不足之脾土,以治肝为主兼顾脾胃;如由于脾胃本虚,而肝气乘之,从而加剧了脾胃运化障碍时,多以扶土为主,抑木为辅。常用方剂有柴胡疏肝散、痛泻要方、逍遥散。健脾以疏肝应顺应脾主升的生理特性,适当加入少量升提脾阳的药物,如升麻等。

二、佐金平木法

是指用清肃肺气以抑制肝木的一种治疗方法,又称泻肝清肺法。适用于肝火犯肺证。肝火犯肺证又称木火刑金证。所谓"左升太过,右降不及"之证。金本克木,但木气过旺,肝火偏盛,上冲于肺。使肺气不得下降,而见两胁窜痛,气喘不平,脉弦等症,故称"木侮金""木火刑金"或肝火犯肺。

治宜清泻肝火(平抑肝木),肃降肺气(佐以清肺金),二者兼顾,可使金与木之间的相克关系平衡协调。常因情志郁结,气郁化火,灼伤肺阴,或邪热蕴结肝经,上犯于肺,肺失清肃而出现。代表方如黄芩泻白散合黛蛤散。

三、泻火清金法

是指用清泻心火以清肺热的一种治疗方法,又称泻心清肺法。适用于木火刑金或心火克金证。

木火刑金可出现咳逆、气急、咯血、胸胁胀痛等症,如用黛蛤散平肝清肺化痰,心火克金可出现心烦、失眠、咳嗽、咳血等症,如用清心涤痰汤泄心火清肺化痰。不论清泄肝火或心火,其目的都是为了清金,故统称泻火清金法。代表方如泻心汤、黄芩知母汤、泻白散等。

四、泻南补北法

泻心火(南)、补肾阴(北)。指通过泻心火、补肾水,以交通心肾的一种治疗方法。又称泻火补水法、滋阴降火法,适用于肾阴不足,心火偏旺,水火不济,心肾不交之证。

但必须指出,肾为水火之脏,肾阴虚亦能使相火偏亢,也称水不制火,这种属于一脏本身水火阴阳的偏盛偏衰,不能与五行生克的水不克火混为一谈。若由于心火独亢于上而不能下交于肾,则应以泻心火为主;若因肾水不足不能上奉于心,则应以补肾水为主。代表方如交泰丸、天王补心丹等。

第五章　气血调理法

气血是人体生命活动的基本物质,也是脏腑身形生理活动的物质基础。调理气血是在整体观念指导下,针对气血失调病机而确立的治疗原则。针对气、血自身不足和功能失常,以及气血都是构成人体和维持人体生命活动的基本物质。

一方面,它们在生理和病理上具有各自的特点,因此治疗上应该根据它们各自的特点,气病治气、血病治血。另一方面,气血作为基本物质,生理上又是密切联系的,在病变时可以发生相互间的影响。因此,对气、血病变的治疗,又不能孤立地治气、治血,必须顾及其相互间关系失调的一面,通过调理,从整体上促进它们之间关系的正常协调。

第一节　调　气　法

一、益气

指补益五脏诸气不足的方法。久病暴病,七情六淫,饮食劳倦,年高体亏,禀赋不足,房劳等诸多因素均可导致五脏气虚。

肺主一身之气,而脾气升发,则元气充沛,故益气之法以肺脾为主,以甘温为主,健脾益气。《名医方论》张璐曰:"气虚者,补之以甘。"益气包括益心气、补肺气、补中气、补肾气等方法。

二、调畅气机

是指用调畅气机的方药,治疗气机失调病证的法则。气以流通为贵,不同脏腑之气具有自身特点,脾气主升,胃气主降,肝气喜条达,肺气宜肃降,调畅气机要顺应脏腑气机的生理特点。调理气机的原则与方法可概括为以下两个方面。

1.顺应脏腑气机的升降规律　脏腑有着特定的气机升降出入规律,如脾气主升,胃气主降,肝宜升发,肺宜肃降等,调理气机时应针对证候特点而顺应这种规律。如:胃气上逆者,宜降逆和胃;脾气下陷者,宜益气升提等。

2.调理气机紊乱的病理状态　气机紊乱有多种表现形式,应针对其不同的证候性质而予以调理。如:气滞者则行气,气闭者宜开窍通闭,气脱者宜益气固脱等。

第二节 理 血 法

指用理血方药治疗血液运行异常病证的法则。血液运行异常主要表现为血瘀、血热妄行、血溢脉外等。

血瘀者,当活血化瘀;血热妄行者,当清热凉血;血溢脉外者,当止血,并据不同的病因病机,采用益气摄血、清热止血、温经止血等。气血之间生理上互根互用,病理上也常互相影响,出现气病及血、血病及气的病理状态。

在确立治疗原则时可充分利用气血之间的关系,在分清主次的基础上两者兼顾。常用的有气血双补、益气生血、益气摄血、理气活血等。

一、养血

中医治疗血虚证的方法,属补法。人体脏腑组织,赖血液濡养,血盛则身体强壮,血虚则肌肤筋脉失却濡养。若禀赋不足,脾胃虚弱,生化之源或各种急慢性出血,或久病不愈,或思虑过度,暗耗阴血,或瘀血阻络,新血不生或肠寄生虫病等使脏腑功能失调而失血之养,出现全身虚弱。养血法旨在充养血液,以使脏腑组织功能强健。心主血、肝藏血,养血法主要有补心血、补肝血。

二、调理血液运行

血液对机体周身的营养和濡润作用,必须通过血液的正常运行才得以实现。在多种因素作用下,血的运行失常可呈现出以下 3 种病理状态,即血瘀、脉流薄疾和血溢脉外,且三者间可互为影响。因而,调理血液运行的原则可以概括为:血瘀证,治之以活血化瘀;脉流薄疾者,常宜清热凉血或滋阴降火;出血病证,则宜根据导致出血的不同病因病机而施以不同的治疗方法,有清热止血、温经止血、补气摄血、化瘀止血、收涩止血等。

第三节 调理气血关系

气血互根互用,关系密切,气病及血、血病及气都是常见气血失调的病理变化。而且因气病、血病出现先后、主次的不同,因而调理气血关系的具体方法也不同。

一、气病及血

气病及血,气病为基础,气病为主,因而,治疗时以调气为主,或先调气,后理血,临床上以气血双调为常见。气虚致血虚者,宜补气为主,辅之以补血;气虚致血瘀者,补气为主,佐以活血化瘀;气滞致血瘀者,行气为主,佐以活血化瘀;气虚不能摄血者,补气为主,佐以收涩止血之剂等。

二、血病及气

血病及气,血病在先,血病为基础,因而,应以理血为主,佐以调气。血虚致气虚者,宜以养血为主,佐以益气。但气随血脱者,因有形之血,不能速生,无形之气,所当亟固,故应先益气固脱止血,病势缓和后再进养血之剂。

此外,气血失调,多与脏腑的功能失调紧密联系,因而,调理气血亦常与调理脏腑结合起来运用。

第六章 脏腑辨治法

调理脏腑,是在整体观念指导下,针对脏腑功能失常而制定的治疗原则。脏腑是人体结构的主要组成部分,是整个人体生命活动的核心,也是各种疾病发生的具体部位所在。脏腑失常的病变主要包括两大方面:

一是脏腑自身的病变,即生理功能的失常。由于气血阴阳是构成脏腑和维持脏腑生理活动的主要物质基础,所以脏腑功能失常病变的基本机制,就是各脏腑气血阴阳的不足和失调。虽然由于各脏腑的生理功能不同,其发生气血阴阳病变的病机特点也各不相同,但从总体上认识,不外乎虚实两大类。虚者为脏腑气血阴阳物质基础的不足;实者乃病邪侵袭脏腑,造成脏腑气血阴阳的失调,最后都造成了脏腑生理功能的失常。对脏腑自身的病变,应根据其病变的虚实,给予补益气血阴阳和祛除脏腑邪气来调整其生理功能的治疗。

二是脏腑之间关系的失常。因为人体是一个有机的整体,生理上无论脏与脏、脏与腑或腑与腑之间都是相互协调相互促进的。因此,当某一脏腑发生病变时,就会波及别的脏腑,呈现出脏腑之间相互影响的病理传变关系。所以,治疗脏腑疾病,有时不能仅仅单纯针对病变的脏腑,还应该考虑各脏腑之间的关系。因此,治疗时要整体调节,既要调理病变之脏腑,还要调理其相关脏腑,从而促进各脏腑功能及相互关系恢复到正常协调的状态。

第一节 调理脏腑的阴阳气血

脏腑的生理功能是阴阳气血等协调配合作用的结果,脏腑的阴阳气血失调是脏腑病理改变的基础。各脏腑阴阳气血亦各有其不同的病机特点,因而具体的调理方法亦不尽相同。

一、调理五脏阴阳气血失调

心之阴阳失调,主要表现为心阳偏衰与偏盛和心阴不足两方面。心阳不足者宜补益心阳,心阳欲脱者宜益气回阳救脱,心火炽盛者当清心泻火,心阴虚者,则以补心阴、安心神为要。心之气血失调,其病机特点主要表现为心之气血的偏衰和心脉瘀阻方面。心气虚者宜补养心气,心血虚者宜补养心血,心脉瘀阻者又当以活血祛瘀为主进行治疗。

肺之阴阳气血失调,主要侧重于肺气与肺阴的失调。肺气虚衰者宜补益肺气,肺气壅滞者宜宣肺散邪,肺阴不足、阴虚火旺者,宜滋养肺阴、清金降火。

脾之阴阳气血失调,主要侧重于脾阳与脾气虚衰。可出现脾不统血,脾气下陷,脾虚湿阻,脾虚水肿,脾虚带下等病理变化,其治疗方法宜分别采用补气摄血,补气升提,健脾燥湿,健脾利水,健脾利湿止带等。

肝之阴阳气血失调,主要侧重于肝气、肝阳常有余,肝阴、肝血常不足。肝气郁结者宜疏肝理气,肝火上炎者宜清降肝火,肝血虚者宜补养肝血,肝阴不足者宜滋养肝阴。肝阳上亢化风者,宜滋养肝肾、平肝息风潜阳等。

肾之阴阳气血失调,其病机特点历代医家多持主虚无实说,侧重于精气阴阳之不足。肾精亏损者宜填补肾精,肾气不固者宜补肾固摄,肾之阴阳不足,多表现为病理性消长失调。肾阴不足无以制阳则阳亢而形成虚热证,治宜滋阴以制阳;肾阳虚衰无以制阴则阴寒内盛,从而形成虚寒证,治宜扶阳以制阴。

二、调理六腑阴阳气血失调

胆的阴阳气血失调,其病机亦有侧重。胆腑湿热者,宜清热利湿通腑;胆气郁滞者,宜疏肝利胆;胆郁痰扰者,宜清热化痰解郁。

胃之阴阳气血失调,主要侧重于阳盛、阳虚和阴虚三个方面。阳盛胃热者,宜清泻胃火;脾胃虚寒者,常宜温补中焦;胃阴不足者,宜滋阴益胃。

由于"大肠、小肠皆属于胃"(《灵枢·本输》),因而,大肠、小肠的病变多从脾胃论治。膀胱的湿热证常宜清利,虚寒证则温肾扶阳。

三焦与人体上中下三部相应的脏腑功能密切相关,因而三焦之病变,常可从相应的脏腑来论治,常用疏利上、中、下三部气机的方法,以达到调畅三焦水道的目的。

三、调理奇恒之腑阴阳气血失调

由于奇恒之腑所藏蓄之精源于五脏,其功能状态亦多从属于五脏,因此,奇恒之腑的病变,亦多从五脏论治。如骨与髓之病,多从肾论治;脑之病常从肾、脾和心论治;女子胞之病,多从肾、肝、脾或心论治;脉之病,则分十二经脉与奇经八脉论治;至于胆,已在六腑中论及,不再重复。

第二节　顺应脏腑的生理特性

一、根据脏腑的阴阳五行属性来确立适宜的治法

心为阳脏,心恶热,为心的生理特性之一。在正常生理状态下,心藏阳热之气而对全身有温养作用,血得温则行,心阳盛,则心脏行血功能方能正常,"心恶热",同气相求,火热邪气、暑邪易入心,导致心火亢盛则出现心烦失眠,面赤口

渴,口舌生疮,舌质红赤,甚则狂躁谵语等病证。因而,对于心病的治疗,常宜注意清心泻火、清暑以安其神。肝属木,性喜条达,情志之伤易致肝郁,每以疏肝行气之法以解其郁结,亦是顺应其生理特性。

二、根据脏腑气机规律来制定适宜的治法

肺主气,主宣发与肃降,为肺的生理特性之一。外感六淫,或内伤所致的诸疾,皆可导致肺之宣降失调而咳喘、胸闷,因而,宣肺散邪、降气宽胸常贯穿于肺病治疗中。脾宜升则健,胃宜降则和,病变多易出现升降反作。因而,在临床上,脾气下陷者治之以益气升提,胃气上逆者治之以降逆和胃,均与其顺应性的原则有关。

三、根据脏性的苦欲或喜恶来制定适宜的治法

缪仲淳在《神农本草经疏》中指出:"苦欲因乎脏性""违其性故苦,遂其性故欲"。说明"苦欲"(或表述为"喜恶")是用来概括脏腑生理特性的。脾喜燥而恶湿,对脾虚湿阻之证,常宜甘温燥湿,而不宜使用阴柔滋腻之品。胃喜润而恶燥,当胃阴虚燥热时,宜甘寒生津、清热润燥,忌浪投温燥之品,以免复伤其阴等。

第三节　调理脏腑之间的关系

由于脏腑之间,在生理联系上存在着互济互制互用的关系,在病理上常互为影响和传变,因而在治疗上应注意调理脏腑之间的关系。

一、根据五行生克规律确立的治法

根据五行相生规律确立治则治法,主要有"补母"与"泻子"两个方面:虚则补其母,如滋水涵木、培土生金、益火补土、生金资水等属此类。实则泻其子,如肝实泻心、心实泻胃等属于此类。

根据五行相克规律确立的治则治法,主要有抑强和扶弱两个方面:木火刑金者,采用佐金平木法来泻肝清肺,此属抑强;肝虚影响脾胃,此为木不疏土,治以和肝健脾,以加强双方之功能,此为扶弱。

另外,抑木扶土、泻南补北等治法则属于抑强、扶弱二者兼施,但根据其在病理矛盾中的地位而有主次之别。

二、根据脏腑相合关系确立治则治法

《灵枢·本输》把五脏与特定的五腑之间的协同促进关系概括为相"合"关系:肺合大肠、心合小肠、肝合胆、脾合胃、肾合膀胱。在病理上相合脏腑也常反

映出相互影响。因而,在临床治疗上,除针对脏腑本身病变治疗外,还可采用下述方法施以间接治疗。

(一)脏病治腑与腑病治脏

1. 脏病治腑　心与小肠相合,根据脏腑相合理论,如心火上炎者,常用通利小肠之法而使心火自降。本法还适于肺热壅盛喘满时通利大肠,脾实泻胃,肝实泻胆等。

2. 腑病治脏　膀胱司开合,必须依赖肾的气化作用,若肾气化失常,固摄无权,则膀胱开合失度,出现小便不利或失禁等症。因此,小便异常的病变,常从肾着手治疗,即属此法。

(二)实则泻腑与虚则补脏

1. 实则泻腑　五脏主藏精气而不泻,以藏为贵。邪客于五脏,祛邪泻实,须经腑而去,邪方有去路。五脏实证,可泻其相合之腑而令邪有去路。在临床中,泻腑主要从胃、胆、膀胱求之。如中焦脾胃阳热实证以清胃泻胃之法治疗,肾热者,以清利膀胱来泻肾。

2. 虚则补脏　六腑主传化物而不藏,贵在以通为用,以降为和,如六腑病属虚证,当着眼补脏。虚则补脏的方法应用较为广泛,如通过温肾阳除虚寒以治疗膀胱虚寒证;温补脾阳,促使胃阳来复治疗中焦脾胃虚寒证;温补脾肾治疗大小肠之虚寒病证,皆属此类。

第七章 对症治疗法

对症治疗也是中医学重要的治疗方法。因此,我们在本书中列出了"对症治疗法"一章。本章中的症状选择,依据《中医内科学·中医内科疾病症状学要点》所列举的各种常见症状,结合中医学整体观念和辨证论治原则加以整理的。

本部分内容与《中医内科学·中医内科疾病症状学要点》不同之处在于,除了对各个症状进行鉴别外,重点提出治疗原则与治则应用枢要。

第一节 发   热

发热是他觉或自觉体温升高的一种症状,是内科疾病中常见症状之一。中医认为,发热是机体正气与邪气相争,阴阳失调的一种病理反应。有"阳盛"发热和"阴虚"发热两种基本病机,发热对机体的损害主要是耗气伤津。

一、鉴别要点

发热的病因有外感和内伤;热势有微热、低热、高热、灼热;发热方式有急性发热、慢性发热等。

发热的主要类型有如下几种:

急性发热:起病急,病程较短,通常热势较甚或伴恶寒,常是外感病邪所致。

慢性发热:起病缓,病程较长,低热多见,亦有高热者,以内伤发热为多。

发热恶寒:发热与恶寒同时出现,是外感表证的表现。

寒热往来:恶寒与发热交替出现,是邪在少阳,枢机不利的表现。

身热夜甚:发热以夜间为甚,若舌红绛,多为热入营分或阴虚发热;若舌有瘀点瘀斑,多为瘀血,发热。

潮热:定时发热或定时热甚,如潮汐定时而至,多因阴虚、湿温或瘀血引起。

高热:又称壮热、蒸蒸发热,体温多在39℃以上,是温病气分证或伤寒阳明经证的特点。

低热:体温在37.2～38℃之间,多为脏腑功能失调或气血阴液亏损所致的内伤发热。

五心烦热:手心、脚心发热和心烦并见,多为自觉发热,体温不一定升高,多为阴虚发热或肝郁发热的表现。

二、治疗原则

1.外感发热以发散外邪为主,内伤发热以扶正为主。

2.内伤发热者忌用发散外邪法则,因苦寒辛散之品,易伤脾阳,或化燥伤阴,加重病情。外感发热者忌用温补,以免助邪或留邪。

三、治则应用枢要

1.外感发热在治疗时,应在发散外邪治则的指导下,针对风寒、风热等证型制定出具体的治法。如风寒者,当予以辛温发表;风热者,当予以辛凉发表;若表邪化热传里者,其病多在中焦阳明,出现口渴欲饮凉饮,舌苔黄腻,脉滑大等症状,当予以甘寒微辛之法。

2.外感发热如果经久不愈,常伤阴耗液,往往可发展为内伤发热,治疗上应在扶正祛邪治则的指导下,针对病理因素制定出具体的治法。如因气郁发热者,易伤阴耗阴,每易转化为阴虚发热,当予以滋阴解郁退热之法;气虚和血虚病理因素可互相影响,出现气血两虚证候,当用气血两补之法;至于肝郁气滞的病理因素,既能化火伤阴,又能导致血瘀。伤阴者,当予疏肝养阴之法;血瘀者,予以辛温化瘀法。

3.内伤发热,其证有虚有实。实证的病理因素常为气郁、血瘀;虚证的病理因素则以气、血、阴、阳的不足多见。内伤发热的治疗应在扶正治则的指导下进行,根据其不同的证候确定治法。如阴虚发热予以滋阴壮水,或予以滋阴清热法,或予以滋阴降火法。对气虚发热则应予以甘温培补法,如益气健脾,或益气生血,以甘温除热。如阳虚发热证,则应在益火培元治则的指导下,制定出具体的温补肾阳治法。至于内伤发热之实证,如肝郁发热,予以疏肝、解郁、清肝等治法,以疏散肝之郁结;如瘀血发热予以活血化瘀治法,以"辛温以行之"。

内伤发热的证候比较复杂,其病情缠绵,多见反复发作,其预后常与发病因素密切相关。治疗上应针对致病因素,以扶正为主要原则,兼顾其标,方能取得较好的治疗效果。

4.内伤发热是一种慢性消耗性疾病,在治疗过程中,必须充分调动病人的主动性和积极性,使病人能较好的配合治疗。要求病人必须做到:保持精神愉快和乐观情绪,注意劳逸结合,饮食当进清淡、富于营养而易于消化的食品。此外,还应注意保暖,避免感受外邪。

第二节 咳 嗽

咳嗽是肺气急促上逆,奔迫于声门发出的"咳"样声响。常伴咯痰,是肺系疾病的一种常见症状:古时有"有声无痰谓之咳,有痰无声谓之嗽"的说法,但临床难以截然分开。

咳嗽是肺病的主要症状,是由肺失宣肃,肺气上逆所致除肺脏自病以外,其他脏腑功能失调,也可导致肺气上逆出现咳嗽,即"五脏六腑皆能令人咳,非独肺也"。咳嗽的病因有外感、内伤两类,发作有急性咳嗽、慢性咳嗽之分。临证需了解咳嗽的时间、节律、性质、声音、伴随症状以及引起加重的诱因。痰的有无,痰的色、质、量、气味等也是咳嗽辨证的重要依据。

一、鉴别要点

急性咳嗽,伴寒热症状者,常为外感所致,有风寒、风热、燥邪等病因。慢性咳嗽,伴喘促、心悸、痰多、胁痛等症状者,多为内伤所致,由肺或其他脏腑病变引起。

咳嗽白天多于夜间,咳嗽急剧,多为外感咳嗽。晨起咳嗽阵发加剧,咳声重浊,痰出咳减,多为痰湿或痰热。

咳嗽黄昏或夜间咳嗽加剧,单声短咳者,多为阴虚咳嗽。

咳声响亮,多为实证;咳声低怯,多为虚证;咳声重浊,多为风寒或痰浊咳嗽。咳声嘶哑病势急而病程短,多为外寒内热即寒包火;咳声嘶哑病势缓而病程长,多为阴虚或气虚。

干咳少痰,多属燥热或阴虚;咳而痰多,多属痰湿或虚寒。

痰色白质薄者,属风、属寒;痰黄稠者属热;痰白而黏者属阴虚、属燥;痰清稀透明呈泡沫样者属气虚、属寒;喉痒咳嗽,痰呈泡沫状者,属风痰咳嗽;咳痰粉红呈泡沫样者,属阳虚血瘀络伤;吐铁锈色痰或痰中带血或血痰,多为肺热或阴虚络伤;咯吐脓血腥臭痰,为热壅血瘀之肺痈。

二、治疗原则

1.外感咳嗽,当以发表祛邪为主要治则;内伤咳嗽,当以补益扶正为主要治则;邪实正虚咳嗽,宜予以祛邪止咳,扶正补虚,标本兼顾之法。

2.外感或初患咳嗽,禁用涩药收敛。外感咳嗽一般不宜过早使用苦寒、滋润、镇咳之品,以免碍邪。

三、治则应用枢要

1.外感咳嗽主要是由肺卫受邪所致,治疗上应在疏散外邪,宣通肺气的治则指导下,针对风寒,或风热,或燥热之邪所致的咳嗽定出具体治法,如风寒咳嗽者,应疏散风寒,宣通肺气;风热咳嗽者,宜疏风清热,宣肺化痰;燥热咳嗽者,治以清肺润燥止咳。

2.内伤咳嗽以脏腑功能失调为主要病理因素,大多表现为虚证,在治疗上应以补益扶正为主要法则,以调理脏腑,诸如健脾、清泄肝火、养肺、补肾等法。如痰湿犯肺咳嗽,予以健脾燥湿,化痰止咳之治法;肺阴亏耗咳嗽,法当滋阴润肺,止咳化痰;肺肾虚咳而兼喘者,当予以补肾纳气。

3.内伤咳嗽因肝火犯肺,痰热郁肺者,为虚中夹实,法当补虚泻实,标本兼治。肝火犯肺咳嗽者,治当清肺平肝,顺气降火;痰热郁肺咳嗽者,治宜清热化痰肃肺。

4.不论外感或内伤咳嗽,在治疗中均应针对不同的病邪性质佐以化痰,如热痰者,可选用瓜蒌、贝母、天竺黄、浮海石、海蛤壳等;燥痰者,当酌选梨皮、杏仁、沙参、紫菀、款冬花、百部;湿痰者,可选用半夏、陈皮、天南星、白芥子等。

第三节 气 喘

气喘又称喘息、喘逆,是呼吸急促,呼吸困难的一种临床症状,可出现于多种内科疾病过程中,其基本病机肺气上逆、肾气不纳,病变涉及肺、肾,与心、肝、脾等脏腑,病理性质有寒、热、虚、实的不同,临床应了解气息的深浅、病程经过、年龄、体质、伴发症及舌脉特征等进行辨证。

一、鉴别要点

年轻体壮者多为实喘;年老体虚者多为虚喘。

新病气喘,多实喘;久病气喘,多虚喘。

热病过程中气喘,多实喘;大失血或大汗、大吐、大下后突然出现气喘,属虚喘,甚至是元气败绝的危候。

喘而气盛息粗,呼吸深长,脉浮大滑数有力为实喘;喘而气弱息微,呼吸浅表,慌张气怯,脉微弱或浮大中空为虚喘。

喘而汗出,腹满身热,脉洪大有力为实热;喘而汗出,汗出如油,面青肢冷,六脉似无,为元气欲脱之危候。

喘而痰嗽,为痰热或痰湿壅肺;喘而痰涌,喉中如拽锯,神昏厥逆者,为闭证。

喘以呼出为快,病在肺;喘以深吸为快,病在肾;喘而夜甚不能平卧,伴咳泡沫痰者,多为水饮射肺;喘因情志诱发,多为肝郁犯肺。

二、治疗原则

1.治疗上应根据病情,按"发时治标,平时治本"的治疗原则进行治疗。

2.哮喘发作时,宜用攻邪治标,祛痰利气为主要法则,予以豁痰宣肺降逆等法。病程日久的患者,常反复发作,发时多表现为正虚邪实之证,法当扶正祛邪,着重培补摄纳,并佐以化痰利气之法。

3.哮喘缓解时,当从本调治,予以培补正气法则。如阳气虚者,当以温补法;阴虚者,法当滋养。并根据具体情况,分别予以补肺、健脾、益肾等法,使脏腑之气得以充实,增强机体的抗御能力,以减轻或控制哮喘发作,逐渐达到根治的目的。

4.肾为先天之本,五脏之根。本病的发生与肾的关系密切,故补肾法为平时治本的重要法则。

三、治则应用枢要

1.本病的治疗应根据已发、未发阶段,予以相应的治疗法则。

2.气喘发作时,当以治标之法。因其病理因素多以痰为主,其证多正虚邪实。治疗时须分寒痰、热痰,寒痰者宜用辛温,治当温化宣肺法;热痰者当予辛凉,治当清化肃肺法。

3.病程日久的患者,每易引起热盛伤阴的病理变化,临床所见多为虚中夹实,法当养阴清热,敛肺化痰。如见肺阴虚,可酌加北沙参、冬虫夏草、五味子、川贝母、天花粉等滋养肺阴之品;若属肾虚气逆,可酌加地黄、当归、山萸肉、胡桃肉、紫石英、诃子等品。

4.未发阶段系指气喘症状未发作的时期,患者表现以正虚为主,法当扶正治本,以培补正气。此法则对治疗气喘病甚为重要,平时调补,既可固本又可预防发作。如脾虚者,宜用健脾化痰之治法;肾虚者,予以补肾摄纳法;阳虚较甚的,宜加补骨脂、仙灵脾、鹿角片;阴虚者,宜去温补之品,配麦冬、当归、龟板胶;肾不纳气的,可选加胡桃肉、冬虫夏草、紫石英,或参蛤散。

第四节 口 渴

口渴是自觉口干,渴欲饮水的一种自觉症状,为内科常见症状之一,其基本病机是津液亏损或津液不能上潮于口所致:口渴的程度有口干、微渴、大渴、饮不解渴、渴不思饮等。临床应结合饮水的多少、喜冷饮热饮等进行辨证,还要结合伴发症状进行分析,如发热与否、口味异常、小便多少、舌苔厚薄、舌上津液多少等。

一、鉴别要点

口不渴说明津液未伤,为寒证或表证:口渴说明津液已伤,为热证或里证。

渴喜凉饮为热盛伤津;渴喜热饮,舌质淡为阳气虚,气不化津;渴不喜饮,口黏腻,舌苔腻为湿浊阻滞,津液不能上潮发热而渴者,热在气分;大热大渴大躁,脉洪大为阳明经证;口渴舌燥,腹满便秘为阳明腑实证;发热口渴,但渴不欲饮,舌红绛为热在营分。

夜间口渴,多为阴津不足;口渴但漱水不欲咽,舌上有青紫瘀斑为瘀血阻滞,津液不布。

渴而口苦多为胆火内炽;渴而口酸多为木火伤津;渴而口咸多为肾水不足;渴而口甜,舌苔腻多为湿热。

渴而小便甜或小便浊,或善食易饥多为消渴病;烦渴脉数,小便不利,为热入膀胱、气化不利。

二、治疗原则

暴渴以实热为主者,治宜清热泻火;津伤脉虚者,治宜清热生津养液;大失血为主者,治宜补气养血;久渴以阴虚为主者,治宜滋补阴液,阳虚为主者,治宜温阳补肾;瘀血为主者,治宜活血化瘀;痰湿为主者,治宜健脾化痰利湿。

三、治则应用枢要

1.口渴,渴欲饮水,宜少少与饮之,不宜暴饮过量,当防水停饮聚为害,饮食宜清淡,忌肥甘厚味、咸食。

2.久渴者,多由内伤正虚,有津液亏损,阳虚不化津液之分,多属虚证;但内伤瘀血、痰饮、津液不能上承所致口渴,当属实证,或虚实夹杂,不应但以久渴为虚。因阴虚口渴者,为阴虚精亏,水不上承所致,治宜滋阴补肾,方用六味地黄丸;阳虚口渴者,为脾阳亏损,中寒内盛所致,治宜健脾温中散寒,方用理中丸、小建中汤、大建中汤等加减。脾虚口渴者,为脾虚不能转输津液所致,治宜健脾助运,方用七味白术散或黄芪建中汤加减。

3.饮酒烦渴者,因嗜酒蕴湿积热,湿热阻胃,水津不布而致口渴,治宜清热利湿,方用五豆汤加减。

4.瘀血阻滞经络,水津不能上承所致口渴者,治宜活血祛瘀,方用小柴胡汤加丹皮、桃仁,或血府逐瘀汤;若夹热蓄血者,用桃核承气汤;夹寒瘀滞者,用温经汤。

5.口渴不欲饮,或水入则吐,胸闷心悸气短,泛恶吐涎,舌苔白腻水滑,脉弦滑,为痰饮阻滞,津液不能上承所致,治宜健脾温阳化饮,方用苓桂术甘汤或二陈汤,小便不利者用五苓散、猪苓汤。

第五节 腹 痛

腹痛是以腹部疼痛为痛苦的一种自觉症状,是内科常见症状之一。其基本病机是腹部气血不畅,不通则痛;或腹部脏腑失于温煦濡养,因虚而疼痛。临床应结合腹痛的部位、疼痛性质、发作缓急、持续时间、伴发症状等进行分析。

一、鉴别要点

腹痛急发多属实证;腹痛慢性发作多属虚证。

腹痛隐隐多属虚证;腹痛剧烈多属实证。

腹痛喜温喜按属虚寒;腹痛拒按,按之痛甚属实证;腹痛腹软属虚证。

腹痛而腹满硬,多属实证;寒凝腹痛,脉必沉迟;热积腹痛,脉必数大。

腹痛攻冲走窜、部位不固定,多为气滞腹痛;腹痛固定,痛如锥刺,多为瘀血腹痛,自胸至腹皆痛,脉沉而紧,苔黄腻为大小结胸证;大腹疼痛,病在太阴;痛连胁肋,肝脾不和;少腹疼痛,痛在厥阴;少腹硬满急痛,漱水不欲咽,或如狂喜忘,大便色黑,蓄血腹痛;脐周阵发剧痛腹部柔软,或有吐下蛔虫者为虫积。

二、治疗原则

1.“不通则痛”,以通为主,实证腹痛治以祛邪通利;虚证腹痛,“不荣则痛”治以扶正温补。

2.临证治疗须根据腹痛性质施治,实痛则攻下,虚痛则补之,热痛者寒之,寒痛则热之,滞者通之,积者散之。

3.治疗按病因施治,如实则泻之,虚则补之,寒者温之,热者清之,痰则化之,滞则通之,瘀则散之,积则驱之,浊气在上者涌之,清气在下者提之,外邪者散之,内积者逐之,泻者调之,闭者通之。

4.治疗时按部位及脏腑施治,如中腹痛,属太阴,宜温补脾胃;脐腹痛,属少阴,宜回阳救逆,温中散寒;少腹痛属厥阴经,在右为肠痛,宜攻下,清热通腑;脐左右为虫痛,宜攻邪杀虫。

5.对急腹症,尤应细致观察,谨防病情恶化,及时转院。

三、治则应用枢要

1.急性发作为暴痛新病,多为实证,以祛邪为主,宜攻,根据寒、热、气、滞、食积、虫积分别治之;缓慢发病属实证以祛邪为主,宜和,如痰湿、血瘀、气滞;久痛多为虚证,以扶正为主,中阳虚寒以温中散寒;间歇期以扶正为主,健脾和胃。

2.本证有虚实之别。风、寒、暑、湿、食、瘀、虫、滞均为实证腹痛主要原因,祛邪为其主要治则,在此治则指导下,制定治疗大法:攻、消、和、汗、清,具体治疗方法如祛风散寒、祛暑化湿、消食导滞、活血化瘀、理气止痛、杀虫止痛等。中阳虚寒为虚证腹痛主要病因,扶正补虚为其主要治则,在此治则指导下制定治疗大法如补、温,具体治法如甘温补中、温中散寒、温阳逐寒、回阳救逆等。亦有虚中夹实,实中夹虚,寒热虚实交错及相互转化极为错综复杂情况,应根据临证具体情况决定攻补兼施或先攻后补或先补后攻或寒热并用等,不可拘于一方一法。

3.须注意攻补关系,实证腹痛,治当通利攻下,配合温通,活血通络,理气散结;虚证腹痛,治当补益,若因虚作痛,用通利犹如雪上加霜,虚之更甚。

4.本证气滞者多,血滞者少,理气不宜动血,活血则必兼行气。本证初起以气分为主,肝胃气滞宜理气通滞,中期以血分为主,血瘀宜活血通络;后期以虚证为主,脾胃阳虚宜温通,阴虚宜滋阴使之通。

第六节 胸 痛

胸痛是以胸部疼痛为痛苦的一种自觉症状,为内科心、肺、肝系疾病的常见症状,其基本病机是邪壅心胸血脉,气血不通,一般为实证,病邪有寒、热、痰、瘀的不同,也有本虚标实证。临床应分析疼痛的性质、牵连部位及伴随症状等。

一、鉴别要点

胸痛憋闷,有压榨感,多为气滞、痰阻;

胸痛如刺,夜间加重,多为血瘀阻滞;

胸痛连脘腹,手不可触者为寒热结胸;

胸痛连胁,病在肝胆;

胸痛连及左手尺侧者为胸痹心痛;

胸痛痛引肩背,发热呕恶者为肝胆湿热;

胸痛痛连肩背,脉沉紧者为寒凝心胸。

胸痛伴发热咳嗽,咳则痛甚为肺热络伤;

胸痛伴咳吐脓血痰为肺痈;

胸部隐痛,咳嗽无力为肺气虚弱,余邪未尽的肺热病后期,也可见于肺痨;

胸痛伴心悸病在心;

心胸卒然大痛,持续不解,面青肢冷,脉微细者,为心脉闭阻不通的"真心痛"。

二、治疗原则

1.本病多为本虚标实之证,治疗当急则治标,以祛邪为主,以通为法,通则不痛,邪去继之培本,扶正补正气;虚中夹实,当以通补兼施。

2.真心痛治疗应注意防脱、防厥。

3.尽力预防和控制心痛发生,尤其是真心痛发作。注意精神调养,避免情绪激动,避免过饱过食膏粱厚味,注意休息,戒烟酒,起居有常,亦是很重要的一个方面。

三、治则应用枢要

1.发作时须根据病情虚、实、缓、急而灵活施治。以实证为主,可先通后补;以虚证为主,应以补为通,通补兼施,补而不助其阻塞,通而不损正气;休止期以扶正为主,补气血、和阴阳。

2.本病有虚实之分,实证以通脉为主,寒凝、热结、气滞、血瘀、痰阻是导致实证胸痛的主要病机,祛邪为实证胸痛主要治则,治疗大法为温通、清热、疏利、祛瘀、化痰。气血不足、阴阳两虚为虚证胸痛主要病因,扶正为主要治则,治疗大法和具体治法有补养气血、调和阴阳。临证更多见虚实夹杂,虚实转化,须审度虚实偏重,抑或虚实并重,而予补中寓通,通中寓补,通补兼施,切忌一味猛补,或一意猛攻,要以祛邪而不伤正,扶正而不碍邪为原则。

3.治疗本病不能以一方一药通治,须根据临证具体情况,因时因地,详审细察,灵活施治。

第七节　饮　食　异　常

饮食异常是指患者的食欲、食量发生改变的一类症状,可见于多种内科疾病,尤以脾胃疾病最为常见,其基本病机是脾胃功能紊乱,运化失常。通过了解饮食情况,可以测知脾胃功能的强弱,判断疾病的轻重及预后、临床除应了解食欲、食量的异常外,还应结合其他症状一并分析。

一、鉴别要点

纳呆食少,伴腹胀便溏,精神疲乏,舌淡者为脾胃气虚;
纳呆脘闷,伴头身重困,便溏苔腻者属湿邪困脾;
纳呆厌食,兼见嗳气酸腐,脘痛胀痛,苔厚腻浊者为宿食停滞;
纳少厌油,伴疲乏身困,胁肋胀痛,或有黄疸者,属肝胆湿热。
饥不欲食,兼见胃中嘈杂、灼热,舌红少苔脉细者为胃阴不足,虚火内扰;
若兼胸胁苦满或腹满,心烦喜呕,脉弦者为少阳胆热或肝胃不和。
多食易饥,兼见口渴心烦者,多为胃火亢盛;
兼大便溏泄者多为胃强脾弱;兼消瘦多尿或尿有甜味者为消渴病。
喜食异物者为寄生虫病。

二、治疗原则

1.纳食差者病属脾胃,多食善饥者病变主要亦在脾胃。因此,在治疗方法上"忌升,辛温,火热,香燥,宜清火除热,生津液,益脾阴,甘寒,苦寒,酸寒"。

2.至于纳呆的治疗,当辨其虚实,实者无论宿食、痰积、气滞、血瘀当以消散为主,虚者无论脾虚、胃弱,中气不足又当以补为主,总之应随证而施治。

3.多食与纳呆在临床上往往是作为主证出现,亦是其他证候的兼证,故应当究其病因而行辨证施治。

三、治疗应用枢要

1.多食一证与胃腑有关,胃火过盛则易消谷善饥,治宜清热泻火养阴为主。

2.纳呆一证多与脾胃关系密切。如觉饥而不能食,或食亦易饱,或食物乏味,厌油腻,多为病在胃。如无食欲,不知饥饿,或稍进食后觉难以消化,多为病在脾。常用醒脾开胃的药物,如陈皮、砂仁、蔻仁、藿香、扁豆花、白梅花、神曲、麦芽、谷稻芽、山楂、鸡内金等可随证选用。

3.久病或大病而致不能饮食者为胃气败坏之象,预后往往不佳;亦有病人表现为没有任何明显证候及原因,但却绝无食欲,此真中土衰败,失谷者亡之证,应予以重视。

第八节 汗出异常

汗出异常是指非生理状态下的出汗或无汗,是内科疾病中较常见的症状之一,其基本病机是津液的生成和敷布失常。通过分析汗出异常的性质,能够判断疾病的表里、寒热、虚实、阴阳和疾病的轻重等,临床应了解汗量多少、汗的黏稠度、汗出时间、汗出部位及主要兼症等。

一、鉴别要点

无汗兼见恶寒重,发热轻,头身疼痛,脉浮紧为外寒束表;

在发热过程中无汗,兼皮肤干皱无弹性,舌红绛为邪热入营伤阴;

长期无汗,兼口、眼干燥或关节疼痛为燥证。

自汗指日间汗出,动则益甚,兼见畏寒、神疲、乏力等症,多属气虚、阳虚。

盗汗是指病人睡时汗出,醒则汗止,常兼潮热、颧红等,多为阴虚内热,迫津外泄。

战汗多见于热病过程中,表现为寒热战栗,表情痛苦,几经挣扎而后汗出,常见于正邪剧烈交争时,为疾病演变的转折点,汗出后热退脉缓,是邪去正安,疾病好转的表现;如汗出后仍身发高热,脉来急疾,则是邪盛正衰,疾病恶化的表现。

发热汗出不畅,身热不扬,汗出黏手,伴脘痞纳呆,舌苔黄腻为湿热病。

大汗不已,兼见发热面赤,口渴饮冷,脉洪大为里热亢盛,蒸津外泄;冷汗淋漓,兼见面色苍白,四肢厥冷,脉微欲绝为阳气暴脱,津随阳泄之亡阳证。

二、治疗原则

本病的治疗,应以治病求本为主,抓住汗证不同病机进行,佐以固涩止汗。

三、治则应用枢要

1.临证分清虚实,实者以祛邪为主,如里热须清热;虚者以扶正为主,肺脾气虚宜益气固表;心血不足,阴虚火旺宜养心血,滋阴降火;阴阳离决须益气固脱,回阳敛阴。

2.治疗必须根据病位、病性、程度不同施治,如在表,营卫不和者,宜调和营卫;在里则湿热郁中,头汗甚,宜清热化湿;脾虚而手足汗出宜健脾益气为主;若气血不足,内停水饮,阴阳失调,半身汗出,治宜益气养血,调和阴阳。

3.治本病时根据汗证不同病机分别施治,如自汗为表阳虚,宜固表敛阳;盗汗为阴血不足,宜补血养阴敛汗;绝汗为阴阳离决,亡阳虚脱,宜回阳救逆;黄汗为湿热熏蒸。

第九节　眩　　晕

眩是目眩,晕是头晕,总称眩晕。

一、鉴别要点

特征是头晕眼花,眼前发黑,轻者闭目即止,重者如坐车船,旋转不定,以致不能站立,严重者可伴恶心、呕吐、出汗等症状。

本病多因年老体虚、先天不足、肾精亏损、肝阳上亢、气血亏虚、痰瘀蕴阻而成,预后一般良好,少数病人不能根治。是多发病、常见病。

二、治疗原则

本病治疗一般应标本兼顾,扶正祛邪,少数急性发作时以治标祛邪为上,继则扶正培本。

临证治疗时须注意发生中风。

三、治则应用枢要

本病为本虚标实之证。因久病、年老、先天禀赋不足而致虚象明显,脾肾两亏为主,治宜扶正、补益脾肾,治疗大法和治疗具体方法有益肾填精、健脾益气、补气养血等;实邪有风、火、痰、瘀,祛邪为其治则中具体治法有平肝息风、燥湿祛痰、清火息风、活血化瘀等。更有虚实之间可互相转化及相互夹杂,治疗时不能墨守成规,应知常知变,根据具体情况灵活应用。

治疗本病须按病因不同而随机应变,但以镇坠下行为宜,如风火所致,则清之、镇之、潜之、降之;痰浊上逆则荡涤之,不可妄施汗法、下法。

一方一药治疗对本病可能有效,如天麻、菊花有一定的止晕效果,天麻钩藤饮对肝阳上亢眩晕可能有效,但对气血两虚、痰浊上扰所致者不一定有效,还须在辨证基础上确定治则,再根据治则选用方药,方有确切疗效。

第十节　乏　力

乏力是一种非特异性的症状,很多疾病都会伴随乏力症状。是以脏腑功能亏损,气血阴阳不足所表现的多种慢性衰弱性病证的常见症状。其发病原因多种,凡先天不足,后天失调,久病失养,积劳内伤,久虚不复等因素所导致的各种脏腑气血阴阳以亏损为主要表现的证候,都可以乏力为主症或伴随症状。

一、鉴别要点

临床一般将乏力归纳为气、血、阴、阳亏虚四种类型。病程短者,多伤及气血,表现为气虚、血虚及气血两虚的证候;病程长者,常伤及阴阳,出现阴虚、阳虚及阴阳俱虚的证候。

在临床表现上,如证见短气乏力,自汗,食少,便溏,舌淡,脉弱的为气虚;

面色无华,唇舌色淡,脉细弱的为血虚;

五心烦热,颧红,口干咽燥,舌红少津,脉细数的为阴虚;

倦怠嗜卧,形寒肢冷,肠鸣泄泻,舌质淡胖,脉虚弱或沉迟的为阳虚。

本证起病较缓,病变过程较长,多为慢性久病。其病程多与脏腑功能的盛衰,以及治疗的迟早与得当与否等因素密切相关。一般来说,功能未衰,元气未败,纳食尚可,脉象和缓的,预后较好;如形神衰惫,不思饮食,喘急气促,脉象微弱或见数甚、迟甚者,其预后多不良。

二、治疗原则

乏力的治疗,应遵"虚则补之"的原则,予以补益治疗法则。

由于脾为后天之本,水谷气血生化之源;肾为先天之本,寓元阴元阳,为生命之本元。

在运用补益法时须重视补益脾肾,以利于疾病的转归。

三、治则应用枢要

各脏腑虚损,功能不足均有可能造成乏力症状。脏腑亏损,气血阴阳不足为内在的病机。治疗应在补虚治则的指导下,根据其气血阴阳亏损的同时,分别予以益气、养血、滋阴、温阳治法。由于脏腑气血来源于先天之肾气,人体滋生给养又赖于后天脾脏,故调理脾肾两脏对本症治疗至关重要。补脾肾是治疗本症的关键所在。

由于阴阳互根的关系,故在补阳时应适当给予滋阴,滋阴时应适当补阳。

第十一节 呕 吐

呕吐是由于胃失和降、胃气上逆,迫使胃内容物由口而出的一种病证。

一、鉴别要点

有声有物者为呕,有物无声者为吐。临床常以虚实分之。

寒热、食积、气郁、痰饮等引起者均属实证;

胃阴虚、胃气虚等引起者均属虚证。

其他疾病亦常可并发呕吐。本症治疗不难。但对部分缠绵日久的呕吐,治疗也较困难。

二、治疗原则

初起者以降逆为主;久病者以养阴为要。

泄肝安胃,常贯彻于本病治疗之始终。

用药以苦辛为主,以酸佐之。

三、治则应用枢要

邪实者祛邪,或解表和胃,或消食导滞,或温化痰饮,或疏肝解郁;正虚者扶正:或温补脾胃,或养阴润燥。

治疗本病应及时、彻底,否则可使本病由实变虚,由轻变重,终成难治之证。

治疗本病,忌用甘腻重厚之品。

半夏、生姜、代赭石等,为治呕常用之药,可在治疗中选用。

第十二节 大 便 异 常

大便异常是指大便的便次、性状及颜色等方面异于平常,多为脾胃系统方面的症状,也能反映疾病的寒热、机体气血津液的盛衰。大便异常的基本病机是各种原因导致肠道的传导失常。临床时除应了解大便的便次、性状及颜色气味外,还应结合其伴随症状一并分析。

大便秘结:身热口干者,为热伤津液;

伴腹满拒按疼痛,苔黄厚干燥,为热结腑实之证;

若不小便又无矢气,腹满疼痛呕吐者,为关格证;

若大便干燥难解,伴口干舌红少津者,为阴虚肠燥;

若大便干燥难解,面色不华,心悸舌淡者,为肠道血虚不润;

若大便并不结燥,甚或大便先硬后溏,解便困难者,为气虚或阳虚通降无力。

虚坐努责:指无大便而有便意,虽经努力解便而无便可解者,常伴解便后气短疲乏,为气虚下陷之兆。

大便次数增加:便稀如水,为湿盛或脾虚所致之泄泻;便色黄糜臭秽,为湿热泄泻;大便不爽,里急后重,为湿热壅滞。

大便完谷不化,多为脾虚运化无力;若大便臭秽,腹胀痛者,为伤食所致。

大便色白,兼身目发黄,身痒者,为肝胆湿热阻滞。

大便脓血,为痢疾之征;大便色黑如柏油样,为胃肠络伤之远血;大便带色红鲜血,为肛门近血,多见于热伤肠络或瘀血、瘀热阻肠之痔疮。

一般大便次数逐渐减少,由稀转软,由黑转黄,为病顺,反之则为病逆。若病重期间,大便突然失禁,排便次数陡增,多是阳气下陷的表现,当特别注意。

大便异常可分为泄泻、便秘、便血等,本节分而述之。

一、泄泻

(一)鉴别要点

大便次数增多,粪质稀薄,甚则如水者,即为泄泻。病情较缓,泻势不急,大便稀薄者为泄;病势急剧,暴注直下,便如稀水者为泻。泄泻一病,《黄帝内经》虽有飧泄、濡泄、清泄、鹜溏、洞泄之名,但略于辨证。至清代林珮琴其理始明。其谓:"一曰飧泄,完谷不化,脉弦肠鸣,湿兼风也;二曰溏泄,肠垢污积,脉数溺涩,湿兼热也;三曰鹜泄,大便澄清如鸭屎,脉迟溺白,湿兼寒也;四曰濡泄,身重肠鸣,所下多水,脉缓,腹不痛,湿自甚也;五曰滑泄,洞下不禁,脉微气脱,湿兼寒也。"不过,综言之,泄泻不过初伤脾胃,久伤脾肾而已。

(二)治疗原则

急性泄泻,治宜急;久泻而虚中夹实,治宜缓。

泄泻慢性者常见虚中夹实,故治疗以补消同施为主。

(三)治则应用枢要

治疗泄泻,始终要着眼于脾胃。

泄泻轻而浅者,多由感邪、饮食所伤,病在肠胃,治之较易;深而重者,肠胃已伤,兼之脾阳不运,肾阳不足,病及脾肾,治之难矣。

肾为胃关,故大便为肾脏所主。治疗本病,不仅要顾及脾肾之本,还应注意种种变证。故如汤药不能取效时,必须考虑用丸药缓调。

治疗本病,可灵活应用淡渗、升提、清凉、疏利、甘缓、酸收、燥脾、温肾、固涩等法。

二、便秘

(一)鉴别要点

便秘是指由于大肠传导功能失常导致的以大便排出困难,排便时间或排便间隔时间延长为临床特征的一种大肠病证。与脾、胃、大肠、肺、肾、气血津液的寒热虚实等有关。对便秘有7个别称。分型如下:

(1)阳结:邪热入胃,大便燥结的阳明腑实证,又称热结。

(2)阴结:脾肾虚寒,多日不解,虽有便意,但难于排出,腹无胀满。

(3)寒结:阴寒凝滞,常伴肠鸣腹痛,尿清口淡,苔白,又称"冷秘"。

(4)燥结:病邪化热,结于肠胃,灼伤津液,常伴潮热,腹胀且痛,尿赤,苔黄燥,又名"胃家实"。

(5)风秘:风热外感,大肠燥结或中风者,肠胃积热而见便秘。

(6)气秘:忧愁思虑,久坐少动,脘腹胀满,气机郁滞,传导失职,便秘自发。

(7)热结旁流:为阳明腑实证的另一种表现,泄出黄臭粪水而不见燥屎。

(二)治疗原则

便秘实证邪滞大肠,腑气闭塞不通;虚证肠失温润,推动无力,导致大肠传导功能失常的基本病机,其治疗当分虚实而治。

原则是实证以祛邪为主,有热、冷、气秘之不同,分别施以泻热、温散、理气之法,辅以导滞之品,标本兼治,邪去便通。

(三)治则应用枢要

虚证以养正为先,依阴阳气血亏虚的不同,主用滋阴养血、益气温阳之法,酌用甘温润肠之药,标本兼治,正复便通。

六腑以通为用,大便干结,解便困难,可用下法,但应在辨证论治基础上以润下为基础。

个别证型虽可暂用攻下之药,也以缓下为宜,以大便软为度,不得一见便秘,便用大黄、芒硝、巴豆、牵牛之属。

第十三节 小便异常

小便异常是指小便的次数、量、颜色、气味及解便感觉等方面异于平常的一种症状,其基本病机是肾与膀胱气化失常和津液代谢失常。因此,小便变化不仅是肾与膀胱病变的主要症状,也是观察体内津液盈亏及病情顺逆的指征。

一、鉴别要点

小便色黄短少,主热;小便清长者,主寒;小便色红,为尿中带血,多为尿血或血淋的症状;小便色白如米泔浑浊者,为膏淋或尿浊。

尿中有砂石者,为石淋的主要症状;尿中有脓者,为重症淋浊;小便静置后分层,上层有凝块如膏脂者,为膏淋。

尿有甜味者,为消渴病;尿有臊臭气味者,为下焦湿热,气化不利。

尿频:尿急尿痛而每次尿量少者,为淋证;尿频而不痛,但小便余沥不净,尤以夜尿多者,为阳气虚,膀胱气化不利;老年男性而尿频,排尿不畅者,为肾虚瘀阻。

尿少:水肿病过程中常见尿少。热性病过程中,发热口干者,为热伤津液;若小便量极少,甚至无尿者,为津液枯涸,化源告竭之危象。若水肿病后,尿少或尿闭,伴浮肿、呕恶,为癃闭之水毒内蓄;尿少而小腹充盈,则为膀胱气化不利或尿道阻塞所致尿液内蓄,前者属虚,后者属实。

尿多:指全日总尿量增多,若小便清,乏力畏寒者,为阳虚气化失摄;若伴善食喜饮,身体消瘦者为消渴病的主要症状。

二、治疗原则

对于淋证,治疗应注意实则清利,虚则补益。这是治疗淋证的基本原则。

实证有膀胱湿热者,治宜清热利湿;有热邪灼伤血络者,治宜凉血止血;有砂石结聚者,治宜通淋排石;有气滞不利者,治宜利气疏导。

虚证以脾虚为主者,治宜健脾益气;以肾虚为主者,治宜补虚益肾。所以徐灵胎评《临证指南医案·淋浊》时指出:"治淋之法,有通有塞,要当分别,有瘀血积塞住溺管者,宜先通,无瘀积而虚滑者,宜峻补。"

三、治则应用枢要

淋证的治法,多有忌汗、忌补之说,如《金匮要略·消渴小便不利淋病脉证并治》说:"淋家不可发汗。"《丹溪心法·淋》说:"最不可用补气之药,气得补而愈胀,血得补而愈涩,热得补而愈盛。"验之临床实际,未必都是如此。

淋证往往有恶寒发热,此并非外邪袭表,而是湿热熏蒸,邪正相搏所致,发汗解表,自非所宜。因淋证多属膀胱有热,阴液常感不足,而辛散发表,用之不当,不仅不能退热,反有劫伤营阴之弊。若淋证确由外感诱发,或淋家新感外邪,症见恶寒发热,鼻塞流涕,咳嗽,咽痛者,仍可适当配合辛凉解表之剂。

因淋证为膀胱有热,阴液不足,即使感受寒邪,亦容易化热,故应避免辛温之品。至于淋证忌补之说,是指实热之证而言,诸如脾虚中气下陷,肾虚下元不固,自当运用健脾益气,补肾固涩等法治之,不属忌补范围。

对于癃闭的治疗应根据"六腑以通为用"的原则,着眼于通,即通利小便。但通之之法,有直接、间接之分,因证候的虚实而异。

实证治宜清湿热,散瘀结,利气机而通利水道;虚证治宜补脾肾,助气化,使气化得行,小便自通。同时,还要根据病因病机,病变在肺在脾在肾的不同,进行辨证论治,不可滥用通利小便之品。

此外,尚可根据"上窍开则下窍自通"的理论,用开提肺气法,开上以通下,即所谓"提壶揭盖"之法治疗。

若小腹胀急,小便点滴不下,内服药物缓不济急时,应配合导尿或针灸以急通小便。

第十四节 水 肿

水肿是指体内水湿滞留,泛滥肌肤,引起头面、四肢、腹部,甚至全身浮肿的症状,严重者还可伴胸水、腹水,其基本病机是肺脾肾三脏对水液的代谢失调。临床时应了解浮肿的程度,见面目虚浮,手足发胀,但压之无凹陷,称为潜在性水肿;若仅踝肿,按之凹陷易复,为Ⅰ度浮肿;较重者,浮肿过膝,按之凹陷没指,不易恢复,为Ⅱ度浮肿;更重者全身浮肿,腹大胸满,卧则喘促,为Ⅲ度浮肿。临床时还应了解水肿的发病经过及伴随症状。

一、鉴别要点

急性起病,多由外邪所致的阳水;慢性起病,多为内伤所致的阴水。

身半以上肿甚,其病属阳;身半以下肿甚,其病属阴。

始于头面,伴恶风或疮痍者,多为风水相搏,其病在肺;始于下肢,伴面白,身蜷畏寒者,为气不化水,其病在脾肾。

伴烦热口渴,舌红苔黄腻者,为水湿化热或湿热壅盛;伴心悸、唇紫、脉虚数或结代,为水邪凌心,瘀血内阻;伴喘促、汗出、痰多呈泡沫样、脉虚浮而数,是水邪凌肺,肾不纳气;伴呕吐不食、脘腹胀满,是水毒干胃,脾气不运;若伴身颤动、神昏,是水湿之邪内盛,暗耗肝阴,虚风内动。

二、治疗原则

水肿的治疗,《素问·汤液醪醴论》提出"去菀陈莝""开鬼门""洁净府"三条基本原则。

张仲景在《金匮要略·水气病脉证并治》中提出："诸有水者,腰以下肿,当利小便;腰以上肿,当发汗乃愈。"

辨证运用了发汗、利小便的两大治法。

三、治则应用枢要

根据上述所论,水肿的治疗原则应分阴阳而治。

阳水主要治以发汗、利小便、宣肺健脾,水势壅盛则可酌情暂行攻逐,总以祛邪为主;

阴水则主要治以温阳益气、健脾、益肾、补心,兼利小便,酌情化瘀,总以扶正助气化为治。

虚实并见者,则攻补兼施。

第十五节 神 昏

神昏即神志昏迷,不省人事的症状,是内科危重病的临床表现。在外感发热、中风、厥脱、水肿、消渴、肺胀等疾病发展到严重阶段时都可出现,是疾病危重的重要指征。其基本病机是外感时疫、热毒内攻,内伤阴阳气血逆乱,导致邪气蒙扰神窍,神明失司,或元气败绝,神明散乱。既往神昏多归属于心病,亦可归属于心脑病证,因脑为元神之府,为了便于理解,故心脑并称。

一、鉴别要点

临床上按神昏的浅深程度可分四个层次,依次为神识恍惚、神志迷蒙、昏迷、昏愦。

神识恍惚:先见情感淡漠或情绪烦躁,继而辨知事物不清,恍恍惚惚,但强呼之可应,回答问题已不够准确。

神志迷蒙:为嗜睡朦胧状态,强呼之可醒,旋即昏昏入睡。

昏迷:为呼之不应,不省人事,二便不能自制。

昏愦:即昏迷之甚,不仅呼之不应,对各种刺激也无反应,常伴目正睛圆,口张目合,舌卷囊缩,汗出脚冷,手撒遗尿,鼻鼾喘促或气息微弱等绝证。

神昏伴高热,谵语,烦躁,抽搐,或斑疹衄血,舌红绛而脉细数,病在心、脑,为热陷心营。

神昏而呈似清非清,时清时昏的状态,伴咳逆喘促,痰涎壅盛,苔腻而垢浊,脉濡数,病在心、肺,为痰蒙神窍。

神昏以谵语烦躁为主,伴日晡潮热,腹满疼痛,苔黄燥,脉沉实,为阳明腑实,热扰神明。

神昏以谵语如狂为主,伴少腹硬满急痛,唇爪青紫,舌绛,脉沉细而涩,为瘀热交阻,热入血室,病及心、脑。

神昏以昏迷不醒,或昏而时醒为主,伴黄疸日深,斑疹衄血,或腹胀如鼓,舌绛苔腻,为肝胆湿热,内陷心营。

神昏以突然昏倒,不省人事为主,伴肢体抽搐,鼾声痰鸣为特征,为肝阳暴张,引动肝风,痰浊上蒙心、脑,神明不用。

神昏发生于大失血、大吐泻过程中,为元气败绝,神明散乱。

二、治疗原则

神昏一般发生在急性高热、中风等病情危重之时。

治疗时应注重急性期标实症状突出,急则治其标,治疗当以祛邪为主,常用平肝息风、清化痰热、化痰通腑、活血通络、醒神开窍等治疗方法。

三、治则应用枢要

闭、脱二证当分别治以祛邪开窍醒神和扶正固脱、救阴回阳。

内闭外脱则醒神开窍与扶正固本可以兼用。

第十六节　抽　　搐

抽搐是以四肢不自主的抽动,甚则颈项强直,角弓反张为特征的症状,多见于内科的急重疾病过程中,其基本病机是外感或内伤,构成风、火、痰、虚等病理因素,导致筋脉失养而搐搦,因肢体抽动有风邪善行数变之特征,故病机上常简称为生风、动风。临床上要分析起病的缓急,抽搐的力量与幅度,以及伴随的症状等。

一、鉴别要点

急起发病,阵阵抽搐,或持续抽搐而有力,属实证;缓起发病,抽搐呈手足蠕动,抽搐无力,属虚证。

热病过程中抽搐,伴壮热,汗大出,渴欲冷饮,神昏谵语者,为热极生风。

热病后期发抽搐,抽搐无力,伴低热或潮热,心烦不宁,口干舌燥,脉细数,为阴虚生风。

吐泻后发抽搐,抽搐无力,伴疲乏气短,或畏寒怯冷,舌淡者,为土虚木旺之虚风内动。

大失血或慢性失血后发抽搐,抽搐无力,伴面色不华,心悸头昏,舌质淡者,为血虚生风。

急起抽搐,伴面红气粗,头痛呕吐,神昏,偏瘫者,为肝阳暴张,阳亢化风。

外感外伤后,阵发性四肢抽搐,颈项强直,甚至角弓反张,伴神昏喘促头痛,为疫毒、风毒引动肝风。

二、治疗原则

如癫痫之抽搐,病发即急,以开窍醒神豁痰治其标;

平时病缓则去邪补虚以治其本,是谓本病之大法。

临证时前者多以豁痰息风、开窍定痫法,后者宜健脾化痰、补益肝肾、养心安神法治之。

调养精神、注意饮食、劳逸适度实属重要。

三、治则应用枢要

外伤之抽搐,痉病属急症范围。

因此,急则舒筋解痉以治其标,缓则扶正益损以治其本。故祛邪扶正是其治疗大法。

具体治疗时,治实宜祛风、散寒、除湿、清热;治虚当滋阴养血。虚实错杂者,当标本并治,用泄热存阴、益气化瘀等法治疗。

本证除祛风止痉之外,须结合病机,治病求本,给予相应的治疗。

第十七节 出 血

出血是指血不循经,溢于脉外,外出于肌肤口鼻诸窍的症状,出血原因很多,其病机属实者多由于火热伤络,属虚者多由于气不摄血。临床时应结合出血的部位、颜色及伴随症状等进行分析。

一、鉴别要点

齿衄:指血从牙龈处溢出,又称牙衄,病变与胃、肾有关。

耳衄:指血从耳腔处溢出,病变与肾、肝有关。

目衄:指血从目眦或眼球处溢出,病变与肝、肾、胃有关。

肌衄:指血从肌肤渗出,又称紫斑、紫癜,病变与心、脾、肺、肾有关。

鼻衄:指血从鼻腔溢出,病变与肺、胃、肝有关。

咯血:指血随咳咯而出,常伴有痰涎,又称咳血,其病变与肺、肾、肝有关。

呕血:指血随呕吐而出,常夹有胃内容物,又称吐血,其病变与脾、胃、肝有关。

便血色黑者为远离肛门处的胃肠出血,称远血;便下鲜血或先便后血,为近肛门端的肠段出血或痔疮出血,称近血。

尿血:指血从小便中而出的症状,病变多在肾与膀胱。

血色鲜红,面赤口渴,舌红苔黄,脉数有力,常发生于热病过程中,为火热迫血妄行所致;血色鲜红,手足心热,口干心烦,舌红少苔,脉细数者,为阴虚火旺,灼伤络脉。

血色淡红或黯红,面色苍白,体倦乏力,舌淡者,为气虚气不摄血。

二、治疗原则

治疗血证,应针对各种血证的病因病机及损伤脏腑的不同,结合证候虚实及病情轻重而辨证论治。

《景岳全书·血证》说:"凡治血证,须知其要,而血动之由,惟火惟气耳。故察火者但察其有火无火,察气者但察其气虚气实。知此四者而得其所以,则治血之法无余义矣。"

三、治则应用枢要

概而言之,对血证的治疗可归纳为治火、治气、治血三个原则。

治火:火热熏灼,损伤脉络,是血证最常见的病机,应根据证候虚实的不同,实火当清热泻火,虚火当滋阴降火。并应结合受病脏腑的不同,分别选用适当的方药。

治气:气为血帅,气能统血,血与气密切相关,故《医贯·血症论》说:"血随乎气,治血必先理气。"对实证当清气降气,虚证当补气益气。

治血:《血证论·吐血》说:"存得一分血,便保得一分命。"要达到治血的目的,最主要的是根据各种证候的病因病机进行辨证论治,其中包括适当地选用凉血止血、收敛止血或活血止血的方药。

第八章　临床各科的常用治法

中医临床各科收治的患者各有侧重。在具体治疗时，虽然有同有异，但是，从治疗方法角度来分析归纳，又表现出大同小异的特点。从"八法"的角度来看，这是临床各科都普遍应用的基本方法；从更加具体的治疗方法来看，各科运用的方法有交叉，甚至有重复，但深究其内涵，又显示出各自独具的特色。

第一节　内科病常用治法

一、解表法

是一种祛除表邪，解除表证的治疗方法，属八法中的"汗法"。具有疏泄腠理，逐邪外出的作用。适用于外邪袭表，邪在肺卫的表证。病邪性质有风热、暑热、湿热、燥热的不同，因此解表法又分为辛温解表法、辛凉解表法、透疹解表法、扶正解表法四种。

（一）辛温解表法

用辛温药物疏泄腠理，透邪外出，以解除在表之邪，适用于外感风寒表证。症见恶寒重，发热轻，无汗，头痛身疼，鼻塞，流清涕，咳嗽，痰白清稀，苔薄白，脉浮紧。

（二）辛凉解表法

以辛凉解表药用来发散在表之风热，适用于外感风热表证。症见发热重，恶寒轻，咽干，口渴，鼻塞，流黄涕，咳嗽，痰黏或黄，苔薄黄，脉浮数。

（三）透疹解表法

用透疹药与和营解表药或清热解毒药透疹解表，清宣肺热，适用于表邪外束，麻疹不透之证。症见发热恶风，麻疹透发不出，或出而不畅，苔薄黄，脉浮数。

（四）扶正解表法

用辛温或者辛凉解表药物配伍扶正药物以解表兼以扶正，适用于体虚外感表证。根据气虚、血虚、阴虚、阳虚的不同，又有益气解表法、养血解表法、滋阴解表法、助阳解表法之分。益气解表法适用于气虚外感表证，症见恶寒发热，无汗，头痛鼻塞，倦怠无力，气短懒言，舌淡苔白，脉浮无力；养血解表法适用于血虚外感表证,症见头痛身热,微寒无汗,面色不华,唇甲色淡,心悸头晕,舌淡苔白,脉细等;滋阴解表法适用于阴虚外感表证,症见恶寒发热,头痛,干咳少痰,手足心热,心烦,口渴,咽干,舌红,脉细数;助阳解表法适用于阳虚外感表证,症见恶寒发热,无汗,头身痛等表证,形寒肢冷,面白声微,舌淡苔白,脉浮无力。

二、清热法

用寒凉药物以清解火热证的治法,为八法中的清法。由温、热、火、暑邪致病而形成里热证,均以此法治疗。临床多用于热性病和脏腑火热证。根据里热证病情的不同,清热法又有清热泻火法、清热凉血法、清热燥湿法、清热解毒法、清虚热法之分。

(一)清热泻火法

用寒凉药物,以清热、泻火、解毒的一种治法,适用于气分实热证。症见壮热面赤,烦躁,口渴,汗出,舌红苔黄,脉洪大有力。

(二)清热凉血法

用苦寒清热的药物,配合凉血的药物以清热凉血,适用于热入营血证。症见身热夜甚,心烦失眠,神昏谵语,舌质绛,脉细数。

(三)清热燥湿法

用辛开苦降之品燥湿、泄热,除中焦湿热之邪的治法,适用于湿热内蕴之证。由于湿热之邪所居部位不同,湿热证临床表现亦各具特点,如湿热蕴积胃肠所致湿热泄泻、湿热痢疾;湿热蕴结肝胆所致湿热黄疸;湿热下注膀胱而致湿热淋证、湿热带下;湿热蕴积肌肤而致湿疹、湿疮等。

(四)清热解毒法

用苦寒之品直清里热,泻火解毒的治法。适用于热毒壅盛之证。若三焦火毒热盛,可见身热烦躁,口燥咽干,谵语不眠,脉数有力等;若热毒壅聚上、中二焦,可见身热口渴,面赤唇焦,胸膈烦热,口舌生疮,舌红苔黄,脉滑数等;若热毒壅于上焦,可见头面红肿,腮颐肿大,咽喉肿痛等;若热毒壅结于肌肤,可见疮痈肿毒,局部红肿热痛;若热毒蕴于大肠,可见热毒泻痢,腹痛腹泻,里急后重,下利赤白,肛门灼热,舌红苔黄,脉滑数等。

(五)清虚热法

用甘咸寒滋养阴液及清虚热之品清解虚热的治法,适用于阴虚发热证。症见午后或夜间发热,手足心热,或骨蒸潮热,心烦少寐,颧红,盗汗,口干咽燥,舌红少苔,脉细数。

三、攻下法

用具有泻下作用的方药,通过泻下大便,攻逐体内积滞和积水,解除实热蕴结的一种治疗方法。又称下法,属八法之一。适用于里实证。《素问·至真要大论》"中满者,泻之于内""其下者,引而竭之"为其立法依据。由于里实证病情的不同,攻下法又分为苦寒攻下法、温里攻下法、润肠通便法、攻补兼施法、泻下逐水法五种。

(一)苦寒攻下法

用寒泄通降之品以泻下热结的方法,适用于热结便秘证。症见高热谵语,大便秘结,腹胀腹痛,口舌干燥,舌红苔黄或黄燥,脉滑数。

(二)温里攻下法

用泻下药与温里药配伍以攻逐冷积的治疗方法。又称攻下寒积法,适用于寒积便秘证。症见大便秘结,脘腹冷痛,喜温拒按,畏寒肢冷,甚或手足厥逆,舌淡苔白滑或白腻,脉沉紧或沉弦。

(三)润肠通便法

用质地柔润的药物,以滑润肠壁,缓通大便的治疗方法。适用于肠燥便秘证。症见大便秘结,脘腹痞满,不思饮食,口唇干燥,面色无华,舌红少苔,脉细涩。

(四)攻补兼施法

以泻下药与补益药同用,而扶助正气,攻下里实的一种治法。适用于邪实正虚之便秘证。若里热实结,气血虚弱者,症见大便秘结,下之不通,身热口渴,气短乏力等;若里实热结,津液损伤者,症见大便秘结,下之不通,口唇干燥,舌红少苔,脉细涩;若寒实内结,气虚阳衰者,症见大便秘结,腹痛得温则减,或久痢赤白,手足不温,脉沉弦。

(五)泻下逐水法

指攻逐水饮,使水饮之邪从大便排出体外的治法。适用于形气俱实之胸腹水肿。症见胸腹水肿,口渴,气粗,腹坚,二便不通,舌苔白腻,脉沉实有力。

四、和解法

通过和解少阳、分消上下、疏利透达,以及调和肝脾、调和胃肠、抑阳益阴、益脾抑肝、益肺抑肝等作用,以治疗少阳病邪在半表半里,脏气不平所致病证的治疗方法之一,又称为和法,属八法之一。和解法原为和解少阳而设,适用于病在半表半里的少阳证。《伤寒明理论》明确提出:"伤寒在表者,必渍形以为汗,邪气在里者,必荡涤以为利。其于不内不外者,半表半里,既非发汗之所宜,又非吐下之所对,是当和解则可矣。"和解法有和解少阳法、开达膜原法、调和肝脾法、调和胃肠法等几种。

(一)和解少阳法

用疏解和清泄少阳邪热的药物和解少阳,治疗邪犯少阳,邪正相争于半表半里的少阳不和证的一种方法。适用于少阳证。症见寒热往来,胸胁苦满,不欲饮食,心烦喜呕,口苦,咽干,目眩,苔薄白,脉弦。

(二)开达膜原法

是用疏利透达的药物来祛除膜原湿热秽浊之邪的治疗方法。适用于湿热秽浊郁闭于膜原之证,症见憎寒壮热如疟,发无定期,脘痞腹胀,苔白腻如积粉,舌质红绛等。

(三)调和肝脾法

是用调畅肝气,健脾助运的药物,治疗肝脾(胃)不和病证的一种方法。适用于肝脾不和证。症见胸闷胁痛,脘腹胀痛,不思饮食,大便溏泄,或妇女乳房胀痛,月经不调及痛经等。

(四)调和胃肠法

用具有辛温散寒与苦寒泄热的药物,以调和肠胃,升降气机,平调寒热的一种治疗方法。适用于肠胃不和证。症见心下痞硬,满闷不舒,欲呕不食,或肠鸣下利等。

五、温里法

是针对里寒病机拟定的治疗方法,又称为温法,属八法之一。温里法适用于里寒证。《素问·至真要大论》"寒淫于内,平以辛热""寒者热之""治寒以热"为其立法依据。由于里寒证病情的不同,温里法又分为温中祛寒法、回阳救逆法、温经散寒法三种。

(一)温中祛寒法

是针对中焦虚寒病机拟定的治疗方法。适用于中焦虚寒证。症见脘腹冷痛,肢体倦怠,手足不温,恶心呕吐,腹痛泄泻,口淡不渴,舌苔白滑,脉沉迟。

(二)回阳救逆法

是针对阳气衰微,阴寒内盛病机拟定的治疗方法。适用于阳衰阴盛之证。症见四肢厥逆,恶寒蜷卧,吐利腹痛,下利清谷,脉沉细或沉微。

(三)温经散寒法

是针对寒滞经络,血脉不利病机拟定的治疗方法。适用于寒滞经脉之证。症见腰、腿、足等部位疼痛,手足不温,舌淡苔白,脉沉细。

六、补益法

运用补益作用的方药,通过补养气血、阴阳、以达到扶助正气,消除虚弱目的的治疗大法,又称为补法,属八法之一。补益法适用于人体脏腑气血阴阳之诸虚劳损证。《素问·至真要大论》"衰者补之,损者益之",《素问·阴阳应象大论》"形不足者,温之以气,精不足者,补之以味"为其立法依据。由于虚证有气虚、血虚、阴虚、阳虚病情的不同,补益法又分为补气法、补血法、补阴法、补阳法四种。

(一)补气法

用甘温滋补以补益脏腑之气,促进脏腑功能的一种治法。适用于气虚证。如脾气虚证,症见食欲不振,脘腹虚胀,大便溏薄,体倦神疲,面色萎黄,消瘦等;肺气虚证,症见气少喘促,动则益甚,咳嗽无力,声音低怯,甚或喘促等;心气虚证,症见心悸怔忡,胸闷气短,活动后加重等。

(二)补血法

用柔润滋补以补养营血的一种治法。适用于血虚证。症见面色苍白或萎黄,唇爪苍白,眩晕耳鸣,心悸怔忡,失眠健忘,或月经量少色淡,甚则闭经,舌淡,脉细等。

(三)补阴法

用生津养阴之品以滋补阴液的治疗方法,又称养阴法。适用于阴虚证。若肺阴虚证,症见干咳无痰,或痰少而黏,口咽干燥,形体消瘦,潮热盗汗,声音嘶哑等;胃阴虚证,症见胃脘隐痛,饥不欲食,口燥咽干,大便干结等;肝阴虚证,症见头晕耳鸣,两目干涩,胁肋灼痛,五心烦热,潮热盗汗等;肾阴虚证,症见腰膝酸痛,眩晕耳鸣,失眠多梦,遗精,五心烦热,潮热盗汗等。

(四)补阳法

用温补人体阳气以增强脏腑功能的一种治疗方法,适用于阳虚证。症见畏寒肢冷,腰膝酸软,性欲淡漠,阳痿早泄,宫寒不孕,五更泄泻等。

七、消导(消散)法

通过消导和散结的药物,使食、痰、气、帆、水、虫等积聚之有形实邪渐消、缓散的一种治疗方法,属于八法中"消法"的范畴。适用于食积痞块的病证。消导法主要是指消食导滞和消癥散积而言。

(一)消食导滞法

用消食化积之品以消除积滞,恢复脾胃纳化功能的治疗方法。适宜于食积或乳积不化之证。症见脘腹痞满,恶心呕吐,嗳腐吞酸,厌食纳呆,大便泄泻,舌苔厚腻,脉滑。

(二)消痞散积法

是针对气血痰瘀,癥瘕积块病机拟定的治疗方法。适用于瘕积痞块证。症见两胁癥积,脘腹瘕结,攻撑作痛,饮食少进,肌肉消瘦等。

八、理气法

用具有舒畅气机,调理脏腑作用的方药治疗气机阻滞或逆乱病证的治法。适用于气滞、气逆证。《素问·至真要大论》"结者散之,留者攻之,逸者行之"为其立法依据。由于气滞、气逆证性质不同,理气法又分为疏肝行气法、肃肺降逆法、和胃降逆法、行气导滞法等。

(一)疏肝行气法

用疏通郁结的药物,以使肝气条达舒畅的一种治疗方法。适用于肝郁气滞证。症见胸胁胀痛,喜太息,疝气痛,妇女月经不调,痛经,乳房胀痛,脉弦等。

(二)肃肺降逆法

用肃降肺气的药物,治疗肺气上逆的一种方法。本法适宜于因外邪、痰湿、寒饮等留舍胸膈,阻遏肺气,导致肺气不能下降反而上逆,表现为气逆、喘促、胸闷等病证。

(三)和胃降逆法

用和调胃气的药物以降气逆的一种治疗方法。适用于胃气上逆证。症见呕吐,嗳气,呃逆等。

(四)行气导滞法

用行气散结,降逆化痰等药物,以调理气机升降出入异常的一种治疗方法。本法适宜于痰湿内停,气机阻滞,脾胃气机升降失常所致的脘腹胀痛或痞满、呼吸不利、咳嗽、呕吐,甚则小便不利、水肿等证。

九、理血法

运用具有活血祛瘀或止血作用的药物,促进血液运行,消散瘀血及制止出血的一种治疗方法。适用于多种原因所致的血液瘀滞不行及出血证。血分病可分为血虚、血热、瘀血、出血四类。出血病根据出血的原因又分气不摄血、血热妄行、瘀血出血、外伤出血等。血虚和气不摄血证之出血,用养血和补气法治疗。血热出血,用清法治疗。其他血证,可用理血法治疗。

(一)活血祛瘀法

用活血化瘀药祛除瘀血治疗瘀血证的方法。用于治疗外伤瘀血肿痛,腹内瘀血积块,肢体、内脏瘀血疼痛。如肝积、脾积瘀血肿大,心脉瘀阻绞痛,胞宫瘀血痛经或经闭,以及血脉瘀阻所致的头痛、肢体疼痛、麻木等。

(二)止血法

用止血药治疗出血性疾病的方法。

1. 凉血止血法　用凉血药与止血药配合应用治疗血热出血证的方法,适用于治疗血热妄行所致的多种出血,如热病所引起的衄血、咯血、吐血、尿血、便血、肌衄发斑等。

2. 祛瘀止血法　用活血化瘀药治疗血瘀出血证的方法,适用于治疗血脉瘀滞不通,血不循经而外溢所致的多种出血。如胃瘀血之吐血,便血,胞宫瘀血之崩漏下血。

十、固涩法

用收敛固涩药物治疗气血津液耗散或滑脱等证的方法。本法具有敛汗、止嗽、止泻、涩精、止遗、止带、固崩止漏、止血等作用。适用于各种滑脱不禁证。由于滑脱不禁证病因、病位各有不同,固涩法又可分为固表止汗法、敛肺止咳法、涩肠止泻法、涩精止遗法、固崩止带法五种。

(一)固表止汗法

用益气固表药或配益阴敛汗药以固护卫阳,制止汗液过度外泄的一种治疗方法。适用于自汗、盗汗证。症见汗出恶风,遇劳尤甚,易于感冒,体倦乏力,面色少华等。

(二)敛肺止咳法

收敛肺气以消除咳嗽的一种治疗方法。适用于肺虚久咳证。症见久咳不已,咳甚气喘自汗,脉虚数。

(三)涩肠止泻法

用温中健脾与涩肠止泻以治疗大便滑泄失禁证的一种方法。适用于久泻久痢。症见泻痢无度,滑脱不禁,甚至肛门脱坠,脐腹疼痛,不思饮食,或下痢赤白脓血便,喜温喜按,倦怠乏力,舌淡苔白,脉迟细。

(四)涩精止遗法

用温涩补肾以固精关,涩肾精,增强肾封藏固精功能的一种治法。适用于遗精,遗尿证。症见遗精滑泄,或遗尿尿频,兼腰膝酸软,眩晕耳鸣,神疲乏力,舌淡,苔白,脉沉细。

（五）固崩止带法

通过补肾固中,固涩止带和收敛止血以治疗崩漏、带下证的一种方法。适用于崩漏、带下证。症见崩漏不止,或带下淋漓,日久不愈,神疲乏力,纳少便溏,手足不温,舌淡,苔白,脉沉细。

十一、开窍法

开窍法是用芳香开窍之品以开闭通窍、苏醒神志的治法。适用于神昏窍闭证。《素问·至真要大论》"开者发之""客者除之""热者寒之""寒者热之"为其立法依据。由于神昏窍闭证有寒、热病情的不同,开窍法又分为凉开法、温开法两种。

（一）凉开法

即清热开窍法,是清泄心经邪热以开闭通窍的一种治法。适用于热闭证。症见神昏谵语,惊厥抽搐,伴高热面赤,口渴,苔黄,脉数等热象。

（二）温开法

即辛温开窍法,用辛香走窜、开窍醒神的药物以开闭通窍、苏醒神志的一种治法。适用于寒闭证。症见神昏谵语,惊厥抽搐,伴面白唇青,四肢不温,苔白,脉迟等寒象。

十二、镇痉法

镇痉法是通过平肝息风、祛风通络,以解除四肢抽搐、眩晕、震颤、口眼㖞斜等病证的一种治法,又称息风法。

（一）祛风解痉法

用疏风之品伍以养血、祛湿、化痰药物以祛风解痉的治法。适用于中外风后出现筋脉拘急、手足不遂、口眼㖞斜等症者。

（二）息风解痉法

适用于内风所致之眩晕、手足搐搦、瘛疭等病证。

1.清热息风法　用清热重镇息风通络药物以清热息风的治法。适用于邪热壅盛、热极生风之证,症见发热胸闷、口噤齘齿、项背强直甚至角弓反张、手足挛急、口渴烦躁等。

2.镇肝息风法　用平肝潜阳药物以镇肝息风的治法。适用于肝阳上亢、肝风内动之证,症见头晕目眩,甚则卒然昏倒、口眼㖞斜、半身不遂等。

3.滋阴息风法　用滋阴养血、重镇息风药物以滋阴息风的治法。适用于邪热伤阴,阴血不足,风从内生的病证,症见手足蠕动、头目眩晕等。

第二节　外科病常用治法

一、解表法

解表法是用解表发汗的药物,使邪从汗解的治法。在具体应用时,当分辨风热、风寒,法分辛凉解表与辛温解表。

(一)辛凉解表法

适用于外感风热证,外科疾病局部焮红肿痛,或皮肤出现急性泛发性皮损,皮疹色红、瘙痒,伴咽喉疼痛、恶寒轻、发热重、汗少、口渴、小便黄、舌苔薄黄、脉浮数者,如颈痈、乳痈初起、头面部丹毒、瘾疹(风热证)、药疹等。代表方如牛蒡解肌汤或银翘散。常用药物如桑叶、菊花、蝉蜕、牛蒡子、连翘等。

(二)辛温解表法

用于外感风寒证,外科疾病局部肿痛酸楚,皮色不变,或皮肤出现急性泛发性皮损,皮疹色白,或皮肤麻木,伴有恶寒重、发热轻、无汗、头痛、身痛、口不渴、舌苔白、脉浮紧者,如瘾疹(风寒)。代表方如荆防败毒散、万灵丹。常用药物如荆芥、防风、麻黄、桂枝、羌活、生姜、葱白等。

使用注意:凡外科疾病预后,日久不敛,体质虚弱者,即使有表证存在,亦不宜发汗太过,否则汗出过多,体质更虚,可引起痉厥、亡阳之变。

二、清热法

清热法是用寒凉的药物,使内蕴之热毒得以清解的治法,适用于热毒蕴结证。在具体运用时,须分清热之盛衰,火之虚实。实火宜清热解毒;热在气分者,当清气分之热;邪在营分者,当清营凉血;阴虚火旺者,当养阴清热。

(一)清热解毒法

用于热毒之证,症见局部红、肿、热、痛,伴发热烦躁、口咽干燥、舌红苔黄、脉数等,如疔疮、疖、痈、有头疽等;代表方五味消毒饮。常用药有蒲公英、紫花地丁、金银花、连翘、蚤休、野菊花等。

(二)清气分热

适用于局部色红或皮色不变、灼热肿痛的阳证,或皮肤病的皮损焮红灼热、脓疱、糜烂,并伴壮热烦躁、口干喜冷饮、溲赤便干、舌质红、苔黄腻或黄燥、脉洪数等。如颈痈、流注、接触性皮炎、脓疱疮等。代表方黄连解毒汤。常用药有黄连、黄芩、黄柏、石膏等。

（三）清血分热

适用于邪热侵入营血,症见局部焮红灼热的外科疾病,或皮肤病出现红斑、瘀点、灼热,可伴高热、口渴不欲饮、心烦不寐、舌质红绛、苔黄、脉数等。如烂疔、发、大面积烧伤、丹毒、白疕(血热型)等。代表方犀角地黄汤、清营汤。清血分之热药有水牛角、鲜生地、赤芍、丹皮、紫草、大青叶等。

（四）养阴清热法

用于阴虚火旺的慢性病症,或走黄、内陷后阴伤有热者,如红蝴蝶疮、有头疽溃后;清骨蒸潮热一般用于瘰疬、流痰后期虚热不退的病证。代表方知柏地黄丸。清骨蒸潮热方,如清骨散。常用药有生地、玄参、麦冬、龟板、知母等;清骨蒸潮热药有地骨皮、青蒿、鳖甲、银柴胡等。

使用注意:临床上,清热解毒与清气分热常相互合并应用,有时不能截然分清。若热毒内传,邪陷心包而见烦躁不安、神昏谵语、身热、舌质红绛、苔黑褐而干、脉洪数或细数,是为疔疮走黄、疽毒内陷又当加清心开窍法,可应用安宫牛黄丸、紫雪散、至宝丹等。

三、通里法

通里法是用泻下药物,使蓄积在脏腑内部的毒邪得以疏通排出,从而达到除积导滞、逐瘀散结、泻热定痛、邪去毒消目的的治法。通里法分为攻下(寒下)和润下两法。

（一）攻下法

适用于表证已罢,热毒入腑,内结不散的实证、热证。如外科疾病局部焮红肿胀,疼痛剧烈或皮肤病之皮损焮红灼热,并伴口干饮冷、壮热烦躁、呕恶便秘、舌苔黄腻或黄燥、脉沉数有力者。代表方大承气汤、内疏黄连汤、凉膈散,常用药大黄、芒硝、枳实、番泻叶等。

（二）润下法

适用于阴虚肠燥便秘,如疮疡、肛肠疾病症见口干食少、大便秘结、脘腹痞胀、舌干质红、苔黄腻或薄黄、脉象细数者。代表方润肠汤,常用药瓜蒌仁、火麻仁、郁李仁、蜂蜜等。

四、温通法

温通法是用温经通络、散寒化痰等药物,以祛散阴寒凝滞之邪,是治疗寒证的主要治法,即《黄帝内经》所说"寒者热之"之意。在临床运用时,本法分有温经通阳,散寒化痰;温经散寒,祛风化湿两法。

（一）温经通阳、散寒化痰法

适用于体虚寒痰阻于筋骨，患处隐隐作痛，漫肿不显，不红不热，面色苍白，形体恶寒，小便清利，舌淡苔白，脉迟或沉等内寒证，如流痰、脱疽等病。代表方阳和汤。常用药物附子、肉桂、干姜、桂枝、麻黄、白芥子等。

（二）温经散寒、祛风化湿法

适用于体虚风寒湿邪侵袭筋骨，患处酸痛麻木、漫肿、皮色不变、恶寒重发热轻、苔白腻、脉迟紧等外寒证者。代表方独活寄生汤。常用药物细辛、桂枝、羌活、独活、秦艽、防风、桑寄生等。

使用注意：阴虚有热者，不可施用本法，因温燥之药能助火劫阴，若用之不当，能造成其他变证。临床上应用温通法多配以补气养血、活血通络之品，能提高疗效。因为元气充足，血运无阻，经脉流通，阳气自然畅达。

五、祛痰法

祛痰法是用咸寒化痰软坚的药物，使因痰凝聚的肿块得以消散的治法。一般来说，痰不是外科疾病的主要发病原因，但由于外感六淫或内伤情志，以及体质虚弱等，多能使气机阻滞凝聚成痰。因此，祛痰法在临床运用时，大多是针对不同病因，配合其他治法使用，以达到化痰、消肿、软坚的目的。本法分有疏风化痰、清热化痰、解郁化痰、养营化痰等法。

（一）疏风化痰法

适用于风热夹痰之病证，如颈痈结块肿痛，伴有咽喉肿痛、恶风发热。代表方牛蒡解肌汤合二陈汤，常用药物牛蒡子、薄荷、蝉蜕、夏枯草、陈皮、杏仁、半夏等。

（二）清热化痰法

适用于痰火凝聚之证，如锁喉痈红肿坚硬、灼热疼痛，伴气喘痰壅、壮热口渴、便秘溲赤、舌质红绛、苔黄腻、脉弦滑数。代表方清咽利膈汤合二母散，常用药物板蓝根、连翘、黄芩、金银花、贝母、桔梗、瓜蒌、天竺黄、竹茹等。

（三）解郁化痰法

适用于气郁夹痰之病证，如瘰疬、肉瘿，结块坚实，色白不痛或微痛，伴有胸闷憋气、性情急躁等。代表方逍遥散合二陈汤，常用药物柴胡、川楝子、郁金、香附、海藻、昆布、白芥子等。

（四）养营化痰法

适用于体虚夹痰之证，如瘰疬、流痰后期，形体消瘦、神疲肢软者。代表方香贝养营汤，常用药物当归、白芍、首乌、茯苓、贝母等。

六、理湿法

理湿法是用燥湿或淡渗利湿或化湿的药物,以祛除湿邪的治法。外科疾病中湿邪常与其他邪气相合而致病,最多为夹热,其次为夹风,最次为夹寒。因此,理湿法不单独使用,必须结合清热、祛风、散寒等法,才能达到治疗目的。

(一)燥湿法

适用于湿邪兼有脾虚不运之证,如外科疾患伴有胸闷呕恶、脘腹胀满、纳食不佳、舌苔厚腻等。代表方平胃散,常用药物苍术、佩兰、藿香、厚朴、半夏、陈皮等。

(二)清热利湿法

适用于湿热交并之证,如湿疮、漆疮、臁疮等见肌肤焮红作痒、滋水淋漓者,用二妙丸、萆薢渗湿汤;若热重于湿,患处灼热肿痛,如委中毒等,用五神汤:若肝胆湿热引发的蛇串疮、子痈、囊痈等,用龙胆泻肝汤。二妙丸、萆薢渗湿汤、五神汤、龙胆泻肝汤等,常用药物萆薢、泽泻、薏苡仁、猪苓、茯苓、车前草、茵陈等。

(三)祛风除湿法

适用于风湿袭于肌表之证,如白驳风。代表方豨莶丸,常用药物地肤子、豨莶草、威灵仙、防己、木瓜、晚蚕砂等。

七、理气法

理气法是用理气的药物,调畅气机,调和气血,从而达到消肿散坚止痛目的的治则。外科疾患局部的肿胀、结块、疼痛,是由气血凝滞所致,气血凝滞是外科病理变化中的一个重要环节。气为血帅,血随气行,气行则血行,所以行气法每多与活血药配合使用。肝主疏泄,调畅气机,七情不畅,肝气郁结,易导致气血凝滞,或气郁生痰,故行气药每用疏肝解郁法,又多与化痰药合用。

(一)疏肝解郁、行气活血法

适用于肝郁气滞血凝而致肿块坚硬或结块肿痛、不红不热;或痈疽后期,寒热已除、毒热已退、肿硬不散者,伴胸闷不舒、口苦、脉弦等,如乳癖、乳岩等。代表方逍遥散或清肝解郁汤,常用药物柴胡、香附、枳壳、陈皮、木香、元胡、当归、白芍、金铃子、丹参等。

(二)理气解郁、化痰软坚法

适用于肿势皮紧内软,随喜怒而消长,伴性情急躁、痰多而黏等,如肉瘿、气瘿等病。代表方海藻玉壶汤、开郁散,常用药物海藻、昆布、浙贝、青皮、半夏、川芎。

八、和营法

和营法是用调和营血的药物,使经络疏通,血脉调和流畅,从而达到疮疡肿消痛止目的的治则。和营法在内治法中应用广泛,主要有和营祛瘀、和营解毒两法。

(一)和营祛瘀法

适用于经络阻隔、气血凝滞引起的外科疾病,如肿疡或溃后肿硬疼痛不减、结块,色红较淡,或不红或青紫者。代表方桃红四物汤,常用药物桃仁、红花、赤芍、川芎等。

(二)和营解毒法

适用于瘀血与热毒相互搏结,瘀热化毒而形成所引起的外科疾病,如阑尾炎脓肿、包块等。瘀热有瘀重于热和热重于瘀之分。代表方大黄牡丹皮汤。常用的药物还有:蒲公英、红藤、虎杖、白花蛇舌草、大黄等,既有活血化瘀,又有清热解毒的功效。活血化瘀之功效寓于清热解毒之中。

九、内托法

内托法是用补益和透脓的药物,使外科疾病的毒邪移深就浅,早日液化成脓,并使扩散的证候趋于局限化,邪盛者不致脓毒旁窜深溃,正虚者不致毒邪内陷,从而达到脓出毒泄,肿痛消退目的的治则。在临床具体应用时,分有透托法和补托法两类。

(一)透托法

用于肿疡已成,毒盛正气不虚,尚未溃破或溃破后脓出不畅者,多用于实证;代表方透脓散。

(二)补托法

用于肿疡毒势方盛,正气已虚,不能托毒外出者。如见疮形平塌,根盘散漫,难溃难腐,或溃后脓水稀少,坚肿不消,并出现精神不振、面色无华、脉数无力等症状者,可选用益气托毒的托里消毒散;如见疮形漫肿无头,疮色灰黯不泽,化脓迟缓,或局部肿势已退,腐肉已尽,而脓水灰薄,或偶带绿色,新肌不生,不知疼痛,或肠痈脓成之后,腹部膨胀,大便次数增多,似痢不爽,小便频数似淋,伴精神萎顿、肢冷自汗、身微热或体温反降、苔薄白、舌质淡、脉象沉细等症状者,可选用温阳托毒的神功内托散、薏苡附子败酱散。

十、补益法

补益法是用补虚扶正的药物,使体内气血充足,得以消除各种虚弱现象,恢复人体正气,助养新肉生长,使疮口早日愈合的法则。补益法通常分为益气、养血、滋阴、温阳等四法。

(一)益气法

用于局部疮形平塌散漫,久不溃脓者,伴见呼吸气短,语声低微,疲乏无力,自汗,饮食不振,舌淡苔少,脉虚无力者,代表方四君子汤,常用药物黄芪、党参、白术、茯苓等。

(二)养血法

用于局部疮形平塌散漫,顶不高突,成脓迟缓,溃疡日久不敛,伴见面色苍白或萎黄,唇色淡白,头晕眼花,心悸失寐,手足发麻,脉细无力者。若皮肤病皮损表现干燥、脱屑、肥厚、粗糙、皲裂、苔藓样变,毛发干枯脱落,伴有头晕目花,面色苍白等全身症状者,宜养血润燥。代表方八珍汤,常用药物当归、熟地、白芍、鸡血藤等。

(三)滋阴法

对外科疾病,症见口干咽燥,耳鸣目眩,手足心热,午后潮热,形体消瘦,舌红少苔,脉细数者,以滋阴法治之,代表方六味地黄丸,常用药物生地、玄参、麦冬、女贞子、旱莲草、玉竹等。

(四)温阳法

对局部肿形散漫,不易酿脓腐溃,溃后肉色灰黯,新肉难生,舌淡,苔薄,脉微细,以温阳法治之。代表方附桂八味丸或右归丸,常用药物附子、肉桂、仙茅、淫羊藿、巴戟天、鹿角片等。

此外,乳房病或皮肤病中兼冲任不调者,用补肾法以调冲任。

十一、养胃法

养胃法是用扶持胃气的药物,使纳谷旺盛,从而促进气血生化的治法。凡外科疾病溃后脓血大泄,必须靠水谷之营养,以助气血恢复,加速疮口愈合;若胃纳不振,则生化乏源,气血不充,溃后难敛。临床在具体运用时,分为理脾和胃、和胃化浊及清养胃阴等法。

(一)理脾和胃法

用于脾胃虚弱,运化失职,如溃疡兼纳呆食少、大便溏薄、舌淡、苔薄、脉弱等症;代表方异功散,常用药物党参、白术、茯苓、陈皮、砂仁等。

(二)和胃化浊法

适用于湿浊中阻,胃失和降,如疔疮或有头疽溃后,症见胸闷泛恶、食欲不振、苔薄黄腻、脉濡滑者;代表方二陈汤,常用药物陈皮、茯苓、半夏、厚朴、竹茹、谷芽、麦芽等。

(三)清养胃阴法

适用于胃阴不足,如疔疮走黄、有头疽内陷,症见口干而不喜饮、胃纳不香,或伴口糜、舌光红、脉数者。代表方益胃汤,常用药物沙参、麦冬、玉竹、生地、天花粉等。

第三节 妇科病常用治法

一、补肾滋肾

肾为人体生长、发育、生殖之本,为冲任之本,为五脏之本,故滋肾补肾立为妇产科治本大法。通过滋肾补肾,使阳得阴生,阴得阳化,阴阳平衡,以维系女性的正常生理活动。

肾阴不足或肾精亏损,可致月经不调、更年期综合征、先兆流产、不孕症等,治宜滋肾养阴,填精益髓。代表方剂如六味地黄丸、左归丸、养精种玉汤等。常用药物有生地、熟地、黄精、山茱萸、枸杞、首乌、阿胶、龟板胶、女贞子、桑椹子等。

若阴不敛阳,阳失潜藏,阴虚阳亢可致妊娠高血压综合征等,治宜滋阴潜阳。于滋阴药中加潜阳之品如生牡蛎、生龟板、生鳖甲等。

若肾阴不足,肾水不能上济于心,心火偏亢所致绝经前后诸证等,宜滋阴降火。常用药有知母、麦冬、五味子、黄连、莲心、夜交藤等。

若肾阴匮乏致肝阴不足所致月经不调、闭经、痛经、崩漏、胎儿宫内生长迟缓,不孕症等,宜滋肾养肝。代表方有调肝汤、一贯煎、养精种玉汤。常用药物熟地、首乌、山萸肉、白芍、枸杞等。

若肾阳不足命门火衰所致痛经、闭经、崩漏、更年期综合征、流产、不孕症等,宜温肾扶阳,即"益火之源以消阴翳"。代表方如肾气丸、右归丸、内补丸。常用药物有仙茅、仙灵脾、补骨脂、巴戟、淫羊藿、鹿角霜、鹿茸等。

若肾脾阳虚,火不温土所致痛经、崩漏、胎萎不长、妊娠高血压综合征、妇科炎性病变、不孕症等,治宜温肾培脾。代表方如健固汤、真武汤。常用药物有高良姜、干姜等。若聚湿生痰可选用苍术、半夏、胆南星、陈皮类药物。

若肾气不足或不固所致崩漏、先兆流产、习惯性流产、子宫脱垂等,宜补肾固肾。代表方如寿胎丸、补肾固冲丸。常用药物有菟丝子、杜仲、巴戟、鹿角霜、益智仁、紫河车等。其若肾阴阳俱虚所致崩漏、闭经、更年期综合征、习惯性流产、不孕症等,宜阴阳双补。其代表方如归肾丸、二仙汤。

二、疏肝养肝

疏肝养肝也常为妇产科重要治法之一,肝疏泄功能失常或肝血不足均能导致冲任功能失调发生妇产科病证,均可采用疏肝养肝法。

凡肝郁气滞,疏泄失常,或肝气逆乱影响冲任气血失调所致月经不调、痛经、妊娠腹痛、妊娠高血压综合征、缺乳、不孕症等,宜疏肝解郁。代表方如逍遥散、柴胡疏肝散、下乳涌泉散。常用药物有柴胡、香附、郁金、川楝子、青皮、橘叶、枳壳等。

若肝郁化火,火扰冲任致月经不调、崩漏、妇科炎性病变等,宜泻肝清热。代表方如龙胆泻肝汤。常用药物有龙胆草、黄芩、茵陈、栀子、桑叶、菊花、夏枯草等。

凡营阴不足,肝血衰少所致月经不调、闭经、月经前紧张综合征、更年期综合征等,宜滋阴养肝或补血养肝。代表方如杞菊地黄丸、一贯煎、二至丸。常用药物有地黄、白芍、当归、制首乌、枸杞子、桑椹子、旱莲草等。若肝血不足,兼有气郁气滞的,宜滋阴疏肝,代表方一贯煎。

若肝阴血不足,肝阳上亢或肝风内动所致更年期综合征、子痫等,宜平肝潜阳,镇肝息风。代表方如天麻钩藤汤、羚角钩藤汤。常用药物如白芍、生牡蛎、生龙骨、代赭石、钩藤、地龙等。

若肝郁脾虚所致月经不调、月经前紧张综合征、崩漏、妊娠高血压综合征等,宜调肝实脾。代表方剂如逍遥丸。常用药物有党参、白术、怀山药、苡仁、芡实等。

三、健脾和胃

脾胃为后天之本,气血生化之源,是经、孕、产、乳的物质基地。因此脾胃功能失调可致化源不足,影响冲任功能而发生妇产科病证。

凡脾胃虚弱,生化之源不足所致月经不调、崩漏、闭经、先兆流产、妊娠剧吐、缺乳等,宜健脾益气。代表方如四君子汤、参苓白术散等。常用药物有党参、人参、白术、黄芪、怀山药、桂圆肉、莲肉、大枣等。

若脾虚中气下陷,统摄失权所致月经过多、崩漏、习惯性流产、子宫脱垂等,宜补中益气,升阳举陷。代表方如补中益气汤、举元煎、归脾汤。常用药物有党参、黄芪、柴胡、桔梗、升麻等。

若脾失健运,水湿泛溢所致经行浮肿,经行泄泻、妇科炎性病变、妊娠肿胀等,宜补脾,升阳燥(除)湿。代表方如理中丸、白术散、完带汤。

凡胃失和降所致妊娠剧吐,治宜健脾和胃,降逆止呕。代表方如香砂六君子汤、小半夏加茯苓汤。

因热而上逆的,宜清热降逆止呕,常用药物有竹茹、黄连、芦根、代赭石等。代表方如橘皮竹茹汤。

因寒而上逆的,宜温中降逆止呕。常用药物有砂仁、吴茱萸、干姜、苏梗等。代表方如干姜人参半夏汤、丁香柿蒂汤。

临证用药,宜注意不可过用滋腻、剋伐之品,以免损伤脾胃正气,导致生化或运化功能失常。

四、调理气血

妇人以血为本,以血为用,以气运行,故气血在女性各生理环节中起着重要作用。一旦气血失调,则可发生妇产科疾病。调理气血的原则,在于辨清病在气或是在血后,调气者必兼理血,理血者必兼调气,且注意侧重。

气病者有气虚、气陷、气郁、气逆之不同。因气虚、气陷所致的月经先期、月经过多、崩漏、痛经、先兆流产、习惯性流产、产褥感染、子宫脱垂等。宜补脾益气,或补脾升陷。常用药物有党参、白术、黄芪等补气,柴胡、升麻升举阳气。代表方如四君子汤、补中益气汤、举元煎。根据病情适时伍以收涩药如煅龙骨、煅牡蛎、赤石脂,或酸敛药如乌梅、五味子、金樱子等。

因气郁、气逆所致的月经先后无定期、闭经、痛经、月经前紧张综合征、妊娠腹痛、妊娠剧吐、缺乳、妇科肿瘤、不孕症等,宜理气行滞,或顺气降逆。代表方如柴胡疏肝散、天仙藤散、加味乌药汤。常用顺气降逆药物有厚朴、苏梗、陈皮、苏子等。

血病者有血虚、血瘀、血寒、血热之别。因血虚所致的月经过少、闭经、先兆流产、妊娠腹痛、胎儿宫内生长迟缓、产后腹痛等,宜补血、养血。代表方如当归补血汤、四物汤、人参养营汤、人参滋血汤。常用药物有当归、熟地、首乌、阿胶、龙眼肉、大枣、山萸肉等。

凡血瘀所致的崩漏、痛经、闭经、异位妊娠、恶露不绝、各种生殖系统肿瘤等,宜活血化瘀为主。代表方如桃红四物汤、生化汤、少腹逐瘀汤、宫外孕Ⅰ(Ⅱ)号方等。常用药物有红花、乳香、没药、益母草、五灵脂、丹参、片姜黄、泽兰、牛膝等。寒瘀者用苏木、川芎;热瘀者用丹皮、赤芍、丹参等;气滞血瘀者用片姜黄、郁金、川芎等;气虚血瘀者重在补气佐以活血调气。

若血寒所致月经不调、闭经、痛经、妊娠腹痛、产后腹痛、恶露不绝等,宜温经和血。代表方如温经汤、艾附暖宫丸。常用药如艾叶、台乌、小茴香、吴茱萸、炮姜等。

若血热所致月经先期、月经过多、崩漏、先兆流产、产褥感染、恶露不绝等,宜清热凉血。代表方如清热固经汤、两地汤、知柏地黄丸、加减一阴煎等。常用药如黄芩、黄柏、黄连、栀子、龙胆草等泻实热;地骨皮、白薇、银柴胡清虚热;生地、丹皮、赤芍、紫草等凉血分。

临床亦常见气血同虚者、气阴同亏者、气滞血瘀者,治宜气血双补,或气阴双补,或行气活血,或破瘀散结,临证变之。

第四节 儿科病常用治法

一、发汗解表法

具有发汗解肌、疏风透疹、透邪外出作用的治法,用于外邪犯表的证候。辛温解表常用荆防败毒散、葱豉汤;辛凉解表常用银翘散、桑菊饮;解暑透表常用新加香薷饮;透疹解表常用宣毒发表汤等。

二、宣肃肺气法

具有宣发、肃降肺气,恢复肺气正常呼吸功能的治法,用于肺失宣肃的证候。宣肺止咳常用杏苏散、桑菊饮;肃肺止咳常用桑白皮汤、三拗汤;泻肺平喘常用苏子降气汤、麻杏石甘汤;宣肺利水常用麻黄连翘赤小豆汤等。

三、燥湿化痰法

具有调脾化湿、祛除痰饮、分清别浊作用的治法,用于湿浊痰饮的证候。温燥化湿常用平胃散;清热祛湿常用连朴饮;温化痰饮常用小青龙汤;清化痰热常用清金化痰汤等。

四、清热解毒法

具有清热泻火、凉血解毒、清解里热作用的治法,用于里热实证的证候。清气分热常用白虎汤;清营凉血常用清营汤、犀角地黄汤;泻火解毒常用黄连解毒汤;清脏腑热分别采用龙胆泻肝汤、导赤散、泻白散、泻黄散、葛根黄芩黄连汤等。

五、通腑泻下法

具有通便下积、攻逐水饮、荡涤实热作用的治法,用于里实积聚的证候。通腑泻热常用大承气汤;润肠通便常用麻子仁丸;泻下逐水常用舟车丸;驱虫攻下常用万应丸等。

六、消食导滞法

具有消乳化食、消痞化积、通导积滞作用的治法,用于乳食积滞的证候。消乳化积常用消乳丸;消食化积常用保和丸;通导积滞常用枳实导滞丸;健脾消食常用健脾丸等。

七、活血化瘀法

具有疏通血脉、畅达血流、消除瘀积作用的治法,用于血脉瘀滞的证候。温经活血常用当归四逆汤；凉血活血常用犀角地黄汤；行气活血常用桃红四物汤；破瘀消癥常用大黄䗪虫丸等。

八、安神开窍法

具有安神定志、镇惊宁心、通窍开闭作用的治法，用于神志不宁、窍闭神昏的证候。养心安神常用归脾汤；镇惊安神常用磁朱丸；清热开窍常用清营汤、安宫牛黄丸；温通开窍常用苏合香丸等。

九、祛风息风法

具有祛风通络、平肝息风作用的治法，用于风邪留络、肝风内动的证候。祛风逐湿常用蠲痹汤；祛风清热常用白虎桂枝汤；凉肝息风常用羚角钩藤汤；养阴息风常用大定风珠等。

十、收敛固涩法

具有止汗敛肺、涩肠缩尿、固摄精津作用的治法，用于气血精津外泄的证候。固表敛汗常用牡蛎散；敛肺止咳常用九仙散；涩肠固脱常用真人养脏汤；固脬止遗常用桑螵蛸散等。

十一、补益健脾法

具有补益脾气、养脾阴血、温补脾阳作用的治法，用于脾虚证候。健脾益气常用异功散；滋脾养血常用四物汤；补脾养阴常用益胃汤；温补脾阳常用理中汤等。

十二、扶元补肾法

具有滋阴填精、温壮元阳、补肾固本作用的治法，用于肾虚证候。补益肾阴常用六味地黄丸；滋肾填精常用河车大造丸；温肾壮阳常用右归丸；阴阳并补常用龟鹿二仙胶等。

第五节　五官科病治法

一、眼科

眼是整体的一个组成部分，它与脏腑经络有着密切的关系。不论外感或内伤眼病，皆可根据眼部表现，结合全身情况进行辨证，审因论治，用内治法来调整脏腑功能或祛除病邪。

即使某些外伤眼病,内治法同样具有重要的治疗意义。眼科的内治法基本原则类似内科,但也有它某些特殊的内容。现将常用的内治法介绍如下。

(一)疏风清热法

本法主要是用具有辛凉解表作用的药物组成的方剂,通过疏风散热,解除风热所致眼病的治法。主要用于外感风热眼病。如起病突然,胞睑浮肿,白睛红赤或黑睛起翳,伴有眼痒眼痛,眵泪并作,羞明怕日,眼闭不开等,间或伴有恶寒、发热、头痛、脉浮数等全身症状。

在外感眼病中以外感风热最为多见,故眼科疏风清热法应用范围较广。如风重于热,流泪症状较重,或星翳浮起,可配伍适量的辛温解表药使用,以加强祛风止痛、祛风止泪、祛风退翳之功。间有风邪不夹热而夹寒、夹湿的,证中少见,但不可不注意辨证而灵活变化。

(二)祛风散寒法

祛风散寒法是用具有辛温解表作用的药物组成的方剂,通过祛风散寒,解除风寒所致眼病的治法。主要用于外感风寒之眼病。如目睛疼痛,羞明流泪,或目睛生翳,伴有鼻流清涕,头痛,恶寒发热,苔薄白,脉浮紧等。

(三)泻火解毒法

本法是用性质寒凉的方药,通过泻火解毒,清除邪毒的治法。主要适用于外感火热之邪,或脏腑积热上攻之眼病。如胞睑红肿如桃、疮疡疔肿、白睛混赤、黑睛溃陷、黄液上冲、瞳神紧小等。常伴有疼痛拒按、羞明怕热、热泪如汤,或眵多黏结等眼部症状及口渴、便秘、舌红、苔黄等全身症状。

眼病热证较多,故眼科泻火解毒法为常用之治法。在具体应用时,必须根据脏腑辨证,灵活掌握。如邪传阳明,胞肿赤痛,口渴喜饮,大便秘结之腑实证,则用泻火通腑法;抱轮红赤,黑睛生翳,目珠疼痛,苔黄脉弦之肝火上攻证,则用清泻肝火法等。

本法为寒凉直折之法,容易损伤脾胃阳气,故不能久用,并要根据病情轻重和体质强弱,慎重选药。又因药性寒凉,久用可致气血凝滞,翳障难退,故对黑睛疾病,应用本法必须掌握尺度,以免流弊。若虚火者,则禁用此法。

(四)滋阴降火法

本法是用滋养阴液、清降虚火的方药,解除阴虚火旺的证候,从而达到明目效果的治法。主要适用于阴虚火旺的眼病。临床表现多有起病较缓,症状时轻时重,病程长而易反复发作的特点。如目珠干涩、白睛微赤、黑睛星翳乍隐乍现、瞳神干缺、视瞻昏渺等。常伴有头晕、口干、潮热、颧红、心烦失眠、手足心热、舌质红、苔少、脉细数等全身症状。

本法在具体应用时,尚须进一步辨证,例如黑睛生翳,抱轮微赤,烦躁易怒,属肝经虚火;两眦血脉稀疏,心烦失眠,属心经虚火;白睛淡红,鼻干咽燥,属肺经虚火;瞳神干缺,眼底少量出血,耳鸣腰酸,五心烦热,属肾经虚火等。宜结合脏腑所属,选方用药。

(五)祛湿法

本法是用具有祛湿作用的方药,通过祛除湿邪以治疗眼病的方法。适用于湿邪外侵或湿浊内蕴所致的一切眼病。如胞睑水肿、睑弦湿烂、胞内粟疮、白睛污黄、翳如虫蚀、混睛障、云雾移睛、视瞻昏渺等,常兼有头重如裹、口不渴或渴不欲饮、胸闷食少、腹胀便溏、四肢乏力,或咳吐痰涎等,皆可用本法治疗。

湿邪侵袭的部位和兼邪各有不同,故所用具体治法也有区别。如风湿犯眼,胞睑湿痒,则用祛风胜湿法;湿热上攻,黑睛溃烂,则用清热祛湿法;痰湿阻络,胞生痰核,则用化湿祛痰法;湿浊上泛,视网膜水肿,则用利水渗湿法等。

湿证眼病比较顽固,祛湿法久用又易耗阴伤津,故要根据病情轻重与患者脏腑阴阳气血的情况而慎重用药。阴虚血少与津液亏损者,尤宜注意。

(六)止血法

本法是应用具有止血作用的方药,使眼部出血停止的治法。适用于各种出血症的早期。诸如白睛溢血、血灌瞳神、视网膜出血、脉络膜出血及外伤出血等。根据不同的出血原因,止血的具体治法也有不同。如血热妄行者,宜清热凉血止血;虚火伤络者,宜滋阴凉血止血;气不摄血者,宜益气摄血;眼外伤者,宜祛瘀止血等。

本法属急则治标之法,仅用于出血阶段,若出血已止,而无再出血趋向者,当逐渐转向活血化瘀治法,以促进瘀血的吸收。

(七)活血化瘀法

本法是用具有活血化瘀作用的方药,改善血行,消散瘀滞,促进眼部瘀血吸收的方法。主要适用于有血流不畅,或瘀血停聚的眼病及眼外伤。如胞睑青紫肿硬、白睛溢血、白睛紫胀肿起、眼内各个部位的瘀血、视网膜血管血流瘀滞或阻塞、眼部固定性疼痛及舌有瘀斑等。气为血帅,气行则血行,故临床上应用时,常配伍行气导滞药物,以提高疗效。本法不宜久用,以免耗伤正气,对眼部既有瘀滞,又见气虚证候者,用活血祛瘀力量峻猛的方药应该慎重,必要时可配伍补气药物同用。孕妇忌用本法。

(八)疏肝理气法

本法是用具有疏肝解郁、调理气机作用的方药,以改善肝气郁滞的病理情况,从而达到明目作用的治法。广泛适用于因肝气郁结而致气机不调的一切内外障眼病。肝开窍于目,由于郁怒伤肝,疏泄失职,肝气郁结使眼部气机失调而导致目疾者,颇为常见。其中尤以青风内障、绿风内障、视瞻昏渺等内障眼病为多。故无论内外障眼病,兼有胁胀、胸闷、嗳气、咽部似有物阻、急躁易怒、脉弦等症者,皆可用疏肝理气法治之。

郁久化火者,宜酌加清火之品,以清肝解郁;肝郁兼有血虚与脾气虚弱者,宜与养血健脾药同用。

由于理气药物多辛燥,故对阴亏之人须慎用或注意配伍。

(九)益气养血法

本法是用具有补养气血作用的方药,消除气血虚弱的证候,从而达到明目作用的治法。主要适用于各种原因造成的气血不足的眼病。多为慢性内外障眼病而兼有气血不足的全身症者。如眼胞重坠、久视眼胀、黑睛陷翳日久不愈;或外观端好,目无神采,视物渐昏等。

因气血相依,关系密切,故益气与养血往往同用,但根据气血偏虚程度上的不同,又有所侧重。如睁眼乏力,常欲闭垂,舌淡脉弱者,偏于气虚,应以益气为主;若因失血或久病,头晕眼花,不耐久视,心悸失眠,多梦易醒,舌淡脉细者,偏于血虚,应以养血为先。

由于脾胃为后天之本,气血生化之源,故补气养血时,常要兼顾脾胃。如属虚实夹杂,则可攻补兼施或先攻后补、先补后攻。

邪气亢盛而无虚候者,忌用本法。

(十)补益肝肾法

本法是用具有补益肝肾作用的方药,以消除肝肾亏虚证候而达到明目作用的治法。适用于肝肾不足的眼病,以成年人居多。凡见眼干涩不舒,哭而无泪或冷泪长流,白睛微赤,黑睛边缘陷翳或星点云翳时隐时现,外眼端好而视物昏朦或夜视不见,而兼有头晕耳鸣、健忘、腰膝酸软、夜间口干、男子遗精、女子月经不调、舌红少苔、脉细无力等,皆可用本法治疗。至于肾阳偏虚,腰膝酸冷,夜间尿多,畏冷脉沉者,则当重在温补肾阳。

凡实证忌用本法,湿邪未尽者不宜早用。

(十一)软坚散结法

本法是用具有祛痰软坚、消滞散结作用的方药来治疗眼病的方法。主要适用于眼科疾病出现之痰湿互结、气血凝滞的证候。如胞睑肿核、白睛结节隆起、眼内陈旧渗出及机化物形成等,可用本法消散之。

如为气血凝聚者,必须与理气活血药物同用;痰湿互结者,则应加强祛湿化痰作用。

(十二)退翳明目法

本法是用具有退翳作用的方药,以消除黑睛翳障,从而达到明目作用的眼科独特治法。仅适用于黑睛生翳者。

退翳之法,须有层次,如病初起,星翳点点,红赤流泪,风热正盛,当以疏风清热为主,配伍少量退翳药;若风热渐减,则应逐渐过渡至退翳明目为主。病至后期,邪气已退,遗留翳障而正气已虚者,则须兼顾扶正,结合全身证情,酌加益气养血或补养肝肾之品。

黑睛属肝,不少清肝、平肝、疏肝药物亦有退翳作用,故可配伍应用。

黑睛生翳后期,以退翳为主,用药不可过于寒凉,以免邪气冰伏,气血凝滞,翳不易退。若白翳光滑如瓷,为气血已定,用药难以消散,故退翳必须及时。

二、咽喉病

(一)解表祛邪法

咽喉为病。常以外感六淫及时行疫疠之邪毒为多,初起邪尚在表,由于外邪侵入有风寒和风热之异。故在治疗上,应分别采用辛凉解表和辛温解表两法。在临床上,须四诊合参。将全身和局部结合起来进行辨证论治。如全身症有发热,微恶风,汗出,脉浮数等。局部见咽喉患部红赤肿起疼痛,多系外感风热之邪。治宜辛凉解表,常用银翘散、桑菊饮等方剂加减;如患部微红微肿,兼有恶寒发热,无汗,头痛身疼,脉浮紧等,多系外感风寒,治宜辛温解表,常用麻黄汤、九味羌活汤等方剂加减。

(二)清热解毒法

常用于热毒壅盛,咽喉患部焮赤肿起,疼痛剧烈,饮食吞咽不利,口渴引饮,舌苔黄腻,大便秘结,脉洪数等,用清热解毒之法,常用五味消毒饮,清瘟败毒饮等方剂加减。若热毒炽盛,壅盛于里,或热入营血,出现高热不退,神烦昏瞀谵语等者,宜清营凉血。常用清营汤、犀角地黄汤等方剂加减。

(三)利膈通便法

常用于火热内炽,腑气不通,咽喉肿起疼痛较剧,患部颜色焮红,舌苔黄干,脉象洪大等。常用凉膈散,大承气汤等方剂加减。

(四)排脓消肿法

热毒壅盛,上熏咽喉,致咽喉肿起化脓,而为喉痈,汤水难咽等者。常用仙方活命饮加减。

(五)滋阴养液法

常用于肺、肾阴虚的病人,阴虚津少,咽喉失养,虚火上灼,则咽喉微红微肿,灼热疼痛,晨轻暮重,咽干不喜饮,唇红颧赤:潮热盗汗,手足心热等。多于养阴药物中,稍佐清热降火药物。常用养阴清肺汤、沙参麦冬汤、知柏地黄汤、百合固金汤等方剂加减。

(六)温补元气法

常用于虚寒证。如咽喉微疼不适,无红、肿,吞咽不利,痰涎清稀,面色苍白,手足逆冷,大便稀溏,小便清长,腰膝冷痛,病久不愈,懒言少气,语声低微者,常用金匮肾气丸加减。

(七)解郁散结法

常用于肝郁气滞。气滞则痰凝,有形之痰,无形之气结于咽,则咽喉如梅核或如炙脔梗阻,吞之不入,吐之不出,胸脘痞闷,口苦心烦等者,常用柴胡疏肝散、逍遥散等方剂加减。

(八)清咽化痰法

痰浊壅塞肺系,则肺气不利,咽喉为肿。或为梗阻,气促痰鸣等,常用黄连温胆汤加减。

三、鼻病

(一)疏风宣肺法

因外邪壅肺,肺气闭郁,失于宣畅所致之鼻塞、头痛、鼻涕清稀、鼻内肌膜红赤肿起等。若属风热外邪侵袭,治宜辛凉解表,方可选用银翘散、桑菊饮等加减;若属风寒袭表,治宜辛温解表,方可选用麻黄汤加减。

(二)芳香通窍法

鼻为头面清窍,因清阳不升,浊阴不降所致之头痛头晕、鼻窍欠通、鼻失嗅等,治宜芳香通窍,常用方如苍耳子散加减。

(三)清胆利湿法

因胆腑热炽,移热于脑所致之鼻塞、头痛、鼻涕浓稠、鼻内肌膜红赤肿胀等,治宜清胆泻热,利湿排脓,方可选用龙胆泻肝汤加减。

(四)润燥养阴法

因燥邪伤肺,肺气不利,鼻窍失养所致之鼻干,鼻痛、鼻涕浓稠、鼻内肌膜干燥少津等,治宜润燥养阴,清肺排脓,方可选用清燥救肺汤、养阴清肺汤等加减。

(五)泻火解毒法

因火毒炽盛,上炎鼻窍所致之鼻准、鼻翼等部红赤肿痛,甚至鼻肿如拳,头痛如劈等,治宜泻火解毒,清热消肿方可选用五味消毒饮、银花解毒汤等加减。

(六)凉血止血法

因血热气盛,火热熏蒸,灼伤鼻窍肌膜所致之鼻衄色鲜红量多、鼻内干燥等,治宜清热泻火,凉血止血,方可选用十灰散、清营汤、四生丸等加减。

(七)活血通络法

因气滞血瘀,经络痹阻所致之持续鼻塞,头痛、鼻内肌膜色紫黯、鼻甲肿胀硬突而表面凹凸不平如桑椹状等,治宜行气活血,祛瘀通络,方可选用桃红四物汤加减。

(八)温补肺脾法

因脾肺气虚所致之鼻塞、喷嚏清涕、头昏、鼻内肌膜淡白等,治宜补肺益气,温中健脾,方可选用六君子汤、参苓白术散等加减。

(九)滋补肝肾法

肝肾阴虚,鼻窍失养所指之鼻干、鼻涕浓稠或结块不易擤出、鼻内肌膜干燥少津、或鼻甲萎缩等,治宜补益肝肾,滋阴润燥,方可用杞菊地黄丸加减。

四、耳病

(一)解表祛邪法

用于外感风热或风寒所致的急性耳病。证见耳微痛,闷塞感,或耳心痒,听力减退,头痛等。若兼有发热恶风,口干苦,苔薄,脉浮数等,证属外感风热,治宜辛凉解表,常用方银翘散或桑菊饮加减。若兼有恶寒发热,无汗,鼻塞涕清,苔白,脉浮紧等,证属外感风寒,治宜辛温解表。可用麻黄汤加减。此外,临床还常配用疏风通窍药物。若外邪由表循经入于少阳,使少阳枢机不利,经气受阻,症见耳心痛,目眩,或寒热往来,苔白或薄黄,脉弦。治宜和解少阳,方用小柴胡汤加减。

(二)泻火解毒法

用于外邪入里化热,热毒炽盛所致耳部疼痛或耳窍出脓之症。常兼见高热头痛,口干,舌红苔黄,脉数有力等症。若属肝胆之火上壅耳窍,治宜清肝泻火。常选用龙胆泻肝汤加减。若以热毒为主,伴见耳壳耳道疖肿,治宜清热解毒,常选五味消毒饮加减。若热入心营,治宜清营凉血,方用清营汤加减。

(三)利水渗湿法

常配合其他治法,常用于痰湿内阻,耳窍流脓,量多质清稀之症,常用药物如茯苓、泽泻、车前子、地肤子、薏苡仁及芳香通窍之石菖蒲、藿香等。若湿郁热重则选加黄芩、苦参等清热利湿。

(四)补肾填精法

适于肾精亏损所致耳鸣、耳聋、眩晕、脓耳等症。若肾阴亏虚,治宜滋补肾阴,用六味地黄丸、左归丸加减。若虚火上炎,治宜滋阴降火,用知柏地黄丸加减。若肾阳不足,治宜温补肾阳,用金匮肾气丸加减。

(五)行气通窍法

用于邪毒滞留,闭阻耳窍之症。宜配合其他治法,行气通窍,辛散辟邪,方如通气散加减。

第六节　骨伤科病治法

中医治疗骨折,根据"局部与整体并重""外伤与内损兼顾"的原则,主张给予必要的内外用药。实践证明,合理地使用内服和外用药物治疗骨折,对改善患者的全身和局部症状、加速骨折的愈合有着重要的意义。

临床上应用中药治疗骨折的基本法则,一般是按初、中、后三期辨证用药。

初期以"消"为主,多内服活血化瘀、行气通络、消肿止痛的药物,外用药一般用药膏摊于纱布或油纸上,在夹板固定前平整地敷于骨折部以消肿止痛。

中期以"和"为主,内服药可用接骨散等。

后期以"补"为主,治宜壮筋骨、养气血、补肝肾为主,兼温经通络。

外用药可选用熏洗、熨药或治伤药液外用揉擦,配合功能锻炼,以迅速恢复关节的功能。

第七节　常用针灸治法

针灸疗法,在临床上可以单独应用,也可与其他疗法配合,成为综合治疗的一个方面。在针灸治疗时,应注意各种针具和灸法的不同特点,须根据病情有所选择,或单用,或同用,或交互使用,才能发挥更好的疗效。针和灸都是以激发机体的反应而起作用的,刺激的质和量须适合机体的功能,随时作适当的更换和调节,以免对某一治法敏感性降低而影响疗效。应用要点概述如下:

一、方法的选择

《灵枢·官针》说:"九针之宜,各有所为,长短大小,各有所施。"《灵枢·官能》篇说:"针所不为,灸之所宜。"说明针法和灸法各有特点。近代在原有针灸疗法的基础上又发展成多种新疗法,临床上均须根据其特点,结合病情,选择使用或交换使用。

对同一病种可以有几种方法治疗。例如中风偏瘫可以用头针,也可以用体针。失眠可以用耳针,也可以用埋针;坐骨神经痛可以用温针,也可以用电针。感冒可以用温针,也可以在针柄熏灸;腰肌劳损可以用温针,也可用拔火罐。慢性腹泻可以用温针,也可以用艾灸。以上是指凡属适应的方法,可以连续使用一种方法,也可以交替使用两种方法,可以每次交替,也可以按疗程交替。

有一些病需要同时使用两种方法治疗的。例如:急性腰扭伤可以在针刺后局部拔火罐。肺结核病既要针刺,也需要同时艾灸;颈椎增生出现的上肢疾患既可以在颈椎旁注射水针,也可以同时在上肢另选穴针刺;慢性病兼有气虚者可在治疗本病同时,在足三里穴注射黄芪注射液以益气。以上是指凡属需要同时使用两种方法的,可以采用综合治疗以提高疗效。

还有一些患者按照交替使用方法治疗后,若发现对某一种方法有个体差异,则需及时更换。例如:有的偏瘫患者发现体针效果不及头针,或是头针效果不及体针,则应更改方法,选择效佳者用之。又如:对一肩周炎患者使用体针治疗一段时期后,发现疗效不理想可以改用水针;哮喘患者使用艾灸后,发现疗效不理想可以改用耳针。这又是一种疗法的交替选择,上述方法的交替选择在针灸临床上都是常用的。

二、穴位的更换

周身穴位各有特性,而同经同部的穴位又有其相类似的作用,针灸配穴处方,一次治疗用穴不宜过多,经过数次治疗之后,须根据病情,可作适当的调动和加减。其调动的原则,如病情较复杂,则可分别缓急先后,急者先治,缓者后治,分次进行治疗;如病情较单纯,也不宜长时间用某穴某方,须以具有相类作用的穴位作适当加减,或分定几个处方轮番使用。对新接受针灸治疗的患者,特别是过敏的患者,初针时取穴宜少,以后可作适当增加。

凡急性病需针刺几次的,可以选择两组穴位交替针刺。例如:术后尿潴留,可以针刺小肠俞、次髎等穴,也可以取阴陵泉、三阴交等穴,两组交替。其交替之目的是为避免对一穴位针刺刺激过多,引起局部疼痛。凡对慢性病,术者常选两组认为最佳穴位,或在一个疗程内交替使用,也可两个疗程交替使用。其交替之目的,因慢性病需要针刺多个穴位,但又不宜同时多针,故应交替使用。

三、手法的确定

针灸手法有很多,具体手法的选择取决于病情的需要,或补或泻,或平补平泻。常见手法有:

1.迎随补泻法 针尖顺着经脉的走向而刺入,得气之后再将针推入半分左右,是补法。针尖逆着经脉的走向而刺入,得气后将针提起半分,是泻法。这是《灵枢·终始》篇的:"泻者迎之,补者随之。"《难经 七十八难》里:"得气,推而内之是谓补;动而伸之是谓泻。"

2.呼吸补泻法 患者用鼻子吸气,用嘴呼气,在呼气的时候刺入,得气后在吸气时将针拔出是补。鼻子出气,口中吸气,在吸气时进针,等到得气的感应消失的时候,呼气时拔针是泻。《素问·调经论》篇说:"气盛乃内针,针与气俱内,以开其门……针与气俱出……",曰泻。

3.开合补泻法 下针之后等到气至(得气)觉得针沉紧,缓慢将针拔出,马上按住穴位,使针孔闭合,真气内守为补;气至(得气)时摇动针柄,等候针下气散开,觉得针下空虚的时候,马上把针拔出,不要按住穴位,使针孔开得大些,让邪气向外散开即为泻法。

此外,还有一些特殊的手法,如烧山火、透天凉,此处不一一介绍。

第八节 其他特色治法

一、以毒攻毒

以毒攻毒,指用有毒的药物来治疗因毒而起的疾病。以毒攻毒是中医的传统疗法,它是用有毒的药来医治某些"恶毒"的病。如用蛇毒配制的药剂治疗毒蛇咬伤、镇痛、医治麻风病、关节炎和癫痫症等;用蝎毒治疗神经系统和心、脑血管系统疾病等。

另如在癌症的治疗中,中医认为,癌症的发生随着癌毒内结,非攻难克。因此,用性峻力猛之药"以毒攻毒",是中医药抗癌的一项重要法则。俗称"砒霜"的三氧化二砷成功用于治疗白血病,也证明了"以毒攻毒"理论的科学性。

二、以脏补脏

"以形补形"的理论是中医乃至中国文化中重要的"取象比类"思维的延展,它是一种取于形象归于抽象再用于形象并辅以生活经验矫正的方法论,必须强调"以形补形"并不是完全可以全套照搬,而是要辨证使用。孙思邈创立了"以脏补脏"和"以脏治脏"的理论。他利用羊骨粥来治疗肾虚怕冷;肝开窍于目,就以羊肝来治疗夜盲雀目;男子命门火衰,肾阳不足,就用鹿肾医治肾虚阳痿。宋代《太平圣惠方》还介绍用羊肺羹治疗上焦消渴病;《圣济总录》用羊脊羹治疗下元虚冷;明·李时珍主张"以骨入骨,以髓补髓"的理论等。"以形补形"的核心思想是用动物的脏器来治疗人体相应器官的疾病。这种以动物脏器来调补身体的方法,其实来源于中医治疗学中的食疗法。

三、截断扭转

截断扭转疗法是全国著名中医学家姜春华教授提出来的一种治疗方法,是针对温热病的尾随疗法而自立的一种极有效的治疗热病的方法。截断其去路,而扭转其变化,使病向好的方向转归。本法与历代治温热病的思路略有不同,由卫→气→血→营,尾随其后进行诊治。本法是先发制人的一种超前治疗。这种治疗与西医似有一致之处。如患者风寒化热,热邪内盛,即抓住热邪,直捣病所,用大剂、重剂清热解毒之品,以截断病的去路,达到病愈的目的。后来也被应用于其他内科疾病的诊疗之中,应用本法,当清楚的判断疾病的发展趋势,先证而治,果断用药,截断病情,占得先机,以获得更好的疗效。

四、移精变气

用转移病人精神、改变脏腑气机紊乱的状态,从而治疗疾病的方法。

移精变气出于《素问·移精变气》,这是一篇心理治疗的专论。移精变气的基本精神是转移患者注意,排遣思情,改移心志,创造一个治愈其病的心理环境,即可易移精气,畅利气血而祛病。

移精变气有两种方法:一种是将心理疾病转移到躯体上加以祛除,如《怪病神医录》记载的"意引于外发内痈";另一种是将躯体疾病转移到心理以治愈,如《儒门事亲》中的"聆听趣谈忘泄泻"。